W0034086

Gerhard Bleul I Dr. med. Patrick Kreisberger I Dr. med. Ulf Riker

HOMÖOPATHIE

Das Nachschlagewerk für die ganze Familie

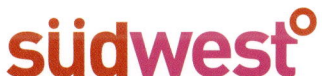
südwest

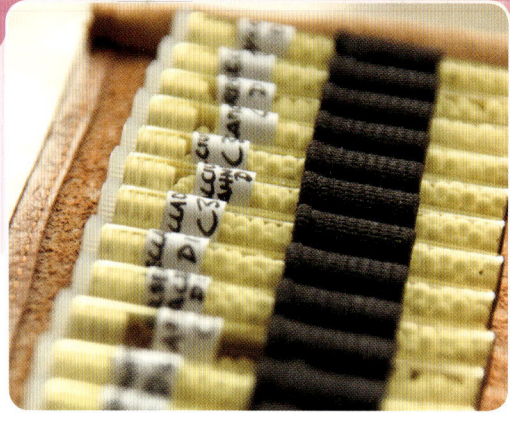

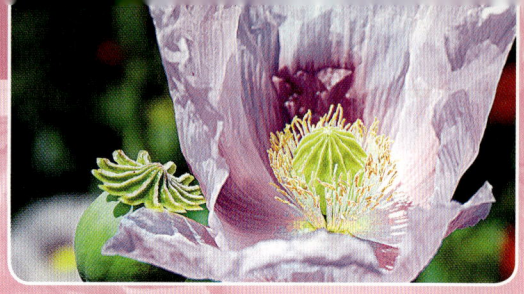

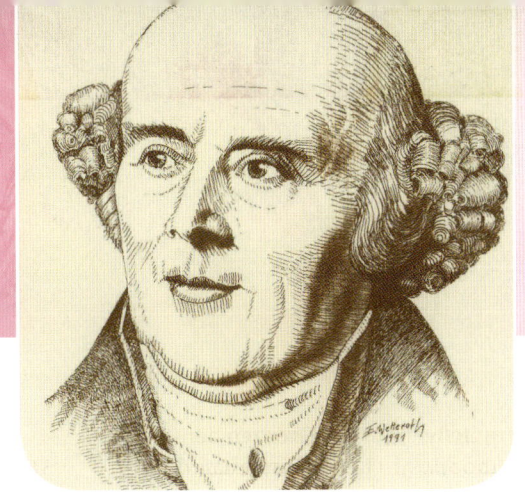

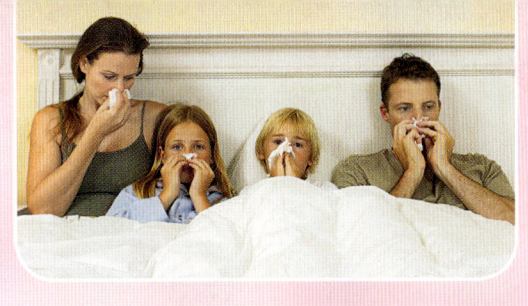

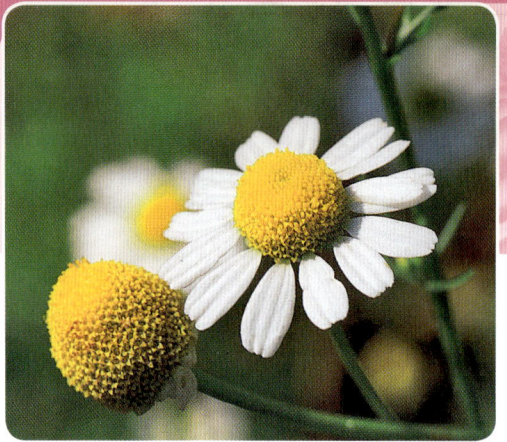

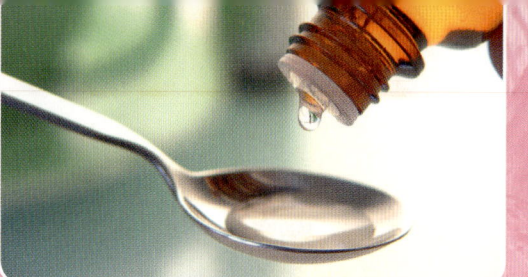

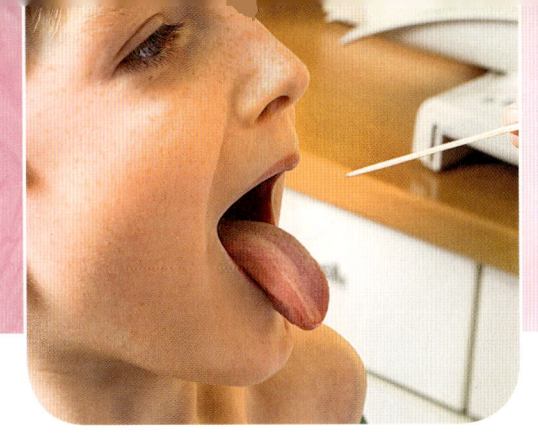

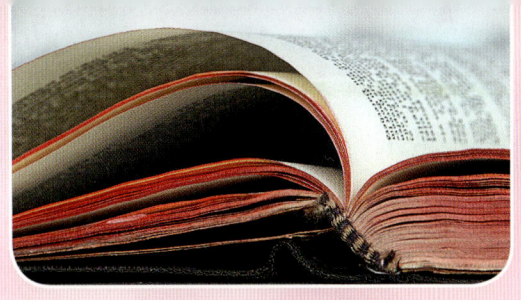

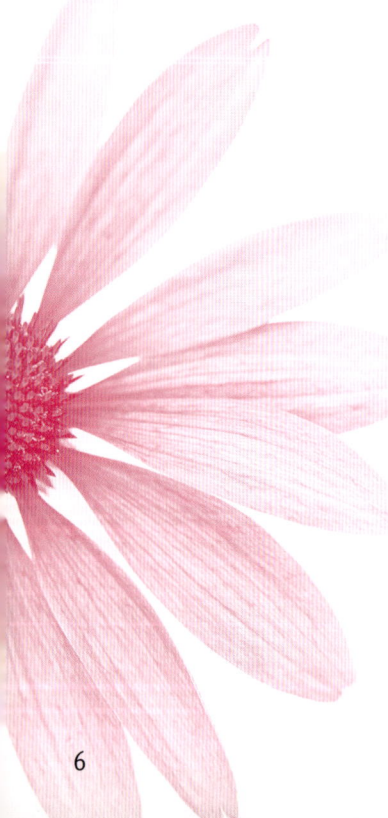

Liebe Leserin, lieber Leser,

Homöopathie wird manchmal als »Medizin der Zukunft« bezeichnet. Viele Patientinnen und Patienten wählen sie als Ergänzung oder Alternative zur schulmedizinischen Behandlung und immer mehr Ärztinnen und Ärzte durchlaufen eine zeitaufwändige Weiterbildung, um Homöopathie kompetent und auf hohem Niveau praktizieren zu können. »Kein Wunder: Ist doch der Erfahrungsschatz über die zahlreichen Einzelmittel und ihre korrekte Anwendung über zwei Jahrhunderte stetig gewachsen und damit ungleich größer und zuverlässiger als derjenige mancher »moderner« pharmazeutischer Produkte.« Nebenwirkungsärmer und biologischer sind die homöopathischen Arzneien – sorgfältige Anwendung vorausgesetzt – allemal!

Homöopathie wird ihrem hohen Anspruch zugunsten kranker Menschen freilich nur dann gerecht, wenn Hahnemanns Aufruf: »Macht's nach, aber macht's genau nach!« Berücksichtigung findet.
In erster Linie richtet sich dieser Appell natürlich an homöopathische Ärztinnen und Ärzte. Aber auch Patientinnen und Patienten können sehr wesentlich zu einer erfolgreichen homöopathischen Behandlung

akuter und chronischer Krankheiten beitragen. Wichtig ist dabei eine möglichst fundierte Kenntnis der theoretischen Hintergründe, vor allem aber auch der praktischen Aspekte auf dem Weg zum Auffinden der möglichst genau passenden, homöopathischen Arznei.

Dieses Buch soll Sie in einem ersten Teil anleiten und begleiten, bei kleineren alltäglichen Akutkrankheiten und Beschwerden ein passendes Mittel zu finden. Dabei lernen Sie, ihre eigene Beobachtung der Krankheitssymptomatik zu schulen und zu verfeinern und sorgfältig abzuwägen, ob ein Mittel tatsächlich genau und widerspruchsfrei den Krankheitssymptomen entspricht. Auf diese Weise lernen Sie auch, das Vorgehen Ihres homöopathischen Arztes im Falle schwieriger oder chronischer Gesundheitsprobleme zu verstehen und zu unterstützen. Der Versuch der Selbstbehandlung mit Hilfe Ihrer homöopathischen Hausapotheke entspricht also einem Üben mit der Homöopathie auf relativ ungefährlichem Terrain; denken Sie aber bitte immer daran, dass die Wahl des falschen Mittels gleichbedeutend ist mit dem Fehlen einer wirksamen Therapie! Bei Ihren ersten »homöopathischen Gehversuchen« sollten Sie also immer dafür sorgen, dass ein erfahrener homöopathischer Arzt im Notfall erreichbar ist.

Im zweiten Teil des Buches stellen wir Ihnen alle wichtigen Informationen zur Verfügung, die Sie für eine möglichst erfolgreiche homöopathische Behandlung bei Ihrem Arzt oder Ihrer Ärztin brauchen. Gerade bei chronischen Krankheiten ist eine ausführliche und möglichst vollständige homöopathische Anamnese der Schlüssel zum Behandlungserfolg. Zu diesem Erfolg können Sie wesentlich beitragen, wenn Sie wissen, welche Mosaiksteinchen aus dem körperlichen, emotionalen und geistigen Bereich Ihrer Krankheit Sie wahrnehmen, und beobachten können und Ihrem homöopathischen Therapeuten beschreiben sollten. Er ist auf Ihre genaue Schilderung angewiesen!

Die Homöopathie Hahnemanns ist bei sorgfältiger Anwendung und guter Zusammenarbeit zwischen informierten Patienten und erfahrenen Homöopathen ein Geschenk für alle, die sie anwenden und ebenso für diejenigen, die ihre heilende Wirkung erleben dürfen. Auch wenn ihre exakte Wirkungsweise noch nicht genau bekannt ist, so sind doch zahllose Patientinnen und Patienten seit über 200 Jahren Zeugen ihrer Wirksamkeit.

Gerhard Bleul   Patrick Kreisberger   Ulf Riker

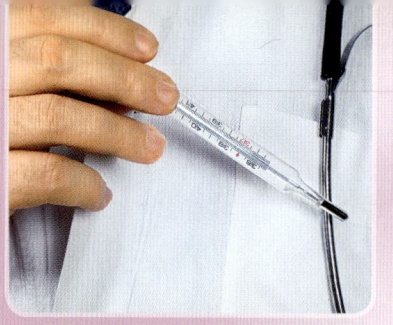
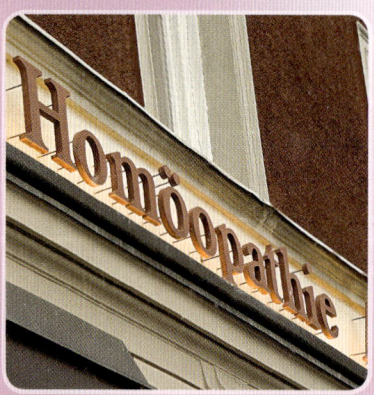
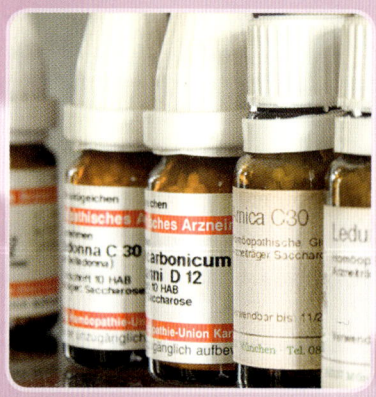
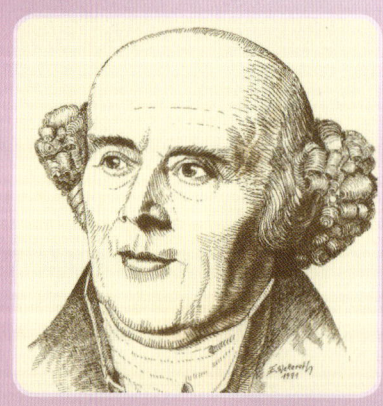
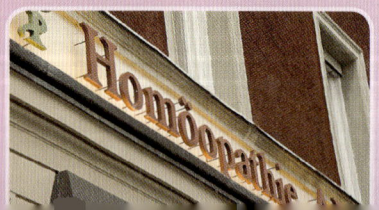

Teil 1

Grundlagen der Homöopathie

Similia similibus curentur – Ähnliches werde durch Ähnliches behandelt. Die Ähnlichkeitsregel ist das Grundprinzip der Homöopathie. Danach kann nur das homöopathische Arzneimittel wirken, das in einer Prüfung am Gesunden die Symptome hervorruft, an denen der Erkrankte leidet. Kaffee kann das Mittel gegen Schlaflosigkeit sein und die Zwiebel als homöopathische Arznei zubereitet, kann einen Schnupfen heilen, bei dem die Augen tränen und jucken und ein wässriges, wund machendes Nasensekret entsteht. Bereits in den Schriften von Hippokrates findet sich in dem Buch *Von den Stellen des Menschen* die Formulierung: »Durch das Ähnliche entsteht die Krankheit und durch Anwendung des Ähnlichen wird die Krankheit geheilt.«

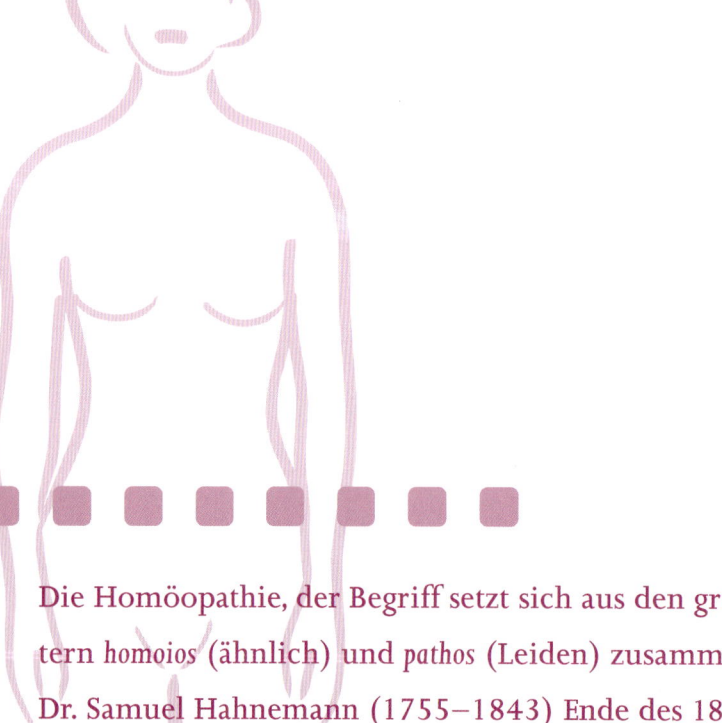

Die Homöopathie, der Begriff setzt sich aus den griechischen Wör-
tern *homoios* (ähnlich) und *pathos* (Leiden) zusammen, wurde von
Dr. Samuel Hahnemann (1755–1843) Ende des 18. Jahrhunderts
entwickelt. Er hat das Ähnlichkeitsprinzip systematisch ausgebaut,
klinisch erprobt und erfolgreich praktiziert. In seiner Zeit war der
menschliche Körper noch wenig erforscht, die Ursachen von Krankheiten vielfach unbekannt. Ein Erklärungsversuch war die Vier-Säfte-
Lehre. Danach war der Mensch krank, wenn das Gleichgewicht von
Blut, Schleim, Schwarzer und Gelber Galle ins Ungleichgewicht
gekommen war. Die Aufgabe des Arztes war es also, durch Aderlässe,
Abführ- oder Brechmittel die Balance der Säfte wiederherzustellen,
so die Lehre. An dieser Art der Behandlung starben vor allem bereits
geschwächte Patienten.

GESTERN: DR. SAMUEL HAHNEMANN ENTWICKELT DIE HOMÖOPATHIE

Als 1792 der Habsburger Kaiser Leopold II in Wien überraschend starb, wurde öffentlich über etwaige Behandlungsfehler der hoch angesehenen Ärzte des Wiener Hofs diskutiert. Der Kaiser hatte hohes Fieber und einen geschwollenen Unterleib, mehrere Aderlässe sollten zur Genesung beitragen, doch der Tod des Monarchen war die Folge. Im »Allgemeinen Anzeiger der Deutschen« kritisierte auch der noch unbekannte Samuel Hahnemann die Therapie Leopolds, die dem medizinischen Standard der Zeit entsprach.

Hahnemann war mit den Möglichkeiten der ärztlichen Heilkunst des ausgehenden 18. Jahrhunderts mehr als unzufrieden. Er ließ sich 1780 zwar als praktischer Arzt nieder, widmete sich aber hauptsächlich chemischen Studien, publizierte pharmazeutische Fachliteratur und übersetzte medizinische Fachbücher. Dabei machte er sich in den entsprechenden Fachkreisen einen Namen. So verfasste er etwa eine in der Pharmakologie viel beachtete Monographie über die Arsenvergiftung (1782), ein vierbändiges Apothekerlexikon (1793–1799) verschaffte ihm großes Ansehen in der Pharmazie und in der Psychiatrie ging Hahnemann völlig neue, humane Wege.

AM ANFANG STAND DER SELBSTVERSUCH

Im Jahr 1790 arbeitete der aus Meißen stammende Hahnemann an der Übersetzung einer Arzneimittellehre des Schotten William Cullen. Der schrieb, dass aufgrund ihrer magenstärkenden Eigenschaften Chinarinde Malaria, das Wechselfieber heilen könne. Diese Aussage bezweifelte Samuel Hahnemann und führte einen Selbstversuch durch: »Ich nahm des Versuchs halber etliche Tage zweimahl täglich jedesmahl 4 Quentchen gute China ein«, schrieb er und notierte sehr genau die Symptome, die er an sich feststellte: »Die Füße, die Fingerspitzen usw. wurden mir erst kalt, ich ward matt und schläfrig, dann fing mir das Herz an zu klopfen, mein Puls ward hart und geschwind; eine unleidliche Ängstlichkeit, ein Zittern (aber ohne Schaudern), eine Abgeschlagenheit durch alle Glieder ...« Hahnemann kannte viele dieser Krankheitszeichen, da er selber schon einmal an Malaria erkrankt war. Nach diesem ersten Selbstversuch kam Hahnemann zu dem Schluss, dass Chinarinde Malaria deshalb heile, da sie bei einem Gesunden die Symptome hervorrufe, an denen ein Kranker bei Malaria leide. Diese Erkenntnis weckte in ihm den Forschergeist. Sechs Jahre führte er nun viele Arzneimittelprüfungen an sich und an seiner Familie durch und hielt akribisch jede körperliche oder psychische Reaktion fest. 1796 veröffentlichte Hahnemann in der angesehenen Fachzeitschrift »Hufelands

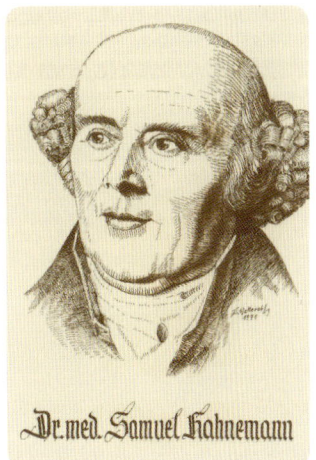

Dr. med. Samuel Hahnemann

Journal« die ersten Ergebnisse seiner Forschungen und begründete damit eine neue Heilweise: Die Homöopathie. Er schrieb: »Durch Beobachtung, Nachdenken und Erfahrung fand ich, dass im Gegentheile von der alten Allopathie die wahre, richtige beste Heilung zu finden sey in dem Satze: Wähle, um sanft, schnell, gewiss und dauerhaft zu heilen, in jedem Krankheitsfalle, eine Arznei, welche ein ähnliches Leiden für sich erregen kann, als sie heilen soll.« Es war Hahnemanns erklärte Absicht, die ärztliche Praxis auf eine wissenschaftliche Grundlage zu stellen, die er konsequent und unter Anwendung aller damals verfügbaren medizinischen Kenntnisse und Methoden in die Tat umsetzte. Dabei arbeitete er als einer der ersten in der jüngeren Medizingeschichte mit systematischer Arzneimittelprüfung, Beobachtung und Dokumentation.

»Wähle, um sanft, schnell, gewiss und dauerhaft zu heilen, in jedem Krankheitsfalle, eine Arznei, welche ein ähnliches Leiden für sich erregen kann, als sie heilen soll.«

1810 erschien schließlich die erste Ausgabe des Organon der Heilkunst, das Grundlagenwerk der Homöopathie.

HEUTE: DIE HOMÖOPATHIE IM 21. JAHRHUNDERT

Die Homöopathie hat sich etabliert. Seit über 200 Jahren wird sie nun weltweit erfolgreich angewendet und ist auch aus dem deutschen Gesundheitssystem nicht mehr wegzudenken. Seit den 1950er Jahren ist

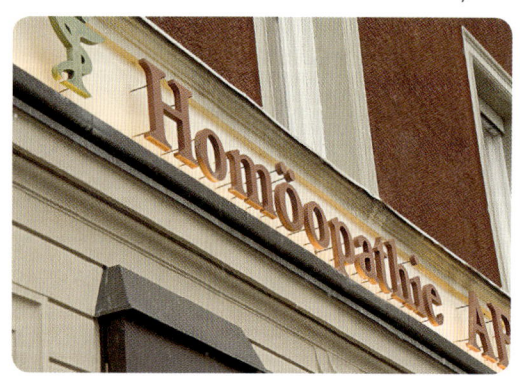

sie in die ärztliche Weiterbildung integriert, seit 1978 wird sie im Sozialgesetzbuch V (SGB V) als eine von drei besonderen Therapierichtungen speziell genannt, 1996 wurde sie in die privatärztliche Gebührenordnung aufgenommen und heute erstattet bereits jede zweite gesetzliche Krankenkasse die ärztliche Homöopathie. Repräsentative Umfragen belegen, dass die Homöopathie auch von der Bevölkerung immer mehr geschätzt wird. So fand die Gesellschaft für Konsumforschung (GfK Nürnberg) im November 2006 heraus, dass für rund 75 Prozent aller Deutschen die Homöopathie ein fester Begriff ist – zehn Prozent mehr als noch vor zehn Jahren. 80 Prozent der Frauen und 67 Prozent aller Männer seien mit dieser Therapieform vertraut. Das hat seine guten medizinischen Gründe: Die Homöopathie lässt sich auf vielfältigste Weise einsetzen. Sowohl in der Selbstmedikation zu Hause, als auch als Alternative zur Schulmedizin bei schwierigen Erkrankungen in der Praxis oder komplementär zur konventionellen Medizin in der Klinik.

WER ZAHLT WAS?

Die Kosten einer homöopathischen Behandlung hängen davon ab, wie der Patient versichert ist und wer ihn behandelt.

BEHANDLUNG BEIM HEILPRAKTIKER

Dies ist kein Ausbildungsberuf, es gibt keine vorgeschriebene Regelausbildung und keine bundeseinheitlich geregelte Prüfung. Dennoch unterliegt die »Erlaubnis zur berufsmäßigen Ausübung der Heilkunde ohne Bestallung« bestimmten Zulassungsvoraussetzungen, die bundesweit durch eine amtsärztliche Überprüfung nachzuweisen sind. Heilpraktiker bieten häufig eine ganze Reihe verschiedener Therapierichtungen an, drei davon dürfen auf dem Praxisschild besonders benannt werden. Es gibt aber auch Heilpraktiker, die sich ganz der Homöopathie verschrieben und eine mehrjährige Ausbildung absolviert haben. Die Kosten einer Heilpraktikerbehandlung werden von der gesetzlichen Krankenversicherung nicht übernommen, von den meisten privaten Zusatz- oder Vollversicherungen schon. Die Gebührenordnung Heilpraktiker GeBüH regelt die Behandlungskosten.

BEHANDLUNG BEIM ARZT

Der homöopathische Arzt hat ein schulmedizinisches Studium absolviert und im Anschluss, nach der Approbation, eine mehrjährige berufsbegleitende, von den Ärztekammern anerkannte Weiterbildung

SELBSTBEHANDLUNG

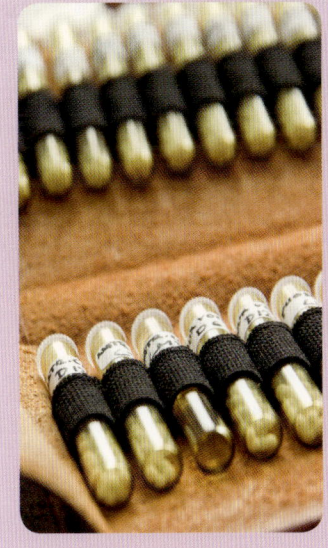

■ Wer sich und seine Familie regelmäßig mit Hilfe der Homöopathie selbst behandelt, sollte sich eine Hausapotheke mit den wichtigsten Mitteln anschaffen. Sie sind nur in Apotheken erhältlich. Die in diesem Buch beschriebenen Arzneien sind hierfür völlig ausreichend. In der Regel kommen noch einige vom Therapeuten verordnete Mittel hinzu. Seit einigen Jahren sind homöopathische Arzneimittel in der gesetzlichen Krankenversicherung nicht mehr erstattungsfähig – auch nicht, wenn sie vom Arzt verschrieben wurden. Einige wenige Krankenkassen bieten Zusatztarife an, die aber zum Teil recht teuer sind. Private Zusatz- oder Vollversicherungen übernehmen in der Regel die Arzneikosten.

■ Die Selbstbehandlung beschränkt sich auf leichtere und akute Erkrankungen und Verletzungen. Alle weiteren Behandlungen sollten vom Heilpraktiker oder Arzt durchgeführt werden. Diese beiden Berufsgruppen unterscheiden sich in verschiedenen Punkten stark voneinander.

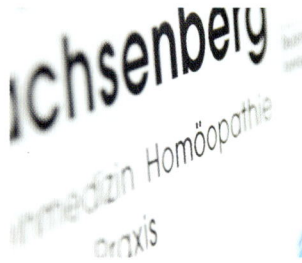
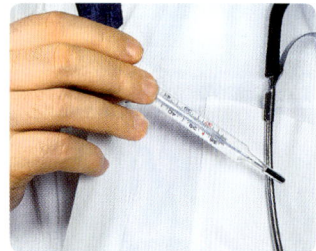

durchlaufen. Erst dann darf die Bezeichnung Homöopathie auf das Praxisschild geschrieben werden. Die Kostenübernahme ist bei Privat- und Vertragsärzten unterschiedlich geregelt.

PRIVATÄRZTE

Wegen des gena uen und sehr fein unterscheidenden Vorgehens in der Homöopathie ist die Zeit für die Erhebung des Krankenberichtes eine medizinisch unabdingbare Voraussetzung für einen Behandlungserfolg. Um diese Aufgabe verwirklichen zu können, praktizieren viele homöopathische Ärzte in einer Privatpraxis. Viele von ihnen haben zuvor in kassenärztlichen Praxen gearbeitet und sich später wegen des dort herrschenden Zeitdrucks und wegen der bürokratischen Reglementierungen für die Tätigkeit in einer Privatpraxis entschieden.

Bei einer privatärztlichen Behandlung bemessen sich die Kosten nach der amtlichen Gebührenordnung für Ärzte (GOÄ), mit der die Abrechnung medizinischer Leistungen außerhalb der gesetzlichen Krankenversicherung geregelt wird. In der GOÄ sind jeder Leistung Ziffern mit entsprechender Bewertung zugeordnet. Abhängig von Schwierigkeit und Zeitaufwand kann die Grundbewertung der einzelnen Ziffern gesteigert werden. In begründeten Fällen auch über den 3,5fachen Satz hinaus. Für die Homöopathie gelten die Ziffern 30 und 31. Die Ziffer 30 bewertet die mindestens einstündige homöopathische Erstanamnese inklusive Ausarbeitung des Falles:

Der einfache Satz beträgt 52,46 Euro, der 2,3fache Satz 120,65 Euro und der 3,5fache Satz 183,61 Euro. Bei den meisten Privatärzten ergeben sich dadurch folgende Kosten: Erstanamnese inklusive Fallausarbeitung zwischen 120 Euro und 220 Euro; ausführliche Folgekonsultationen und Akutbehandlungen je nach Zeitaufwand bis zu 80 Euro. Vor der Behandlung sollten die voraussichtlichen Kosten mit dem Arzt besprochen werden.

VERTRAGSÄRZTE

Immer mehr Krankenkassen erstatten die Homöopathie. Vorraussetzung ist ein spezieller Vertrag, den aber bereits jede zweite Kasse mit der Managementgesellschaft des Deutschen Zentralvereins homöopathischer Ärzte (DZVhÄ) abgeschlossen hat. Nimmt die Kasse an der Integrierten Versorgung Homöopathie teil, werden die Behandlungskosten bei einem Vertragsarzt mit der Zusatzbezeichnung Homöopathie vollständig übernommen. Lediglich die Arzneimittel müssen aus eigener Tasche bezahlt werden.

Nimmt die Krankenkasse nicht an der Integrierten Versorgung teil, und der Versicherte möchte seine Kasse nicht wechseln, bleibt die Möglichkeit, eine private Zusatzversicherung abzuschließen. Mit einer solchen Versicherung kann dann sowohl ein Privat- als auch ein Vertragsarzt konsultiert werden.

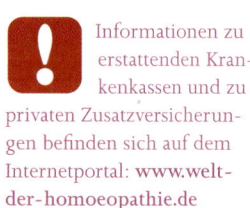
Informationen zu erstattenden Krankenkassen und zu privaten Zusatzversicherungen befinden sich auf dem Internetportal: www.welt-der-homoeopathie.de

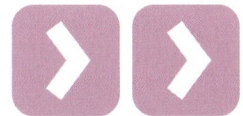

DIE ÄHNLICHKEITSREGEL

Die Ähnlichkeitsregel ist das zentrale Gesetz der Homöopathie; diesem Gesetz ordnen sich alle zusätzlichen Überlegungen zur homöopathischen Arzneitherapie unter.

Jede Krankheit – egal ob akut oder chronisch – macht sich durch Symptome und Erscheinungen auf körperlicher, seelischer oder geistiger Ebene bemerkbar. Der Organismus bringt sich in seinem Kranksein durch diese Phänomene zum Ausdruck, sie sind die Sprache des Organismus und machen das Bild der Krankheit aus.

**»Similia similibus curentur«,
Ähnliches soll durch
Ähnliches behandelt werden.**

Um eine akute Krankheitssymptomatik mit den Mitteln Ihrer homöopathischen Hausapotheke heilen oder zumindest lindern oder abkürzen zu können, müssen Sie eine Arznei ausfindig machen, deren Arzneimittelbild dem Bild der Krankheit möglichst ähnlich ist. Das bedeutet, dass Arzneimittelbild und Symptombild der Krankheit möglichst genau zueinander passen müssen, so wie ein Schlüssel zum Schloss passen muss, damit sich die Tür öffnen lässt.

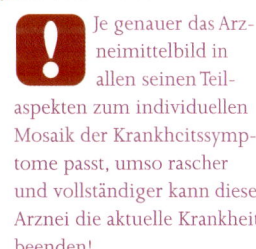

Je genauer das Arzneimittelbild in allen seinen Teilaspekten zum individuellen Mosaik der Krankheitssymptome passt, umso rascher und vollständiger kann diese Arznei die aktuelle Krankheit beenden!

Beispiel 1

Wenn ein fieberhafter Infekt sich eher langsam über ein bis zwei Tage mit ansteigenden Temperaturen und zunehmendem Krankheitsgefühl entwickelt hat, mit auffallendem Wechsel der Gesichtsfarbe zwischen Röte und Blässe je nach Körperlage einhergeht, zusätzlich die Augen gerötet sind und brennen und darüber hinaus vielleicht überraschenderweise Nasenbluten auftritt, dann ist das ähnlichste homöopathische Mittel Ferrum phosphoricum. Diese Arznei passt sowohl zu dem eher langsameren Krankheitsbeginn, als auch zu den genannten sicht- und spürbaren Krankheitsphänomenen.

Würde man in dieser Situation zum Beispiel Aconitum oder Belladonna geben (zwei hochwirksame Arzneien, die leider reflexartig zu häufig und in nicht genau passender Krankheitssituation genommen werden!), dann würde sich das Krankheitsbild vermutlich nur unwesentlich verändern; denn beide Arzneien passen viel besser zu fieberhaften Infekten mit akutem und raschem Beginn und zum Beispiel mit massiver ängstlicher, vor allem nächtlicher Unruhe (Aconitum) oder heftigen Fieberdelirien mit unwillkürlichen Muskelzuckungen (Belladonna).

Beispiel **2**

Wenn ein Kind einen bellenden, kruppartig klingenden, trockenen Husten mit dem Gefühl der Zusammenschnürung im Kehlkopfbereich hat, dieser Husten durch Trinken von warmer Flüssigkeit deutlich gebessert, aber besonders beim Einatmen verschlimmert wird, das Kind dabei durstig und sehr erschöpft ist und es ihm besser geht im flachen Liegen, dann ist die ähnlichste Arznei Spongia. Würde man hingegen Pulsatilla geben, so hätte dieses Mittel sicherlich so gut wie keinen Effekt, weil zu Pulsatilla unter anderem die Durstlosigkeit, Besserung des Hustens durch Aufrichten im Bett und meist (Ausnahme: abends) ein lockerer Husten mit gelbgrünem, schleimigem Auswurf gehört.

HOMÖOPATHISCHE ARZNEIMITTEL – HANDHABUNG UND DOSIERUNG

Als Ausgangsmaterial zur Herstellung der homöopathischen Arzneien dienen mineralische, tierische und pflanzliche Substanzen. Hinzu kommen Krankheitsprodukte, die sogenannten Nasoden. Wegen des meist hohen Verdünnungsgrades haben die Arzneien keine Giftwirkung oder Ansteckungsfähigkeit mehr, selbst wenn die Ausgangssubstanz giftig war.

AUFBEWAHRUNG DER ARZNEIEN

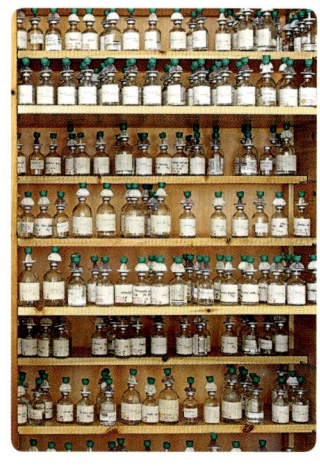

- Am besten werden die Globuli in kleinen Glasröhrchen oder Fläschchen aufbewahrt. Dies ist auch die übliche Verpackungsform in den homöopathischen Haus- und Notfall-Apotheken.
- Wenn Sie Einzeldosen von homöopathischen Arzneien in Papiertütchen aufbewahren, so sollten diese trocken, lichtgeschützt und nicht in der Nähe von ätherischen Ölen gelagert werden.
- Generell sollten die Arzneien auch nicht in der Nähe von elektrischen Geräten, wie Fernseher, Mikrowelle, Handy oder Telefon-Basisstation aufbewahrt werden.

Es ist unklar, ob homöopathische Mittel einen Wirkverlust erleiden, wenn sie auf Flughäfen die Röntgenschleuse passieren; ebenso ist nicht gesichert, ob die Höhenstrahlung bei Langstreckenflügen einen schädlichen Einfluss auf die Arzneien hat. Viele Homöopathen gehen davon aus, dass hier keine Gefahr für die Wirksamkeit droht, andere transportieren ihre Globuli in Köfferchen mit Bleiwandung.

VERABREICHUNG

- Homöopathische Arzneien in Globuliform sollten möglichst direkt aus der Originalverpackung auf die Zunge des Patienten gelangen! Bei der Verpackung in Röhrchen oder Papiertütchen (Einzeldosen) sollten sie ebenso wenig in die Hand oder zwischen die Finger genommen werden wie bei der direkten Verabreichung an den Patienten. Der Grund: Die Globuli sind mit dem Arzneistoff benetzt, er könnte abgerieben werden.

- Die Arzneien sollten immer in ausreichendem Zeitabstand, etwa 15 Minuten vor oder nach Mahlzeiten oder Getränken genommen werden.

- Die Kügelchen lassen Sie langsam im Mund zergehen, die Tropfen behalten Sie ebenfalls einige Zeit im Mund.

Homöopathische Arzneien gibt es in Globuliform oder als Tropfen

POTENZHÖHEN

Niedrige Potenzen sind diejenigen, bei denen aufgrund der noch geringen Zahl an Verdünnungs- und Potenzierungsschritten eine messbare Zahl an Molekülen der Ausgangssubstanz enthalten ist. Bei pflanzlichen Homöopathika ist hier also neben der energetischen auch noch eine rein substanzielle Mittelwirkung wie in nicht-potenzierten Pflanzenarzneien (Phyto-Pharmaka) wirksam. Niedrige Potenzen reichen von **D1 bis D 12** oder **C 1 bis C 6.** Die Wirkdauer ist hier relativ kurz, so dass je nach Krankheitsbild die Gabe mehrfach innerhalb eines Zeitraumes solange wiederholt werden darf und soll, bis die erwünschte Heilwirkung deutlich wird. Orientierend kann man von einer Wirkdauer einer Einzelgabe von Minuten bis wenigen Stunden ausgehen.

Mittelhohe Potenzen haben den Verdünnungs- und Verschüttelungs- oder Verreibungsprozess bereits viel öfter durchlaufen, ihre Energie ist somit deutlich gesteigert, wenngleich rein rechnerisch schon keine Moleküle der Ausgangssubstanz mehr in der Arznei vorliegen. Wirktiefe und Wirkdauer sind deutlich größer als bei niedrigen Potenzen; die Dauer der Mittelwirkung kann zwischen Stunden und einer Woche liegen. Hierher gehören zum Beispiel **C 30 Potenzen.** Eine homöopathische Hausapotheke sollte sinnvollerweise **C 30 Potenzen** enthalten; aber auch mit **C 12 Potenzen,** eventuell auch **D 12 Potenzen,** bei Bedarf wiederholt, kommen Sie bei richtiger Mittelwahl ans Ziel.

Hohe Potenzen haben einen nochmals gesteigerten Energiegehalt. Sie sollten nur noch ausnahmsweise – zum Beispiel Arnica bei akuten Verletzungen mit Blutergüssen – von Laien selbst eingesetzt werden. Hohe Potenzen sind die **C 200, C 1000 und die LM- oder Q-Potenzen.** Die hohen C-Potenzen haben eine Wirkdauer im Bereich von Tagen bis zu einigen Wochen, sie sollten also nicht blind und ohne Not wiederholt werden. LM- bzw. Q-Potenzen sind streng genommen zwar eher niedrigere Potenzen, aber in hohem Verdünnungsgrad, sie können in täglicher Gabe verabreicht werden, da sie zwar stark und schnell wirken können, ihre Wirkung aber meist auch wieder relativ rasch abklingt. Man kann mit dieser besonderen Art der Zubereitung also die Wirkungsentfaltung recht gut durch die Gabenhäufigkeit steuern.

Sehr hohe Potenzen sind die **C 10 000, C 50 000** und noch höhere Potenzierungsgrade. Sie werden nur in besonderen Krankheitssituationen und bei besonderer Erfahrung seitens des homöopathischen Arztes zum Einsatz kommen. Ihre Wirkung kann unter Umständen Wochen bis Monate andauern.

Der Umgang mit den potenzierten Arzneien erfordert ein hohes Maß an Verantwortung in Anbetracht der »großen Kraft der kleinen Kügelchen«. Wenn Hochpotenzen verordnet werden, so ist das nicht automatisch auch der Beweis dafür, dass der Verordner ein besonders großer oder erfahrener Homöopath ist!

ALLGEMEINES ZUR DOSIERUNG

Die Dosierung homöopathischer Arzneien ist in besonderem Maße von der persönlichen Erfahrung des Arztes abhängig! Es gibt keine allgemeingültigen Dosierungsrichtlinien, die folgenden Angaben haben sich in der Praxis der Autoren besonders bewährt, es kann aber sein, dass andere homöopathische Ärztinnen und Ärzte in bestimmten Fällen abweichende Empfehlungen geben!

- Es gibt in der Homöopathie keine routinemäßige Dosierung, wie wir sie aus der Schulmedizin kennen und gewöhnt sind – »dreimal täglich 20 Tropfen, Kinder die Hälfte«.
- Die Dosierung betrifft die Wahl der Potenzhöhe und die erforderlichen Dosierungsintervalle.
- Die individuelle Dosierung ist abhängig von der Art der Krankheit sowie der Frage, wie akut und schwer sie verläuft. Außerdem hängt die voraussichtliche Reaktionsfähigkeit des Patienten auch von seiner momentanen Lebenskraft ab. Und es muss berücksichtigt werden, wie sicher die gewählte Arznei auch die genau passende sein wird.
- Die Notwendigkeit gleichzeitiger allopathischer Therapie hat ebenso Bedeutung wie die mutmaßliche Prognose der Krankheit oder eventuell drohende Komplikationen.
- Die Dosierung ist immer auch abhängig von Deutlichkeit, Tempo und Vollständigkeit der Wirkungsentfaltung.
- Es gibt homöopathische Arzneien, die grundsätzlich eher rasch wirken, andere zeigen eine langsamere Wirkdynamik; auch die Wirkdauer kann von Arznei zu Arznei stark variieren.

WICHTIG:

Auch Krankheiten unterscheiden sich nicht nur durch ihre individuellen Symptome, sondern ebenso durch das Tempo ihrer Entwicklung; so kann ein fieberhafter Infekt hochakut innerhalb weniger Stunden entstehen, ein anderer braucht dazu zwei bis drei Tage. Dies kann einerseits von der Art und Aggressivität der Erreger, aber auch von der immunologischen Abwehrlage des Patienten abhängen. Weiterhin ist wichtig, ob die Erkrankung aus voller Gesundheit heraus bei einem jungen Menschen entsteht oder einen chronisch geschwächten älteren Menschen betrifft.

Immer kommt es natürlich zunächst auf die richtige Arzneiwahl an! Wenn der Patient rasch ein »starkes« Symptombild mit ausgeprägten und deutlichen Krankheitszeichen zeigt, so kann entweder die Gabenhäufigkeit einer C12-Potenz erhöht werden, um die Krankheit durch wiederholt gesetzte Arzneireize »einzufangen«. Es ist in diesem Falle aber auch möglich, gleich eine C30-Potenz zu wählen und so anzuwenden, wie oben beschrieben. Wir wollen oder müssen eine Besserung ja möglichst rasch erzielen, um uns einerseits von der richtigen Arzneiwahl überzeugen zu können, andererseits auch, um dem Patienten unnötiges Leiden zu ersparen.

Die regelmäßige Einnahme der Tropfen einer LM- bzw. Q-Potenz muss dann beendet werden, wenn die krankhaften Zielsymptome verschwinden; bei fortgesetzter Einnahme besteht ansonsten die Gefahr, dass nun Symptome der Arznei im Sinne einer (unfreiwilligen!) Arzneimittelprüfung wieder auftreten.

> **!** Bei einem älteren und geschwächten Kranken müssen wir berücksichtigen, dass wir seine Lebenskraft nicht durch zu häufige oder zu starke Reize überfordern; dies spricht dafür, sehr vorsichtig zu dosieren und nur C 12-Potenzen zu verwenden.

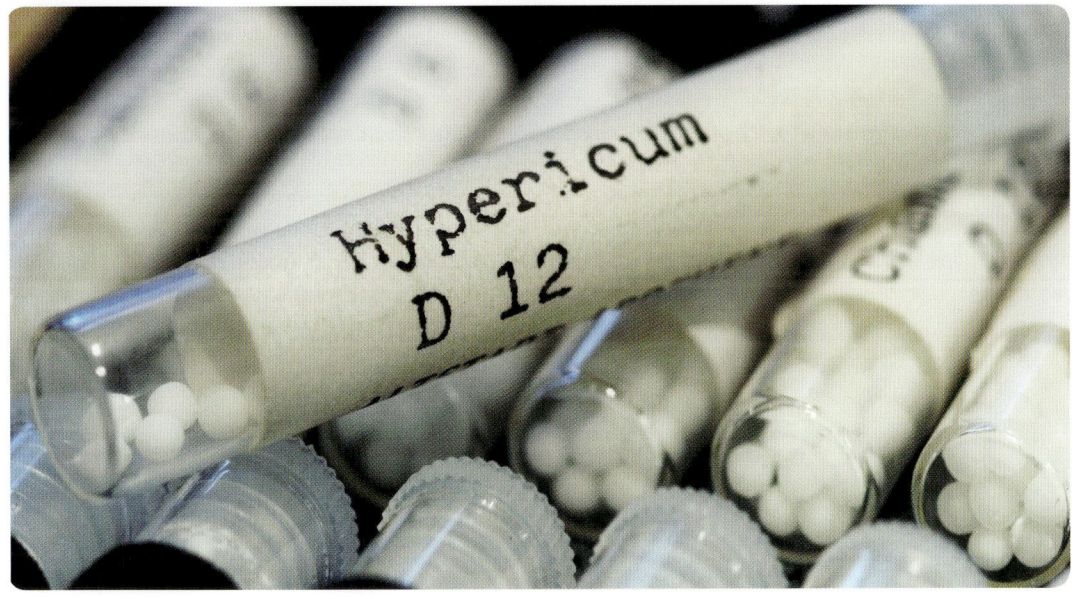

Spezielle Dosierungshinweise

C 6 bis C 12 Potenzen
ggf. D 6 bis D 12 Potenzen

Diese Potenzstufen reichen für einfache und mäßig akute Krankheiten oft aus. Eine Einzeldosis entspricht entweder drei bis fünf Globuli, drei bis fünf Tropfen oder einer Tablette.

Die Einzeldosis wird bei akuten Krankheiten öfter wiederholt, alle zehn Minuten bis jede Stunde, und zwar so lange, bis eine erwünschte Wirkung eintritt. Ist dies der Fall, so werden die Dosierungsintervalle gestreckt auf alle zwei bis drei Stunden. Das Mittel wird so lange wiederholt, bis die Symptome verschwunden sind.

Gelingt dies bei akuten Krankheiten nicht innerhalb von wenigen Stunden oder verschlechtert sich das Krankheitsbild unter der Einnahme der Arznei, so ist die Mittelwahl vermutlich nicht die richtige, bitte rufen Sie dann umgehend Ihren homöopathischen Arzt oder Ihre Ärztin an!

Bei chronisch unkomplizierten Erkrankungen und eher schwächebedingt reduzierter Reaktionslage des Patienten empfiehlt sich manchmal eine längerfristige Behandlung nur mit einer D 12, zwei bis drei Mal täglich fünf Globuli.

C 30 Potenz

In vielen Fällen zeigt diese Potenzstufe bereits bei einmaliger Gabe einen mehr oder weniger deutlichen positiven Effekt. Dabei werden zunächst drei bis fünf Globuli einmalig auf die Zunge gelegt und gelutscht. Die Wirkung kann intensiviert werden, wenn weitere drei Globuli in einem halben Glas kalten Wasser durch Rühren aufgelöst werden. Hiervon nimmt der Patient nochmals einige Schlückchen in vorher vom Arzt festgelegten Zeitintervallen.

Vor jedem Schluck (!) muss die Lösung mit einem Teelöffel einige Male kräftig durchgeschlagen werden – man nennt dies auch Verkleppern. Dadurch wird die Wirkung wiederholt angeschoben, der Wirkstoff wird dynamisiert.

C 200 Potenz

Die Anwendung entspricht dem, was für die C 30 Potenz beschrieben wurde. Eine einmalige Gabe von zwei bis drei Globuli kann je nach Krankheitsbild bis zu einigen Wochen wirken. Eine Verstärkung der Wirkung kann hier ebenfalls durch die beschriebene Dynamisierung erfolgen.

In (hoch)akuten Krankheitsfällen kann je nach ärztlicher Verordnung die Einnahme der dynamisierten Schlückchen der Lösung auch kurzfristig, etwa stündlich wiederholt werden.

C 1000 und C 10 000 Potenz

Die Einnahme dieser Potenzen erfolgt ähnlich wie bei der C 200 in besonders enger Absprache mit dem behandelnden homöopathischen Arzt.

LM- oder Q-Potenzen

Sie sind üblicherweise in Tropfenform erhältlich. Dies hat seinen Grund darin, dass sie vor jeder Einnahme aufs Neue nachpotenziert werden müssen: Das bedeutet konkret, dass Sie das geschlossene Fläschchen vor jeder Einnahme zehnmal kräftig gegen einen Widerstand klopfen sollen, zum Beispiel gegen die andere Handfläche oder gegen einen elastischen Widerstand, etwa ein hartes Polster oder ein Telefonbuch.

Sie können dann zwei bis drei Tropfen entweder direkt auf die Zunge geben und zergehen lassen. Die andere Möglichkeit ist, Sie geben die Tropfen in ein halbes Glas mit Wasser, verrühren nochmals kräftig und nehmen davon einen Schluck. Den Rest können Sie wegkippen. Bei der nächsten Gabe verfahren Sie wieder so.

LM- oder Q-Potenzen werden normalerweise einmal täglich genommen. Andere Dosierungen bespricht Ihr Arzt mit Ihnen.

Wenn ein Fläschchen zur Neige geht, informieren Sie bitte rechtzeitig Ihren homöopathischen Arzt, denn je nach Wirkung und bisherigem Verlauf kann oder muss die Potenzhöhe des nächsten Fläschchens gesteigert werden.

DAS VOLLSTÄNDIGE SYMPTOM

Eine homöopathische Arznei wirkt nur dann, wenn sie genau passt »wie ein Schlüssel zum Schloss«!

Stellen Sie sich die Krankheit als das Schloss vor und die homöopathische Arznei als den Schlüssel, der die Tür zur Wiederherstellung der Gesundheit öffnet. Das Schloss (die Krankheit) ist charakterisiert durch ihre Symptome und Erscheinungen und hat folgende Aspekte:

Eine zeitnahe und / oder plausible Ursache

Warum bin ich – gerade jetzt – krank geworden? Zum Beispiel weil ich in feuchte Kälte kam, im Anschluss an eine Impfung, durch den kummervollen Verlust eines Menschen, durch Schlafmangel, durch kaltes Bier oder durch den Ärger mit dem Vorgesetzten.

Beispiel 1

- Eine nächtliche Beschwerdefreiheit macht all diejenigen Arzneien unwahrscheinlich, die eine typische nächtliche Verschlimmerung (zum Beispiel Mercurius solubilis) in ihrem Arzneimittelbild haben.

- Eine Besserung durch Ruhighalten des ganzen Körpers oder eines kranken Teiles schließt ziemlich sicher diejenigen Mittel aus, die typischerweise durch eine Bewegungsbesserung (zum Beispiel Pulsatilla, Rhus toxicodendron) charakterisiert sind.

- Wenn eine lokale Kälteanwendung (zum Beispiel kalte Auflage, kaltes Getränk) die Symptomatik deutlich bessert (wie zum Beispiel bei Pulsatilla oder Ledum), dann kommen all jene Arzneien eher nicht mehr in Frage, die sich durch Kälte verschlimmern und eher auf Wärme mit Linderung reagieren.

Beispiel 2

- Hat der Patient in der Krankheit auffallend viel Durst, so denken wir in erster Linie an die »durstigen Mittel« (zum Beispiel Phosphorus), während all diejenigen Arzneien unwahrscheinlich werden, bei denen die »Durstlosigkeit« ein hervorstechendes Zeichen ist (zum Beispiel Apis oder Pulsatilla).

- Hat der Patient einen ausgeprägten Widerwillen gegen schweres und fettes Essen (beispielsweise Pulsatilla), dann schließt dies aller Voraussicht nach Arzneien aus, von denen viel eher ein Verlangen nach Fett bekannt ist (zum Beispiel Sulfur).

- Wenn ein Patient sich im Fieber auch subjektiv heiß fühlt und sich abdecken will (zum Beispiel Sulfur), dann schließt dies so gut wie sicher zunächst all diejenigen homöopathischen Arzneien aus, von denen im entsprechenden Krankheitsstadium eher massives Frieren als typisch bekannt ist (zum Beispiel Arsenicum album).

Einen bestimmten Ort der Krankheit

Wo habe ich meine Beschwerden? Wohin breiten sie sich aus? Zum Beispiel im Magen, im Bereich der rechten Stirn, im Kehlkopf an den Stimmbändern, an der Blase oder im Bereich der Nasennebenhöhlen mit Ausstrahlung zu den Zähnen.

Eine bestimmte Art der Empfindung

Wie sind meine Beschwerden? Zum Beispiel ein stechender Schmerz, oder ein dumpfes Ziehen, ein brennendes Jucken, ein Hitzegefühl, ein Gefühl wie Glasscherben im Enddarm.

Bestimmte Modalitäten

Wodurch werden die Symptome verschlimmert oder gelindert? Zum Beispiel durch Trinken von kalter Flüssigkeit, beim Hinlegen, nachts, bei schneller Kopfbewegung, früh beim Erwachen, nach dem Stuhlgang oder im warmen Raum.

Gibt es eine bestimmte Veränderung der emotionalen Stimmungslage? Was ist in diesem Bereich deutlich anders als an gesunden Tagen beziehungsweise vor der Krankheit? Zum Beispiel vermehrte Reizbarkeit, auffallende Neigung zum Weinen, emotionaler Rückzug, Gleichgültigkeit oder Angst.

Der Schlüssel kann nur dann die Tür zur Genesung öffnen, wenn er keinen Zacken zuviel und keinen zu wenig hat, das heißt, er muss in möglichst vielen, am besten in allen Teilaspekten seines Mittelbildes dem Symptombild der Krankheit entsprechen. Von dem auszuwählenden Arzneimittel muss also bekannt sein, dass es

- Krankheiten heilen kann, die auf eine ganz bestimmte Ursache zurückzuführen sind,
- zu bestimmten Regionen und Organbereichen im Organismus besonderen Bezug hat,
- typische Empfindungsqualitäten in seinem Mittelbild hat,
- typische und eindeutige Umstände der Besserung oder Verschlechterung hat, mit Hilfe derer ähnliche in Frage kommende Mittel voneinander unterschieden werden können oder
- besonders dann passt, wenn im Rahmen der Krankheit eine ganz unverwechselbare Stimmungslage in den Vordergrund tritt.

Um diese möglichst große Ähnlichkeitsentsprechung herstellen zu können, müssen die Symptome der Krankheit genau beobachtet und beschrieben werden können! Schon in gesunden Tagen können Sie dies üben, damit Sie im Falle einer Krankheit rasch all diese wichtigen Veränderungen und Empfindungen wahrnehmen und in Worte fassen können. ···⟩ Beispiel 1, Seite 24

Natürlich gilt Ähnliches auch für sogenannte Allgemeinsymptome: Wir verstehen darunter all diejenigen Phänomene, die nicht einen Teilaspekt der Krankheit, sondern den gesamten kranken Organismus in der Krankheit charakterisieren. Allgemeinsymptome sind beispielsweise der Durst, der Appetit und die Vorlieben beziehungsweise Abneigungen oder die Temperaturregulation und das Schwitzen. ···⟩ Beispiel 2, Seite 24

Wenn Sie sich in der Mittelwahl selbst nicht ganz sicher sind und daher Ihren homöopathischen Arzt (zum Beispiel telefonisch) zu Rate ziehen, dann ist es auch für diesen äußerst wichtig, dass Sie ihm ein möglichst detailliertes »Bild der Krankheit« beschreiben, ihm also möglichst genau und vollständig darstellen, was Sie zum Beispiel an Ihrem kranken Kind beobachten oder bei sich selbst wahrnehmen.

DIE BEURTEILUNG
DER MITTELWIRKUNG

Sicherlich haben Sie schon die Erfahrung gemacht, dass eine Tablette Acetylsalicylsäure (zum Beispiel Aspirin®) zwar einige der lästigen Symptome eines fieberhaften Infektes vorübergehend lindern kann, die Krankheit an sich aber nicht wirklich bessert oder wesentlich abkürzt oder gar heilt. Deshalb suchen Sie in der Homöopathie eine wirksamere Alternative.

Bitte bedenken Sie bei Ihren Bemühungen um homöopathische Selbstbehandlung immer, dass ein nicht passend gewähltes homöopathisches Mittel bestenfalls so ähnlich wirkt wie eine Tablette Acetylsalicylsäure (ASS), indem nämlich ein paar der Symptome ebenfalls vorübergehend besser werden können, ohne dass die Krankheit insgesamt wesentlich verkürzt oder gar geheilt worden wäre! Im schlimmsten Fall ist Ihre Arzneiwahl so unpassend, dass überhaupt keine erwünschte Wirkung eintritt. In diesem Falle wäre die Krankheit unter dem Strich ohne irgendeine effektive Behandlung geblieben! Das ist aber noch weniger eine Hilfe für den kranken Organismus als ein Tablette Acetylsalicylsäure.

Es gibt aber glücklicherweise ein paar Beobachtungen und Regeln, anhand derer Sie sich einigermaßen sicher sein können, dass Sie mit Ihrer Selbstbehandlung auf einem guten Weg sind:

Die bedrohlichsten und für den Kranken möglicherweise gefährlichsten Zeichen und Phänomene der Krankheit müssen als erste, schnell

Beispiel 1

- Ein Fieber von mehr als 40 Grad sollte rasch zurückgehen!

- Ein ausgeprägter wässriger Durchfall (vor allem bei einem Kind) muss rasch zum Stillstand kommen!

- Ein Krupphusten muss rasch und eindeutig besser werden, auch wenn eine Verschleimung der Bronchien zunächst noch unverändert fortbesteht!

Beispiel 2

- Wenn das Fieber zurückgeht, das Kind wieder Appetit bekommt und die Energie zurückkehrt, dann wissen Sie, dass Ihr Mittel gut gewählt war.

- Wenn aber das Fieber zurückgeht, der Patient eine ausgeprägte Schlafstörung entwickelt und sich psychisch deutlich in Richtung einer Depression verändert, dann entspricht dies einer Verschlimmerung und die Arznei war falsch gewählt.

und eindeutig besser werden! Ist dies nicht der Fall, so müssen Sie umgehend Ihren Arzt konsultieren! ⋯⟩ Beispiel 1, oben

Körperliche, emotionale und womöglich geistige Krankheitserscheinungen sollten gemeinsam im Sinne einer Besserung des Gesamtzustandes reagieren! ⋯⟩ Beispiel 2, oben

Wenn die Lebenskraft durch das passende Mittel unterstützt und angeregt wurde, dann wird dies auch an einer verstärkten körperlichen und emotionalen Frische und Leistungsfähigkeit deutlich werden!

Es gibt aber auch Krankheitsverläufe, in denen die zunächst bestehende Hauptsymptomatik rasch und deutlich zurückgeht, trotzdem schreitet die Krankheit fort und bildet nun ein neues Symptombild aus. In diesem Fall war die Arznei zwar recht gut gewählt, war aber nicht in der Lage, einige Teilaspekte des drohenden Fortschreitens der Krankheit ebenfalls »abzudecken«, sodass diese Symptome sich nun unbeeinflusst vollends entwickeln können. ⋯⟩ Beispiel 1, Seite 28

Im günstigsten Fall verschwinden alle Erscheinungen der Krankheit in rascher Folge, der Patient fühlt sich in kurzer Zeit beschwerdefrei und wieder leistungsfähig. In diesem Fall hat das Mittel zum aktuellen Krankheitsstadium bestmöglich gepasst und die Wahl der Potenz sowie die Gabenhäufigkeit waren korrekt gewählt. ⋯⟩ Beispiel 2, Seite 28

Wenn der Krankheitsverlauf unter Ihrer Selbstbehandlung keinem der hier genannten Beispielverläufe entspricht, wenn sich also das Krankheitsbild womöglich verschlechtert, neue Symptome hinzukommen,

Beispiel 1

- Wenn ein Husten oder eine asthmatische Atmung spürbar nachlässt und der Patient sich ohne Nachteile körperlich wieder mehr zutrauen kann, dann geht dies normalerweise auch mit einer emotionalen Besserung einher. Dies wäre auch dann noch ein guter Weg, wenn ein Hautausschlag vorübergehend sogar etwas schlechter wird, den Patienten aber wesentlich weniger belastet oder ängstigt als die vorherige Atemnot.

Beispiel 2

- Ein Halsinfekt mit Fieber hat auf das passende Mittel (zum Beispiel Phytolacca) gut angesprochen, die Temperatur hat sich normalisiert und der Halsschmerz ist verschwunden. Nun hat der Patient aber einen lockeren Husten entwickelt, der ihn nachts aus dem Schlaf weckt, und gleichzeitig ist ein Lippenherpes aufgetreten. Das neue Mosaik der Symptome erfordert jetzt ein neues Mittel, wahrscheinlich Sepia.

der Patient weiter an Energie verliert oder Komplikationen auftreten, dann ist es höchste Zeit, Ihren (homöopathischen) Arzt zu Rate zu ziehen! Außer einer korrekten Diagnosestellung ist dann auch kritisch abzuwägen, ob die passende homöopathische Arznei sicher zu finden ist, ob die Zeit ausreicht, um einen erneuten homöopathischen Behandlungsversuch zu unternehmen, oder ob eine schulmedizinische Therapie notwendig wird!

ALLES PLACEBO?

Unter einem Placebo verstehen wir ein Scheinmedikament, welches nur deshalb eine lindernde oder heilende Wirkung hat, weil der Patient an diese Wirkung glaubt. Basieren die Erfolge der Homöopathie – einem alten Vorurteil ihrer Gegner entsprechend – nur auf diesem Effekt?

Selbstverständlich kann man das Placebothema wesentlich wissenschaftlicher formulieren, etwa so, wie es die heute geläufigste Darstellung von Arthur K. Shapiro versucht:

»Ein Placebo ist definiert als jede Art von Therapie oder Komponente einer Therapie, die absichtlich wegen ihres unspezifischen psychologischen oder psychophysiologischen Effektes eingesetzt wird oder die wegen ihres angeblichen oder eingebildeten spezifischen Effektes zum

Einsatz kommt, wobei sie jedoch, objektiv betrachtet, über keine spezifische Aktivität hinsichtlich der zu behandelnden Zielsymptomatik verfügt.«

Auch diese wortakrobatische Bemühung, ein schwieriges Phänomen auf den Punkt zu bringen, kann nicht verhindern, dass der Placebobegriff verwirrend ist und viele Aussagen zum Thema wissenschaftstheoretisch nicht haltbar sind. Die Praxis der Homöopathie zeigt – weltweit und seit mehr als 200 Jahren! – Folgendes: Ein gut gewähltes homöopathisches Einzelmittel wirkt bei Tieren ebenso wie bei Säuglingen und Kleinkindern. Bei diesen kann von einem reinen Suggestiv-Effekt der »kleinen Kügelchen« wohl nicht die Rede sein. Beispielsweise wird Belladonna bei einem hochfiebernden Kind mit rotem heißem Kopf und kalten Ärmchen und Beinchen deshalb wirken, weil das Kind Symptome entwickelt hat, die ihre Entsprechung im Arzneimittelbild von Belladonna finden, und nicht etwa deshalb, weil das Kind an die Homöopathie glaubt.

SCHLÜSSEL UND SCHLOSS

Eine falsch gewählte homöopathische Arznei wird in der gleichen Krankheitssituation auch dann nicht wirken, wenn die Mutter des Kindes an die Homöopathie glaubt. Die Wirkung wird deswegen nicht eintreten, weil sich Symptombild des fiebernden Kindes und Arzneimittelbild nicht entsprechen wie Schlüssel und Schloss.

Immer wieder kommt es vor, dass gerade in schwierigen chronischen Fällen das genau passende Heilmittel zunächst nicht gefunden wird und der Patient zunächst keine Verbesserung seines Gesundheitszustandes verspürt. Wiederholt sich dies womöglich mehrmals, so hat der anfänglich gläubige Patient eines Tages seinen Glauben an die Homöopathie verloren. Gelingt es dann doch noch, ins Schwarze zu treffen und das genau passende Heilmittel zu finden, so überrascht die nunmehr einsetzende Wirkung den inzwischen skeptisch oder ungläubig gewordenen Patienten umso mehr, und von einer Placeboheilung kann nicht mehr die Rede sein.

Manchmal wird die Wirkung der Homöopathie auf die zeitintensive Zuwendung des homöopathischen Arztes oder der homöopathischen Ärztin in der Anamnese zurückgeführt. Warum aber sollten gerade Homöopathen, womöglich ohne jede psychotherapeutische Ausbildung, ein so viel höheres Maß an charismatischer Heilkraft haben als ihre schulmedizinischen Kolleginnen und Kollegen? Warum sind jene nicht in gleicher Weise in der Lage, allein durch Fragen und Zuhören Krankheiten wie Neurodermitis, Asthma, Schlafstörungen, Durchfall und Vieles mehr zu heilen, während homöopathische Ärzte doch in aller Regel nur ständig in ihren dicken Büchern blättern und zum guten Schluss »Nichts« in der Hand haben als ein Glas mit vielen kleinen, runden,

Die Homöopathie kennt das Phänomen der Erstverschlimmerung, die in ganz unterschiedlicher Art und Weise in Erscheinung treten kann. Sie kann auch bei Patienten eintreten, die an die Homöopathie glauben. In diesem Fall widerspricht das tatsächlich zunächst eintretende Ereignis der vom gläubigen Patienten erwarteten Besserung.

weißen Kügelchen, mit denen sie dann auch noch sparsam umgehen, indem sie ihrem Patienten womöglich nur drei oder fünf davon zum Lutschen verordnen und auf einen Folgetermin Tage bis Wochen später verweisen?

DER MÜNDIGE PATIENT

Machen Sie sich bitte Ihr eigenes Bild von dieser in zahllosen Krankheitsfällen und seit mehr als 200 Jahren bewährten Heilmethode der Klassischen Homöopathie! Wir wünschen uns kritische und mündige Patientinnen und Patienten, die bereit sind, mit Geduld und klarem Blick sowie in Zusammenarbeit mit kompetenten homöopathischen Ärztinnen und Ärzten über den Tellerrand der Schulmedizin hinauszuschauen, um die Wirksamkeit dieser Medizin der Zukunft immer wieder neu zu bestätigen!

MÖGLICHKEITEN UND GRENZEN DER HOMÖOPATHISCHEN SELBSTBEHANDLUNG

Krankheiten sind aus homöopathischer Sicht Ausdruck der Störung oder Schwächung unserer Lebenskraft sowie Zeichen eines bereits einsetzenden Selbstheilungsversuches. Viele Krankheitssymptome sind biologisch und zunächst sinnvolle Reaktionen des Körpers, mit denen er die Krankheiten zu überwinden versucht.

MÖGLICHKEITEN

Voraussetzung für die Möglichkeit einer homöopathischen Heilung ist eine ausreichende Lebenskraft, die wir mit den homöopathischen Arzneien gezielt anregen können, um dadurch den Selbsthilfeversuch des Körpers zu einem erfolgreichen Ergebnis zu führen.

Homöopathische Heilbarkeit setzt zum Zweiten voraus, dass Gewebe und Organstrukturen noch intakt sind. Endgültige strukturelle Schäden (zum Beispiel Narben oder Abbauprozesse) lassen sich durch Homöopathie nicht mehr heilen; allerdings kann auch dann noch eine homöopathische Linderung von Beschwerden möglich sein.

Wenn diese beiden Grundvoraussetzungen erfüllt sind, können die folgenden Krankheitsgruppen einer homöopathischen Heilung zugänglich sein:

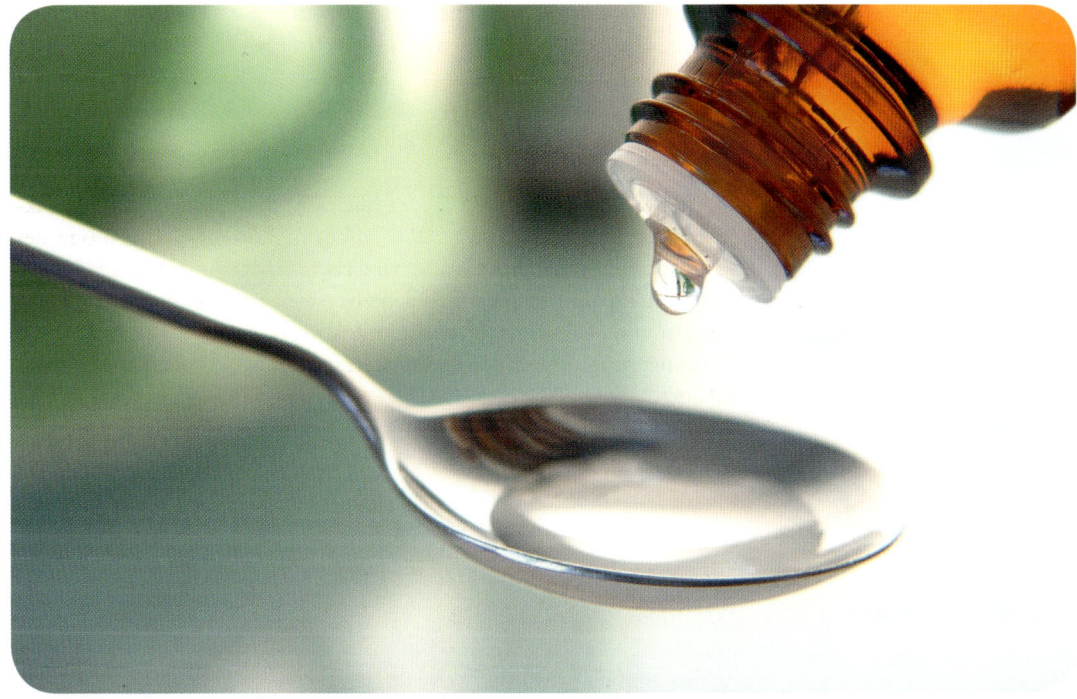

- Funktionelle Erkrankungen ohne sichtbare Veränderungen von Gewebe oder Organen. Hierher gehören zum Beispiel einfache Schlafprobleme, Menstruationsstörungen, bestimmte Formen von Kopfschmerzen oder auch Anfälligkeiten (zum Beispiel für Infekte) und Schwäche- bzw. Erschöpfungszustände.
- Verletzungen und ihre Folgen, soweit nicht schulmedizinische (zum Beispiel chirurgische) Maßnahmen erforderlich sind.
- Unkomplizierte entzündliche Erkrankungen, die akut aufgetreten sind, wie zum Beispiel Halsentzündungen, Erkältungsinfekte, Blasenentzündungen, Hautreizungen.
- Allergische Erkrankungen sind bei eindeutigen Symptomen und fehlender Komplikationsgefahr manchmal auch einer Selbstbehandlung zugänglich (zum Beispiel starke Hautreaktionen auf Insektenstiche, leichte Formen von Heuschnupfen).

VORAUSSETZUNGEN

Damit Ihre Selbstbehandlung möglichst erfolgreich wird, sollten Sie folgende Punkte unbedingt berücksichtigen:
- Setzen Sie Ihren (homöopathischen) Hausarzt davon in Kenntnis, dass Sie in geeigneten Fällen die homöopathische Selbstbehandlung erwägen!

- Suchen Sie sich einen erfahrenen homöopathischen Arzt, mit dem Sie sich in komplizierteren Krankheitsfällen in Verbindung setzen können!
- Unter dem Erfolgsdruck einer akuten Krankheit ist es manchmal schwierig, auf Anhieb die richtige Arznei zu finden. Versuchen Sie also in gesunden Tagen, sich immer wieder die hier beschriebenen Arzneimittelbilder einzuprägen und sich das erforderliche Grundlagenwissen anzueignen!
- Vertiefen Sie Ihr Wissen über die Homöopathie durch Lektüre weiterer Bücher zu diesem Thema (Literaturempfehlungen im Anhang) und besuchen Sie Informationsveranstaltungen, die von homöopathischen Ärztinnen und Ärzten, aber auch von Apothekerinnen und Apothekern sowie von Volkshochschulen angeboten werden!
- Üben Sie das genaue Beobachten von Symptomen und Erscheinungen Ihres Organismus in gesunden und kranken Tagen!
- Seien Sie bereit, die Grenzen Ihrer Erfahrung anzuerkennen!
- Haben Sie Respekt vor der enormen Kraft und Wirksamkeit des richtigen homöopathischen Mittels!
- Zögern Sie nicht, sich im Falle des Misserfolges Ihrem homöopathischen Arzt anzuvertrauen!

GRENZEN

Gerade wenn Sie von der Wirksamkeit der Homöopathie überzeugt sind, sollten Sie doch wissen, dass auch diese Heilweise – wie jede andere Therapieform! – ihre Grenzen hat. Sowohl die Krankheit als auch Sie als Anwender im Rahmen der Selbstbehandlung können diese Grenze markieren!

Grenzen durch die Krankheit

- Alle chronischen oder immer wiederkehrenden Krankheiten sollten von erfahrenen homöopathischen Ärztinnen und Ärzten behandelt werden! Selbstversuche können unter Umständen das Symptombild verändern und letztlich dazu führen, dass eine wirklich passende Arznei äußerst schwer oder überhaupt nicht mehr gefunden werden kann.
- Schwere und hochakute Krankheiten sind nicht zur Selbstbehandlung geeignet!
- Komplikationen (zum Beispiel drohende Abszessbildung, schwere Atemnotzustände, Kreislaufschwäche, große Flüssigkeits- oder Blutverluste) gehören in die Obhut erfahrener Ärzte!
- Tumorerkrankungen sind kein Betätigungsfeld für homöopathische Laien!
- Schwerere psychische Störungen und psychiatrische Erkrankungen sollten ebenfalls entsprechend erfahrenen Ärztinnen und Ärzten vorbehalten bleiben!

Grenzen durch den Anwender

- Kann ich ausreichend sicher einschätzen, um welche Art von Erkrankung es sich handelt und ob gegebenenfalls Komplikationen drohen?
- Wie sicher bin ich mir in der Auswahl der richtigen homöopathischen Arznei?
- Wie sicher bin ich mir in der korrekten Anwendung und Dosierung der gewählten Arznei?
- Wie sicher bin ich mir in der richtigen Beurteilung des Behandlungsverlaufes?

GEFAHREN DER SELBSTBEHANDLUNG

- Grundsätzlich besteht immer die Gefahr der falschen Mittelwahl. Dies ist sicher kein allzu großes Problem, wenn die zu behandelnde Krankheit eher leicht und harmlos verläuft. Handelt es sich aber um ein akutes Krankheitsbild mit starken und beeinträchtigenden oder gar schweren Symptomen, dann führt eine falsche Arzneiwahl nicht nur zu einem fehlenden Therapieeffekt, sondern auch zu einem – unter Umständen entscheidenden! – Zeitverlust für weitere erforderliche Therapiemaßnahmen!

- Wenn Sie wegen einer chronischen Krankheit in konstitutioneller homöopathischer Behandlung sind, dann ist immer besondere Zurückhaltung hinsichtlich einer Selbstbehandlung zu üben!

Zum einen entspringen ja die Akutsymptome demselben Organismus, der auf der anderen Seite auch eine chronische Krankheit in sich trägt. Es kann also für den homöopathischen Arzt durchaus sehr wichtig sein, die »Symptomsprache« Ihres Körpers in der Akutsituation zu kennen, um Schlüsse für eine bestmöglich zur chronischen Krankheit passenden Arznei ziehen zu können.

Zum anderen kann ein Mittel, das Sie für die Akutkrankheit selbst ausgewählt haben, die Wirkung der anderen Arznei stören, die Sie wegen Ihrer chronischen Erkrankung nehmen!

In jedem Fall sollten Sie Ihren behandelnden homöopathischen Arzt von der Selbstbehandlung und Ihrer Arzneiwahl in Kenntnis setzen!

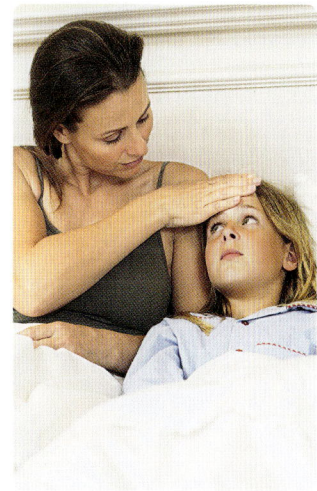

- Es kann passieren, dass Sie Symptome aus dem Arzneimittelbild der gewählten Arznei bei sich entwickeln, wenn Sie auf diese Arznei besonders empfindlich reagieren! Sie machen dann also eine – unfreiwillige! – sogenannte »Arzneimittelprüfung« durch. Diese Symptome klingen zwar in der Regel auch bald wieder ab, können aber durchaus lästig sein. Dieser Gefahr entgehen Sie dann am ehesten, wenn Sie im niedrigeren Potenzbereich (C 12-Potenz) bleiben.

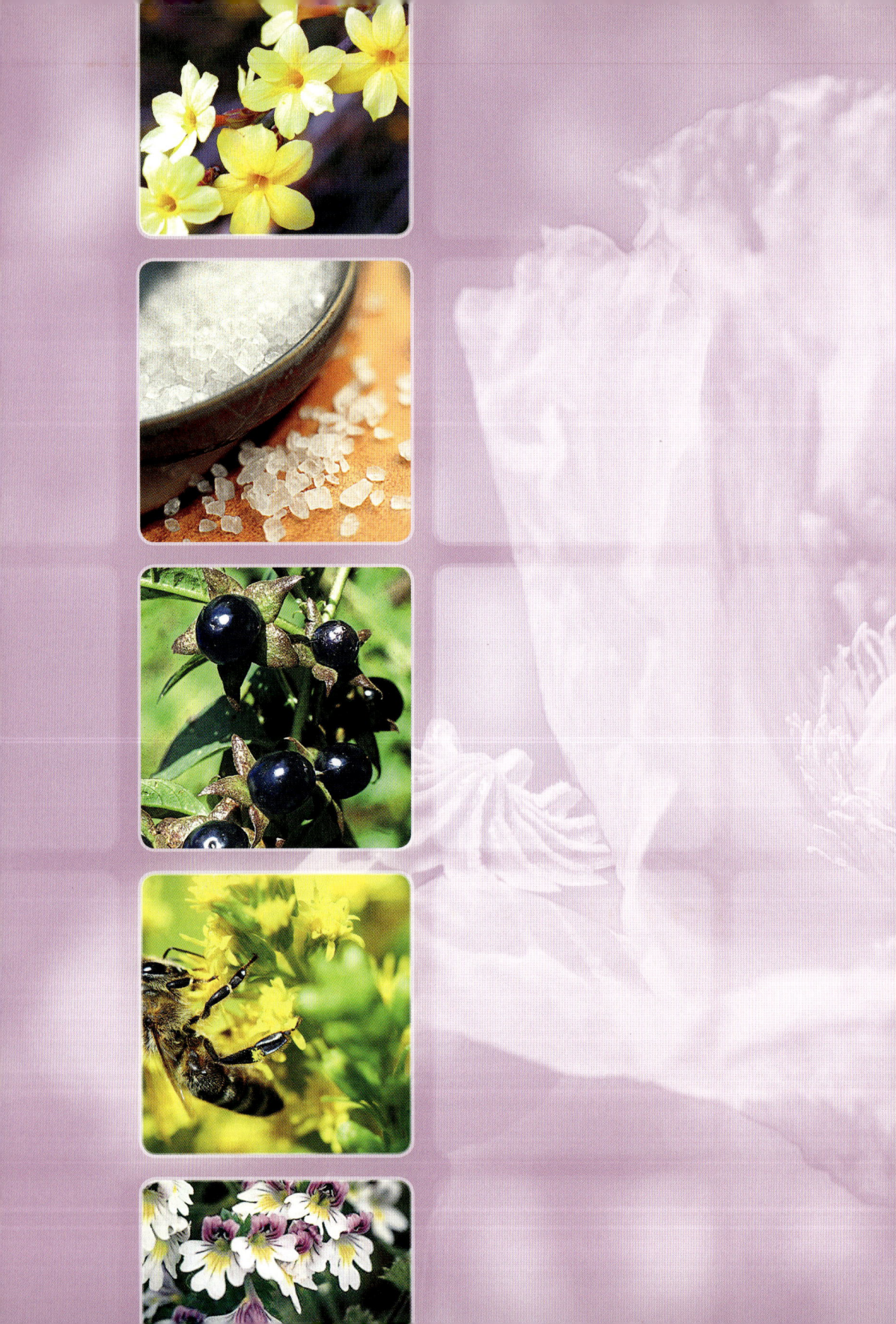

Teil 2

Homöopathie für zuhause und unterwegs

ZEICHENERKLÄRUNG

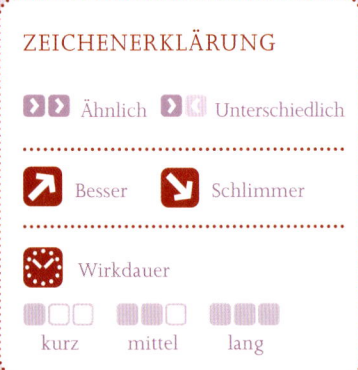 Ähnlich   Unterschiedlich

Besser   Schlimmer

Wirkdauer

kurz   mittel   lang

HINWEIS

Einige Arzneimittel sind mit einem * gekennzeichnet. Diese werden
Sie nicht so häufig brauchen, deshalb sind sie kürzer beschrieben;
diese Arzneien stellen Optionen für eher seltenere Situationen der
Selbstbehandlung dar, sind aber in der Hand des erfahrenen homöopathischen Arztes trotzdem wichtige Mittel.

Die Arzneimittel

Im Folgenden finden Sie die wichtigsten Arzneien, die Sie in akuten Fällen zur Selbstbehandlung immer wieder gebrauchen können. Wir geben Ihnen Hinweise zur Substanz der Arznei sowie ihrem Vorkommen, nennen die wichtigsten Einsatzbereiche für das Mittel und stellen vor allem die wichtigsten Leitsymptome und Modalitäten der Arzneien dar. Gerade die beiden letztgenannten Aspekte sollten Sie bei Ihrer Mittelwahl immer ganz besonders berücksichtigen! Nur so werden Sie ähnliche Arzneien voneinander unterscheiden können. Kurze Hinweise zu den vergleichbaren Mitteln sollen Ihnen schließlich die Wahl des bestmöglich passenden Arzneimittels erleichtern. Angaben zur Wirkdauer der Mittel sollen Ihnen einen orientierenden Hinweis zur Dosierung beziehungsweise zur Frage der Mittelwiederholung im Einzelfall geben.

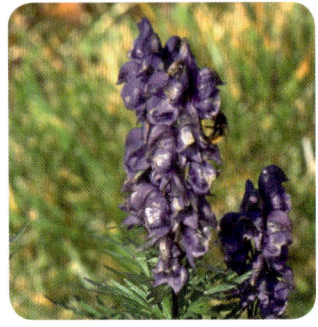

- Zudecken
- Aufrichten aus dem Liegen
- Licht

- Frische Luft
- Ruhe
- Schwitzen

ACONITUM BLAUER EISENHUT

Aconitum napellus, der blaue Eisenhut oder Sturmhut, gehört zur Familie der Hahnenfußgewächse und ist eine der giftigsten Pflanzen Mitteleuropas. Schon wenige Gramm können zum Tod führen. Die Blüten besitzen ein helmartiges Kelchblatt und geben der Pflanze ihren Namen. Zur Arznei-mittelherstellung wird die frische, zur Zeit der Blüte gesam-melte Pflanze mit Wurzelknolle verwendet.

EINSATZBEREICHE

Aconitum ist häufig bei den ersten Zeichen einer akuten Entzündung angezeigt: Fieber, Husten, Krupp-Syndrom, Kopfschmerzen, Augen-entzündung, Ohrenschmerzen. Auslöser sind meist kalter Wind oder trockene Kälte. Auch wenn großer Schreck oder Schock zu Krankheits-symptomen führen, muss dieses Arzneimittel unbedingt in Betracht gezogen werden. Angst und Unruhe sind fast immer Bestandteil des Beschwerdebildes.

LEITSYMPTOME

- Plötzlicher, »stürmischer«, heftiger Beginn, »mit einem Schlag«
- Hochakute Zustände
- Folge von kaltem Wind, trocken-kaltem Wetter
- Folge von Schreck, Schock
- Psychischer Schock
- Angst, Panik, Todesangst
  (mit dem Gefühl, sterben zu müssen)
- Schreckhaftigkeit
- Ausgeprägte körperliche und geistige Unruhe
- Verlangen nach Gesellschaft, Trost
- Herzklopfen, Herzrasen
- Harter, schneller Puls
- Rascher Fieberanstieg
- Trockene Hitze, kaum Schweiß
- Heiße Hände und kalte Füße
- Rotes Gesicht, aber beim Aufsetzen blass
- Eine Wange rot, die andere Wange blass
- Blässe, Übelkeit und Schwindel beim Aufstehen
- Kurzatmigkeit
- Viel Durst auf kalte Getränke
- Unerträgliche Schmerzen, »zum Schreien«
- Typische Verschlimmerungszeit: (mitten in der) Nacht

VERGLEICHBARE MITTEL

Arsenicum album

▶▶ Ruhelosigkeit und *Angst.*

▶◀ Plötzlichkeit und Heftigkeit der Beschwerden fehlt; Schwäche, häufig durch Verlust von Körperflüssigkeiten, wie Durchfall, Erbrechen, starkes Schwitzen oder Blutungen verursacht; Frösteln, mit Besserung durch Wärme oder heiße Anwendungen; brennende Schmerzen; großer Durst, trinkt aber immer nur kleine Menge.

Belladonna

▶▶ Plötzliche, heftige Beschwerden; akuter Zustand; Entzündung mit Rötung und Hitze.

▶◀ Heißer Kopf und kalte Extremitäten; Gesichtsröte bleibt unabhängig vom Liegen oder Aufrichten; Hitze muss nicht trocken sein, es kann auch etwas Schweiß dabei sein; eher Delirium als *Angst;* Rechtsseitigkeit der Symptome.

Chamomilla

▶▶ Akute Zustände mit Ruhelosigkeit; bewährtes »Fiebermittel«; einseitige Wangenröte; Empfindlichkeit der Ohren gegenüber kaltem Wind.

▶◀ Äußerst empfindlich gegen Schmerzen; üble Laune mit wütender Reizbarkeit, Streitsucht; Kinder wollen ständig herumgetragen werden und schreien sobald man sie ablegt; Durchfall mit grünen, sauren, unverdauten Stühlen, die nach faulen Eiern riechen.

Phosphorus

▶▶ Großer Durst (bei Fieber); *Angst.*

▶◀ Weniger panikartige Angst, sondern generell ängstlich; fieberhafte oder andere Zustände, die mit Nasenbluten oder anderen Blutungen einhergehen; ausgeprägte Schwäche; brennende Schmerzen.

ANTIMONIUM TARTARICUM BRECHWEINSTEIN

Brechweinstein, ein Antimon-Salz der Weinsäure. Die Substanz ist giftig mit schädigender Wirkung auf den Kreislauf. Das Mittel wird auch Tartarus stibiatus genannt und ist unter diesem Namen im Handel erhältlich.

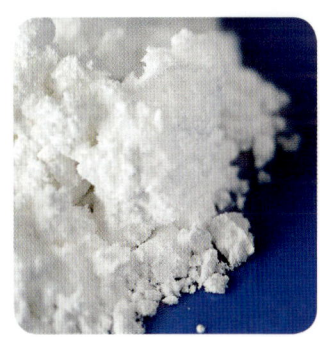

- Im Liegen, beim Hinlegen
- Warmes Wetter, warmer Raum
- Feucht-kalte Witterung
- Husten schlimmer morgens

- Aufsetzen
- Husten besser durch Auswurf, Übelkeit besser nach Erbrechen

EINSATZBEREICH

Die Arznei findet vor allem Anwendung bei Atemwegserkrankungen. Im Vordergrund der Symptomatik steht dann die reichliche Schleimproduktion in den Bronchien mit rasselnder Atmung. Der Patient hat nicht ausreichend Kraft, das Sekret durch Husten aus den Atemwegen herauszubefördern. Das Mittel kommt oft zum Einsatz bei älteren und auch kreislaufgeschwächten Menschen sowie bei Kindern, beispielsweise im lockeren Hustenstadium des Keuchhustens.

LEITSYMPTOME

- Zunehmende körperliche Entkräftung
- Zittrige Schwäche mit kühler, schwitziger Haut
- Aus der Schwäche resultiert zunehmende Schläfrigkeit
- Lockerer, grob rasselnder Husten, Brust scheint voll von Schleim
- Gähnen nach dem Husten
- Übelkeit und weiter schwächendes Erbrechen können hinzukommen
- Gesicht blass, eventuell bläulich, mit kaltem Schweiß bedeckt
- Durst auf wiederholte kleine Mengen säuerlicher Getränke

VERGLEICHBARE MITTEL

Ipecacuanha

▶▶ *Lockeres Rasseln in der Brust ohne viel Auswurf; Brechwürgen beim Husten; auch erstickender Krampfhusten; massive Übelkeit; durstlos; schlimmer in feuchter Wärme.*

▶◁ *Erbrechen bessert nicht! Schleim kann etwas blutig sein; eventuell auch mit begleitendem Nasenbluten; saubere, nicht belegte Zunge.*

Hepar sulfuris

▶▶ *Rasselnder Husten, viel Schleim, wenig Auswurf; Husten mit Würgen; Husten bei der geringsten äußeren Kälte; schlimmer durch Aufdecken; empfindlich auf Zugluft und Berührung.*

▶◁ *Sehr verfroren und kälteempfindlich, Wärme tut gut; reichlicher, säuerlich riechender Nachtschweiß.*

Pulsatilla

▶▶ *Lockerer Husten mit gelblich-grünem Auswurf; Husten morgens locker, abends trocken; muss sich beim Husten im Bett aufsetzen; schlimmer im Warmen, besser im Freien.*

▶◁ *Kein Durst; Schwäche nicht so ausgeprägt; zu Tränen geneigt; mag Trost und Zuwendung.*

APIS MELLIFICA HONIGBIENE

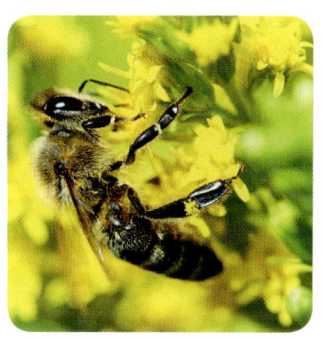

Die Arznei wird aus ganzen Honigbienen hergestellt. Die fleißige Aktivität des Tieres findet ihre Entsprechung im Arzneimittelbild in Form einer nervösen Ruhelosigkeit (»wepsig«).

EINSATZBEREICH

Apis ist die geeignete Arznei für alle akuten Entzündungszustände von Haut- und Schleimhaut sowie häufig auch für Allergien, wenn sie mit deutlicher Schwellung (Ödembildung) einhergehen. An der äußeren Haut kann es sich dabei zum Beispiel um eine Nesselsucht oder ein Erysipel (Wundrose) sowie um Insektenstiche handeln, an den inneren Schleimhäuten kommen Mandel- und Kehlkopfentzündungen ebenso als Einsatzgebiet in Frage wie Entzündungen innerer »Häute« (Gelenkinnenhaut, Rippenfell etc.) oder auch die Harnblase. Schwellungen können auch durch Nierenerkrankungen hervorgerufen werden, in diesem Falle sollte aber ein erfahrener homöopathischer Arzt die Behandlung übernehmen! Besonders erfolgreich kann Apis bei überschießenden Reaktionen auf Insektenstiche zur Anwendung kommen.

LEITSYMPTOME

- Schmerzen meist brennend, stechend oder beißend, wie heiße Nadelstiche
- Brennende Hitze
- Empfindlichkeit auf Berührung
- Meist blasse oder blassrote Schwellung oder Aufgedunsenheit
- Schwellung im Gesicht, besonders im Bereich um die Augen
- Oft plötzlicher Beginn der Beschwerden
- Brennendes Jucken, stechender Schmerz verlangen nach Abkühlung
- Zähneknirschen (zum Beispiel im Fieber)
- Gaumenzäpfchen eventuell sackartig geschwollen
- Durstlosigkeit bei fast allen Beschwerden
- Verminderte Urinproduktion oder häufiger, brennender Harndrang
- Rechtsseitige Beschwerden oder rechtsseitiger Beginn
- Nervöse Ruhelosigkeit oder auch schläfrig (zum Beispiel bei Hirnhautbeteiligung)

VERGLEICHBARE MITTEL

Belladonna

Akute Entzündung von Haut oder Schleimhaut; brennende Hitze; rechte Seite besonders betroffen; empfindlich auf Berührung; eventuell erregt und ruhelos; schlimmer durch Hitze; Zähneknirschen.

- Hitze, warmer Raum, Bettwärme, warme Anwendungen, warmes Wetter
- Berührung der entzündlichen Region
- Druck auf die schmerzhafte Stelle
- Nach dem Schlaf

- Kälte und kühle Luft, Aufdecken und Entblößen, kaltes Bad
- Langsame Bewegung

▶▶ Leuchtendrote Verfärbung des entzündeten Gebietes ohne wesentliche Schwellung; Schmerz heftig, klopfend, pochend, scharf scheidend; im Fieber oft ruhelose Benommenheit mit Zuckungen; heißer Kopf mit gleichzeitig kalten Extremitäten; eventuell heißer Schweiß; schlimmer durch Licht, Lärm, Erschütterung; Juckreiz ist nicht typisch.

Phosphorus

▶▶ Brennender Schmerzcharakter; hellrote Farbe; manchmal Schwellung um die Augen; besser durch kaltes Wasser beziehungsweise kalte Anwendungen.

▶◀ Großer Durst! Eher ängstliche Ruhelosigkeit, möchte nicht allein sein; kann nicht auf der linken Seite liegen; besser durch Reiben, Massieren und Zuwendung.

Sulfur

▶▶ Hitze und Brennen; leuchtende Röte des betroffenen Gebietes; Juckreiz kann bei Hauterscheinungen sehr ausgeprägt sein; deckt sich ab.

▶◀ Schwellung nicht typisch; oft übel riechender und reichlicher Schweiß; trinkt viel und isst wenig; Nase und Lippen rot; faulig riechendes Aufstoßen.

Pulsatilla

▶▶ Durstlosigkeit! Schlimmer durch Wärme, warmes Zimmer, warme Anwendungen; besser durch Kälte, Abdecken, Entblößen; besser durch sanfte Bewegung.

▶◀ Eigentlich nicht mit Apis zu verwechseln: veränderliche und wechselhafte Beschwerden; reichliche milde, gelbe Schleimhautabsonderungen; Abneigung gegen fettes Essen; Husten mit dem Bedürfnis zum Aufsetzen; in der akuten Krankheit auch fröstelig mit gleichzeitiger Abneigung gegen warme Raumluft.

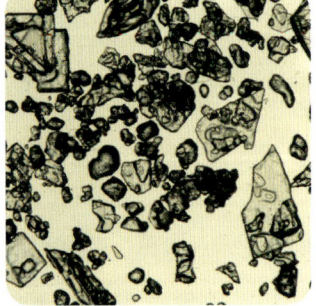

ARGENTUM NITRICUM SILBERNITRAT

Silbernitrat bildet als Lösungsprodukt von Silber in Salpetersäure farblose Kristalle; in Stangenform ist es auch als Höllenstein zum Ätzen bekannt. Silbernitrat kann zu lang anhaltenden Vergiftungen führen mit Symptomen wie Speichelfluss, Magenschleimhautentzündung, Eiweißausscheidung im Urin, Ohrensausen, Benommenheit und Gedächtnisschwäche.

EINSATZBEREICH

Argentum nitricum kommt in Frage, wenn die geordnete Funktion des Nervensystems im Sinne einer Überreizung gestört ist, was zu Koordinationsstörungen, Zittrigkeit, Nervosität, aber auch zu Schwindel oder funktionellen Störungen im Bereich der Verdauungsorgane (zum

Beispiel als Luftaufstoßen, lautes Rülpsen oder nervöser Durchfall) führen kann. Oft gehört auch eine ausgeprägte Tendenz zu Blähungen und Auftreibungen des Bauches zum Bild dieser Arznei. Bei Bindehautentzündungen ist die Arznei manchmal eine Alternative zu Pulsatilla. Sehr oft kommt Argentum nitricum als Mittel gegen Lampenfieber und Prüfungsangst zum Einsatz.

LEITSYMPTOME

- Heftige, stechende, splitterartige Schmerzen, oft blitzartig
- Kopfschmerzen mit dem Gefühl der Vergrößerung und Zittrigkeit
- Rötung und Schwellung der Bindehaut mit eitriger Absonderung
- Halsentzündung mit splitterartigem Schmerz
- Schmerzhafte Auftreibung des Bauches, reichliche Gasbildung
- Lautes, explosives Aufstoßen
- Starkes Verlangen nach Süßem und Zucker
- Geräuschvoller Durchfall mit wässrigem, zum Teil grünschleimigem Stuhl
- Heiserkeit
- Husten durch Lachen
- Verlangen nach frischer Luft
- Warmblütig, sucht eher die Kühle
- Meist nervös, eilig, impulsiv

VERGLEICHBARE MITTEL

Lycopodium

 Geblähter Bauch; Verlangen nach Süßem; Durchfall bei Aufregungen; Verlangen nach frischer Luft; Lampenfieber; schlimmer durch Wärme (obwohl eher fröstelig; trotzdem Verlangen nach warmem Essen und Trinken).

Meist rechtsseitige Symptomatik; Verlangen nach Warmem; Halsschmerzen werden besser durch warme Getränke.

Gelsemium

Durchfall bei Aufregung oder Lampenfieber; Zittrigkeit, im Gegensatz zu Argentum nitricum aber nicht aus Nervosität, sondern eher aus Entkräftung; schlimmer durch Wärme oder Sommerhitze.

Beschwerden häufiger rechtsseitig; bei fieberhaften Erkrankungen meist durstlos und benommen bis apathisch.

Pulsatilla

Schlimmer durch Wärme; Besserung im Kühlen beziehungsweise an der frischen Luft; Bindehautentzündung mit gelblich verklebten Augen.

Passt besser für emotional milde und nachgiebige Kranke mit auffallender Weinerlichkeit; starke Veränderlichkeit der Symptome wie auch der emotionalen Stimmungslage; fast immer komplett durstlos.

- Wärme in jeder Form; warmer Raum
- Süßigkeiten (obwohl Verlangen danach besteht)
- Linke Seite
- Liegen auf der rechten Seite
- Erwartungsangst

- Kälte
- Frische Luft
- Aufstoßen
- Fester Druck von außen

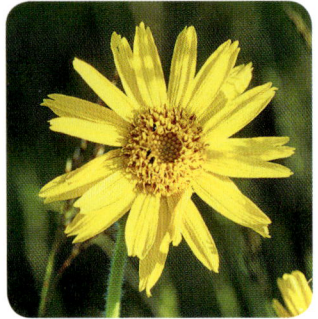

- Kälte (aber Kühlung der verletzten Teile bringt Erleichterung)
- Bewegung
- Berührung

- Liegen

ARNICA BERGWOHLVERLEIH

Arnica montana, der Bergwohlverleih auch Wundkraut oder Kraftwurz genannt, gehört zur Familie der Korbblütler und wächst vor allem in den Alpen, im Erzgebirge und im Bayerischen Wald. Zur Herstellung des Arzneimittels wird der getrocknete Wurzelstock verwendet. Er ist in der Volksmedizin schon seit dem Mittelalter als Wundheilpflanze bekannt, daher stammen Beinamen wie Wundkraut, Fallkraut oder Stichkraut.

EINSATZBEREICHE
Arnica gilt als das Wundheilmittel schlechthin. Es wird bei stumpfen Gewebeverletzungen (durch Schlag oder Prellung), insbesondere mit Schwellung und Bluterguss, aber auch bei Zerrungen, Verstauchungen, Frakturen, Quetschungen, Kopfverletzungen und Gehirnerschütterung sowie beim Verletzungsschock angewandt. Auch nach Operationen und zahnärztlichen Eingriffen, wenn es zu Nachblutung, Schwellung und Schmerzen kommt, ist es bewährt.

LEITSYMPTOME
- Starker Schmerz, Zerschlagenheitsgefühl, Wundheitsgefühl
- Entzündung
- Bluterguss
- Folge von Überanstrengung
- Abgeschlagenheit des Körpers, alle Glieder tun weh
- Gefühl, das Bett sei zu hart
- Patient sagt, er wäre gesund obwohl er krank ist (sagt, es gehe ihm gut, ihm fehle nichts)
- Angst vor Annäherung, Berührung (durch Angst vor Schmerzen)
- Hitze des Kopfes mit Kälte des Körpers
- Frösteln

VERGLEICHBARE MITTEL
Bei Verletzungen spielen generell pflanzliche Arzneimittel, insbesondere aber die Korbblütler (zum Beispiel Bellis perennis, Calendula, Chamomilla), eine große Rolle.

Bellis perennis
- *Wichtiges »Verletzungsmittel«.*
- *Kommt vor allem bei Verletzungen der Weichteile der Bauch- und Beckenorgane sowie von Drüsengewebe in Frage.*

Calendula

▶▶ *Wichtiges »Verletzungsmittel«.*

▶◀ Kommt vor allem bei nässenden, verschmutzten und eiternden Wunden (Schürf-, Riss-, Platz-, Schnittwunden) in Frage.

Chamomilla

▶▶ *Wichtiges »Verletzungsmittel«.*

▶◀ Hat eine ausgeprägte Überempfindlichkeit gegen Schmerzen und eine große Reizbarkeit.

Bryonia

▶▶ *Wichtiges »Verletzungsmittel«.*

▶◀ *Verletzungen von Gelenken, Bändern, Sehnen, Muskeln; stechende, brennende Schmerzen; schlimmer durch (geringste) Bewegung; Durst auf große Mengen kalten Wassers.*

Hypericum

▶▶ *Wichtiges »Verletzungsmittel«.*

▶◀ *Verletzungen von Nervengewebe; unerträgliche schießende, stechende Schmerzen; Schmerz strahlt entlang des Nervs in die Peripherie aus.*

Ledum

▶▶ *Wichtiges »Verletzungsmittel«.*

▶◀ *Verletzungen von Muskeln, Sehnen, Bändern, Gelenken; Stichwunden, Insektenstiche, Bisse; schlecht heilende, infizierte Wunden; Kälte der verletzten Stelle; Kälte bessert; starker Juckreiz; Schmerz strahlt in die Tiefe des Gewebes.*

Rhus toxicodendron

▶▶ *Wichtiges »Verletzungsmittel«.*

▶◀ *Verletzungen von Gelenken, Bändern, Sehnen, Muskeln; Stauchungen, Zerrungen; schlimmer bei Ruhe (und Beginn der Bewegung), besser durch (fortgesetzte) Bewegung und Wärme.*

Ruta

▶▶ *Wichtiges »Verletzungsmittel«.*

▶◀ *(Schlag-)Verletzungen der Knochen und Knochenhaut.*

Staphisagria

▶▶ *Wichtiges »Verletzungsmittel«.*

▶◀ Stich- und Schnittverletzungen durch scharfe, schneidende Gegenstände, operative Eingriffe; brennende, stechende, schneidende Schmerzen; starke Berührungsempfindlichkeit.

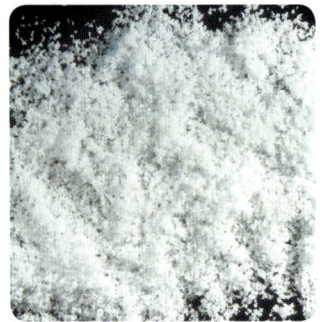

- Kälte, nasse Kälte
- Anstrengung

- Wärme, Hitze (aber der Kopf soll kühl sein)
- Einhüllen des Körpers
- Liegen

....

ARSENICUM ALBUM WEISSES ARSENIK

....

Arsenicum album oder weißes Arsenik, chemisch As_2O_3 (arsenige Säure), ist als klassisches Gift bekannt. Die »Arsenikesser« nehmen es aber zur Stärkung des Organismus regelmäßig in niedrigen Dosen zu sich. Es ist chemisch sehr eng mit dem Phosphor verwandt, was sich auch in Ähnlichkeiten im Arzneimittelbild zeigt.

EINSATZBEREICHE

Die Arznei findet häufig bei folgenden Krankheitsbildern Anwendung: Brechdurchfall (infektiöse Gastroenteritis, Reisedurchfall, Lebensmittelvergiftung), fieberhafte Infekte, Angstzustände und Panikattacken. Auch bei schweren Verbrennungen ist Arsenicum album ein wichtiges Arzneimittel.

LEITSYMPTOME

- Angst, will nicht allein gelassen werden (Angst um die Gesundheit, vor dem Tod, vor dem Alleinsein, vor Einbrechern, panikartige Zustände)
- Ruhelosigkeit, Bewegungsdrang (»treibt ihn von einem Ort zum anderen«)
- Schwäche, Erschöpfung, Müdigkeit
- Eiseskälte, sehr verfroren
- Nächtliche Verschlimmerung, typischerweise 24 bis 2 Uhr
- Wässrige Durchfälle
- Kaum stillbares Erbrechen
- Dünnflüssige, übelriechende, wundmachende Absonderungen
- Brennende Schmerzen
- Großer Durst, trinkt häufig kleine Mengen
- Typischerweise rechtsseitige Beschwerden

VERGLEICHBARE MITTEL

....

Phosphor

....

▶▶ *Angst; Schwäche; brennende Schmerzen; Durst auf große Mengen; Brechdurchfall mit Erbrechen nach Trinken geringster Mengen.*

▶◧ *Besserung durch und Verlangen nach kalten Getränken und Speisen; die Getränke werden nicht unmittelbar nach dem Trinken, sondern erst nach dem Warmwerden im Magen erbrochen; Besserung von Kopf- und Magenschmerzen durch Kälte; Verschlimmerung in Linksseitenlage; ausgeprägte Geruchsempfindlichkeit.*

Veratrum album

▶▶ Kälte; Schwäche, häufig durch Verlust von Körperflüssigkeiten, wie Durchfall, Erbrechen, starkes Schwitzen oder Blutungen verursacht; großer Durst.

▶◀ Brechdurchfälle sind massiv mit übermäßigen Entleerungen; ausgeprägte Blässe oder bläuliche Hautverfärbung; kalter Schweiß, vor allem auf der Stirn; Durst auf eiskalte Getränke; Verlangen nach Salzigem; die Schwäche kann zu Kreislaufkollaps oder Ohnmacht führen; heftige Gemütserregung.

BELLADONNA TOLLKIRSCHE

Atropa belladonna, die Tollkirsche, gehört zu den Nachtschattengewächsen und wächst weit verbreitet auf Waldlichtungen und an Waldrändern. Sie ist eine Giftpflanze und verursacht Euphorie, rauschartige Zustände und Halluzinationen, was ihr Namen wie »Hexenbeere« oder »Schlafapfel« beschert hat. Zur Arzneimittelherstellung wird die frische Pflanze bei beginnender Blüte verwendet. Die wörtliche Übersetzung »schöne Frau« rührt von der Wirkung des Atropins her: Im Mittelalter war bei Frauen die Einnahme geringer Mengen der Tollkirsche zur Vergrößerung der Pupillen – obgleich nicht ungefährlich – weit verbreitet.

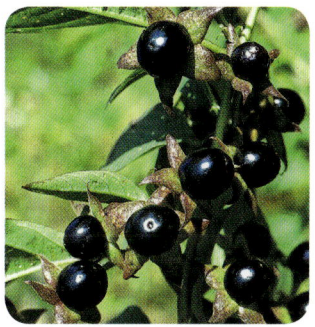

EINSATZBEREICHE
Belladonna ist eines der wichtigsten »Entzündungsmittel«. Fieber, Mittelohr-, Brustdrüsen- und Halsentzündung, Sonnenstich/Hitzschlag, Sonnenbrand, Kopfschmerzen und andere Erkrankungen können erfolgreich behandelt werden, wenn die typischen Entzündungszeichen – Hitze, Rötung, Schwellung, Schmerz – deutlich ausgeprägt sind und der Beginn plötzlich und der Verlauf heftig ist.

- Kälte
- Luftzug
- Bewegung
- Erschütterung
- Druck
- Licht

- Wärme
- Ruhe

LEITSYMPTOME
- Heftige Beschwerden
- Plötzlicher Beginn und plötzliches Ende
- Überempfindlichkeit der Sinne, leichtes Erschrecken
- Ängstliches Delirium mit Fantasien, Halluzinationen (sieht Gestalten, Gesichter, Gespenster, wilde Tiere, Feuer, schreckliche Dinge)
- Tobsuchtsanfälle mit Beißen, Kratzen
- Blutandrang, Röt ung, Hitze, Schwellung

- Hohes Fieber, mit leicht feuchter Haut, leichtes Schwitzen
- Roter, heißer Kopf und kalte Extremitäten
- Starke, pochende Schmerzen
- Harter, schneller Puls
- Erweiterte Pupillen, glänzende Augen
- Überstreckung des Kopfes nach hinten
- Rechtsseitige Beschwerden
- Typische Verschlimmerungszeiten: 15 und 23 Uhr

VERGLEICHBARE MITTEL

Aconitum

- Plötzliche, heftige Beschwerden; akuter Zustand; Entzündung mit Rötung und Hitze.
- Heiße Hände und kalte Füße; Gesichtsröte, die beim Aufsetzen in Blässe übergeht; trockene Hitze; Angst und Ruhelosigkeit mit Herzrasen; Verschlimmerungszeit typischerweise um Mitternacht und danach.

Apis

- Wichtiges »Entzündungsmittel«; Rechtsseitigkeit der Beschwerden.
- Bei jeglicher Entzündung steht die ausgeprägte »wassersackartige« Schwellung mit blassroter Verfärbung im Vordergrund; Schreien vor Schmerzen; Durstlosigkeit (bei Fieber); Verschlimmerung durch Wärme; Ruhelosigkeit.

Bryonia

- Wichtiges »Entzündungs- und Fiebermittel«. Starke Schmerzen. Verschlimmerung durch Hitze.
- Langsame Prozesse. Verschlimmerung durch geringste Bewegung. Besserung durch (festen) Druck.

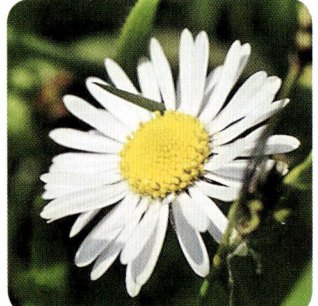

BELLIS PERENNIS GÄNSEBLÜMCHEN

Das Gänseblümchen (Maßliebchen, Tausendschön, Tag-Auge, englisch: Daisy) heißt auch Wundwurz, was auf seine volksmedizinische Anwendung hinweist. Es wächst in ganz Europa als Wiesenblume und dreht seine Blüte den ganzen Tag zur Sonne. Auch wenn es getreten wird, richtet es sich bald wieder auf und strahlt. Zur Herstellung des Arzneimittels wird die blühende Pflanze ohne Wurzel verwendet.

EINSATZBEREICH

Verletzungen der Weichteile (Muskulatur, Brustdrüse, Bauch- und Beckenorgane) mit der Folge einer Verhärtung, besonders auch Zerrungen oder wiederholte gleichartige Verletzungen. Gerade auch in der Geburtshilfe (Verletzungen der Gebärmutter) hat es sich bewährt.

LEITSYMPTOME

- Wunder Schmerz, wie zerschlagen
- Gefühl wie ein Zusammenziehen im verletzten Bereich
- Bauchdeckenschmerz in der Schwangerschaft
- Gefühl als ob die Gebärmutter herausgedrückt wird
- Nach Verletzungen bleibende Knoten und Verhärtungen
- Muskelkater, will massiert werden oder sich bewegen, obwohl es schmerzt
- Zusammenschnürungsgefühl am Handgelenk, wie von einem elastischen Band
- Schmerz an der Vorderseite der Oberschenkel herabziehend

- Durch körperliche Überanstrengung
- Kaltes und heißes Baden
- Verkühlung nach Erhitzung
- Kalter Wind
- Fette Speisen und Eiscreme

- Durch Reiben
- Massage
- Fortgesetzte Bewegung

VERGLEICHBARE MITTEL

Arnica

- Folgen von Prellungen und anderen Verletzungen mit Bluterguss und Verhärtung.
- Will nicht angefasst oder gar massiert werden; auch Bewegung bessert nicht; die Angst vor weiteren Verletzungen ist groß.

Calendula

- Zerrungen der Muskulatur.
- Wird vor allem bei Zerreißungen im Gewebe (Muskelfaserrisse) eingesetzt.

Rhus toxicodendron

- Verletzungen durch Überanstrengung; Besserung durch fortgesetzte Bewegung.
- Große Unruhe; keine Verhärtungen der verletzten Region.

Ruta

- Zerrungen und Verstauchungen.
- Anwendung vor allem bei Verletzungen der Knochenhaut und Sehnen, nicht der Weichteile; keine Besserung durch fortgesetzte Bewegung.

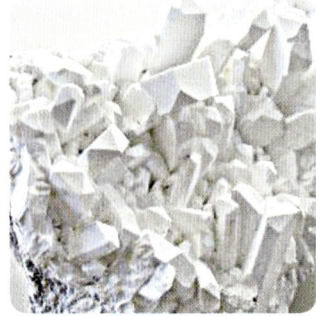

- Bei Abwärtsbewegung, Herabgehen
- Umdrehen im Bett
- Zahnen
- Durch plötzliche (auch leise) Geräusche
- Bei Kälte, nasskaltem Wetter
- Durch Wein und Früchte
- Um 10 Uhr

- Am Meer
- Nach Stuhlgang
- Nach 23 Uhr

BORAX NATRIUMTETRABORAT

Natriumtetraborat kommt in der Natur im Sediment versiegter Meere vor, zum Beispiel in Tibet, in der Mongolei und in Kalifornien. Die transparenten Kristalle blühen an trockener Luft zu weißem Pulver aus. Sie werden in der Industrie zum Löten, Emaillieren und Glasieren (in feuerfestem Glas, als Flammenschutz) und als Desinfektionsmittel sowie in Wasch- und Hautpflegemitteln verwendet.

EINSATZBEREICH

Mundschleimhautentzündungen, Aphthen, Mundfäule, Magenschleimhautreizungen, Reisekrankheit, Schwindel bei Abwärtsbewegungen, Schreckhaftigkeit bei Säuglingen und Kleinkindern.

LEITSYMPTOME

- Schreckhaft durch plötzliche Geräusche, selbst wenn sie leise sind
- Schwindel bei Abwärtsbewegung (Treppen, Schaukel, Aufzug usw.)
- Angst des Kindes beim Ablegen ins Bett
- Ängstliches Aufschreien aus dem Schlaf
- In den Augen Gefühl von Fremdkörper, durch Reiben besser
- Verlangen nach sauren Getränken und Milch
- Blutende Mundschleimhautbläschen (Aphthen)
- Geschmack fade oder bitter
- Mittags kein Appetit
- Zusammenziehende Schmerzen in der linken Brustdrüse, wenn das Kind an der rechten trinkt
- Kleine Verletzungen eitern lange

VERGLEICHBARE MITTEL

Belladonna

- ▶▶ *Schreckhaftigkeit und Angst von Säuglingen und Kindern, besonders in der Zahnungsperiode; Aufschreien im Schlaf.*
- ▶◀ *Meist hohes Fieber; immer starke Rötung und klopfender Schmerz an der entzündeten Stelle.*

Lac caninum

- ▶▶ *Blutende Aphthen; Schmerzen in der Brustdrüse beim Stillen; Schwindel und Unsicherheit beim Auftreten; nächtliches Schreien.*
- ▶◀ *Häufiger Seitenwechsel; glänzende Farbe der entzündeten Stellen; Vergesslichkeit und Wutanfall.*

Mercurius solubilis

▶▶ *Aphthen; nächtliche Unruhe; eitrige Wunden.*

▶◀ *Keine ausgeprägten Schwindelsymptome; nächtliche Verschlimmerung (tagsüber besser); Geschmack metallisch.*

BRYONIA (ALBA) WEISSE ZAUNRÜBE

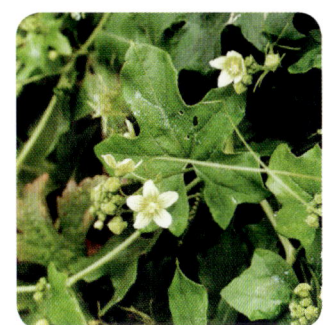

Die weiße Zaunrübe ist eine Kletterpflanze mit großer, wasserspeichernder Wurzel. Sie gehört zu den Kürbisgewächsen. Die Signatur der Pflanze hilft uns, einige wesentliche Aspekte des Arzneimittelbildes zu erinnern: Zum Klettern braucht die Pflanze materiellen Halt; die Wurzel verlangt nach viel Wasser (Durst), das sie aber unterirdisch speichert (Sparsamkeit bis zum Geiz). Der Zusammenhang mit dem Wasserbedarf schlägt die gedankliche Brücke zur Trockenheit (einem wesentlichen Phänomen im Bild von Bryonia). Das lateinische Wort *humor* bedeutet Feuchtigkeit; wenn diese »Feuchtigkeit« im Leben fehlt, resultiert ein »humorloser« Mensch, und zum Bild von Bryonia gehören in der Tat Ärgerlichkeit sowie Gereiztheit im Umgang mit der Umwelt.

EINSATZBEREICH

Bryonia wirkt in erster Linie auf alle »inneren Häute« des Menschen, also auf die Hirnhaut (Kopfschmerzen bei Fieber), das Rippenfell (Schmerz beim Husten und tieferen Atmen), Bauchfell (Bauchschmerzen bei Entzündungen in diesem Bereich), Gelenkinnenhaut (Schmerzen der entzündeten Gelenke bei jeder Bewegung). Die Schleimhäute sind ebenfalls betroffen und ausgesprochen trocken. Meist entstehen die schmerzhaften Beschwerden durch Entzündungen der entsprechenden Gewebsregion. Die Schmerzen können sich auf den Kopf und den gesamten Bewegungsapparat erstrecken.

LEITSYMPTOME

▪ Heftige, helle, stechende, berstende oder reißende Schmerzen
▪ Schmerzen werden schlimmer durch die geringste Bewegung
▪ Patient möchte den schmerzhaften Bereich absolut ruhig halten (zum Beispiel nur flach atmen)

- Geringste Bewegung, Anstrengung, Bücken, Aufrichten, Husten, tiefes Atmen
- Warmer Raum, äußere Hitze
- Berührung (körperlich und emotional!)
- Nach dem Essen
- Oft rechte Seite stärker betroffen
- Ärger und Aufregung

- Druck von außen, Liegen auf der schmerzhaften Region bzw. Seite.
- Kühle Luft, kalte lokale Anwendung
- Kalte Getränke (außer bei Magenschmerzen)
- Durch und nach Schwitzen
- Ruhe

- Haut und sämtliche Schleimhäute sind trocken (Mund, Lippen, Schlund etc.)
- Großer Durst auf große Mengen kalter Getränke
- Berstende Kopfschmerzen bei der geringsten Bewegung und beim Husten
- Bitterer Mundgeschmack
- Gefühl wie ein Stein im Magen nach dem Essen
- Verstopfung mit trockenen, harten und großen Stühlen
- Stechender Schmerz in der Brust beim Husten; hält sich die Brust beim Husten
- Die weibliche Brust kann entzündet, heiß, hart und erschütterungsempfindlich sein
- In der Krankheit auffallend gereizt, will seine Ruhe haben
- Schmerzhafte Gelenke, heiß, rot und geschwollen sowie bewegungsempfindlich

VERGLEICHBARE MITTEL

Apis

▶▶ *Bezug zu inneren Häuten; stechende Schmerzen; schlimmer bei Berührung, schlimmer durch Wärme; besser durch Kühlung; die rechte Seite ist häufiger betroffen.*

▶◀ *Durstlosigkeit! Schmerzen oft auch brennend; meist rascherer Beginn der Beschwerden; auffallend blasse Schwellungen; nervöse Unruhe; Kind schreit oft plötzlich auf.*

Phosphorus

▶▶ *Bezug zu Haut und Schleimhäuten, Lunge, Herz und Kreislauf sowie Nervensystem; Entzündungszustände mit zunehmender Schwäche und großem Durst auf große Mengen kalter Getränke, aber ohne die für Bryonia typische große Trockenheit.*

▶◀ *Schmerzen eher brennend; Neigung zu Blutungen (zum Beispiel Nasenbluten als Begleitphänomen); die kalten Getränke werden manchmal rasch wieder erbrochen; Neigung zu Heiserkeit bei Erkältungen; oft eher die linke Seite betroffen (zum Beispiel Lunge!) oder schlimmer in Linksseitenlage; eher Verlangen nach Zuwendung und Nähe! Ängstlichkeit und ängstliche Unruhe.*

Rhus toxicodendron

▶▶ *Schmerzen des Bewegungsapparates, aber mit völlig anderen Modalitäten! Trockener Husten; Schwellungsneigung im Gesicht (ähnlich Apis!); stechende Halsschmerzen beim Schlucken; durstig, verlangt kalte Milch.*

▶◀ *Schmerzcharakter eher ziehend, reißend »rheumatisch«; schlimmer durch Ruhe (zum Beispiel nachts im Liegen) und besser durch fortgesetzte Bewegung; motorisch unruhig; schlimmer durch Kälte, besonders feuchte Kälte; oft Steifigkeitsgefühl als Begleitphänomen.*

CALCIUM CARBONICUM*
AUSTERNSCHALENKALK

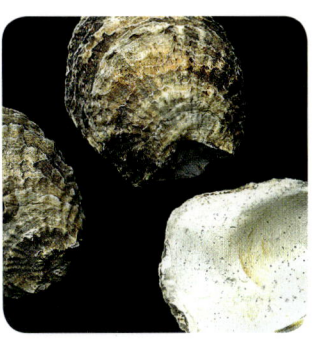

Die Arznei wird aus den inneren, schneeweißen Teilen der zerbrochenen Austernschale hergestellt. Im Gegensatz zu Hahnemanns ursprünglicher Annahme handelt es sich nicht um reinen Kalk, sondern um ein Gemisch, dem unter anderem auch Mangan angehört.

EINSATZBEREICHE

Calcium carbonicum ist eines der großen und wichtigen Mittel der Homöopathie (Polychreste = griechisch: »Vielkönner«) und wird zumeist nach ausführlicher homöopathischer Anamnese unter Berücksichtigung konstitutioneller Aspekte verordnet. Trotzdem kann die Arznei bei bestimmten Beschwerden auch von Laien eingesetzt werden, wobei aber auch in diesen Fällen immer konstitutionelle Merkmale des Patienten Berücksichtigung finden werden. Dies gilt zum Beispiel bei Infektionen und allgemeiner Erkältungsanfälligkeit sowie Rückenschmerzen bei anlagebedingten Veränderungen der Wirbelsäule.

LEITSYMPTOME

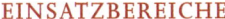

- Allgemeine Mattigkeit, rasche Ermüdbarkeit, Mangel an Spannkraft
- Chronische Schleimhautkatarrhe, oft mit Polypenbildung und vergrößerten Rachenmandeln
- Kälteempfindlichkeit
- Schwitzen am Kopf, an Händen und Füßen, im Bereich der Brust
- Schweiß riecht säuerlich
- Entwicklung des Skelettsystems gestört (zum Beispiel Wirbelsäulenverkrümmung)
- Alle Entwicklungsschritte eher langsam beziehungsweise spät (Zahnung, Laufenlernen)
- Grundängstlichkeit, vorsichtig

- Kälte
- Nasskalte Witterung
- Wetterwechsel
- Körperliche und geistige Anstrengung
- Milchgenuss

- Keine ausgeprägten Modalitäten (doch: leichte Bewegung ohne Anstrengung, trockenes Wetter, gutes Frühstück)

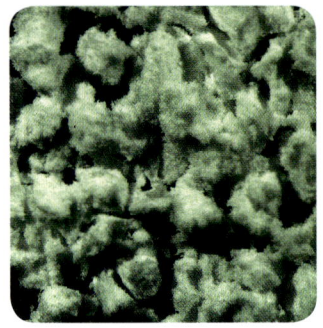

- Wetterwechsel
- Nasskaltes Wetter
- Zeit der Schneeschmelze
- Jede körperliche oder geistige Anstrengung

- Essen
- Trockene Wärme
- Hinlegen und körperliche Ruhe

CALCIUM PHOSPHORICUM*
CALCIUMPHOSPHAT

Der phosphorsaure Kalk stellt den mit Abstand größten Teil des Calciumbestandes unseres Skelettsystems dar. Zur Herstellung der homöopathischen Arznei muss die Verbindung aus Calcium und Phosphorsäure chemisch synthetisiert werden.

EINSATZBEREICH
Ähnlich wie Calcium carbonicum ist auch diese Arznei ein sehr tief wirkendes Mittel, das meist im Rahmen einer ausführlichen homöopathischen Anamnese als passendes Konstitutionsmittel verordnet wird. Der Wirkbereich von Calcium phosphoricum liegt schwerpunktmäßig im Bereich der Knochen und Gelenke. Wir erwähnen die Arznei im Rahmen der homöopathischen Hausapotheke deshalb, weil der Einsatz im Rahmen einer Selbstbehandlung in Einzelfällen sehr wirkungsvoll sein kann.

LEITSYMPTOME
- Gedeihstörungen bei Kindern beziehungsweise Abmagerung
- Schwache oder fehlerhafte Knochenbildung (zum Beispiel Wirbelsäulenverkrümmung)
- Späte Zahnung
- Verbesserung der Heilung von Knochenbrüchen
- Verlangen nach Salzigem, Geräuchertem (zum Beispiel Schinken und Speck)
- Empfindlichkeit auf feuchtkalte Witterung

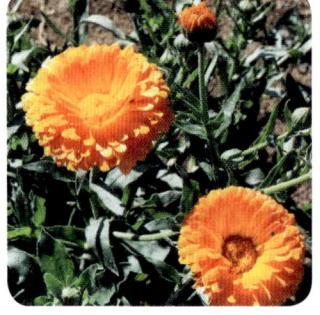

CALENDULA RINGELBLUME

Die Ringelblume, Studentenblume oder Goldblume ist ein Korbblütler wie Arnica und Bellis perennis und ebenso ein wichtiges Verletzungsmittel in der Volksmedizin wie der Homöopathie. Die einjährige Blume fällt auf durch ihre Größe, die filzig behaarten Stängel und die leuchtend gelben oder orangeroten Blüten. Traditionell werden die Blüten für Umschläge bei Verletzungen und Geschwüren verwendet.

EINSATZBEREICH

Riss-, Schnitt-, Schürf- und Quetschwunden; Kopfhautverletzungen, nach dem Ziehen von Zähnen, wenn das Zahnfleisch verletzt ist. Eiternde Wunden, Furunkel und Muskelfaserrisse.

LEITSYMPTOME

- Hautverletzungen mit zerrissenem, zerfetztem Gewebe
- Stark schmerzhafte Haut- und Fleischwunden
- Muskelfaserriss
- Druck- und Schweregefühl im Hinterkopf
- Trockenheit und Brennen der Lidränder wie von Rauch
- Bitter-schleimiger Geschmack (aber nicht beim Essen)
- Lymphdrüsen schmerzhaft bei Berührung und Bewegung (Hals, Achseln)
- Bohren und Wühlen tief in der Nabelgegend
- In Händen und Füßen ein Drücken, Ziehen und Spannen
- Schläfrigkeit mit übler Laune
- Nachts sehr unruhig, keine Lage ist recht
- Kältegefühl und Schaudern, mit Gänsehaut und äußerer Wärme
- Empfindlichkeit gegen kalte Luft
- Fieber mit häufigem Durst und Frösteln, besonders nach jedem Trinken
- Nach dem Essen Hitzegefühl an Gesicht, Händen und Füßen

VERGLEICHBARE MITTEL

Arnica

- ▶▶ *Überempfindlichkeit und Reizbarkeit nach Verletzungen.*
- ▶◀ *Eher angewendet bei stumpfen Verletzungen.*

Hypericum

- ▶▶ *Schmerzhafte Quetschwunden mit Reizbarkeit und Neigung zum Auffahren.*
- ▶◀ *Eher angewendet, wenn Nerven verletzt sind.*

Staphisagria

- ▶▶ *Hautverletzungen durch Schnitte und Stiche mit schlechter Heilungstendenz.*
- ▶◀ *Die Wunden sind meist glatt, selten zerrissen; die Stimmung ist meist gefasst.*

Hepar sulfuris

- ▶▶ *eiternde Verletzungen; Kälteempfindlichkeit und schlechte Laune.*
- ▶◀ *Anwendung bei allen Formen von Eiterungen; kein spezielles Verletzungsmittel.*

- Feuchtes, wolkiges Wetter
- Kalte Luft
- Trinken

- Langsam herumgehen oder ruhig liegen

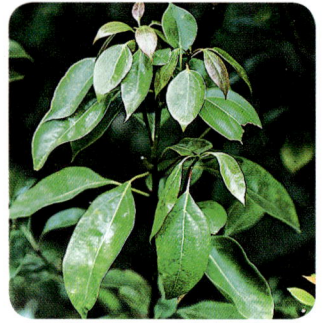

CAMPHORA* KAMPFER

Camphora wird aus dem zerkleinerten Holz eines vor allem in Ostindien und Japan beheimateten Baumes durch Wasserdampfdestillation gewonnen. Achtung! Kampfer ist in seiner reinen Form in der Lage, die Wirkung nahezu aller homöopathischen Arzneien vollständig aufzuheben! Daher sollten während einer homöopathischen Behandlung alle Fertigarzneien streng gemieden werden, die reinen Kampfer enthalten! Trotzdem kann Camphora in einzelnen Akutfällen in homöopathischer Zubereitung hilfreich sein.

EINSATZBEREICH

Der Hauptangriffspunkt des Kampfers liegt im zentralen Nervensystem und dort besonders in der Region, die für die vegetative Steuerung der Blutgefäße zuständig ist. Damit ist Camphora in erster Linie ein Mittel bei Zuständen von drohendem Kreislaufkollaps.

LEITSYMPTOME

- Kälte
- Kalte Luft
- Zugluft

- Wenn Schweiß auftritt

- Der Kranke fühlt sich eiskalt, lehnt aber trotzdem jede Bedeckung und Wärmezufuhr ab
- Gleichzeitig Gefühl der innerlichen Hitze
- Plötzliche Kollapsneigung
- Trockene Haut ohne wesentliche Schweißneigung

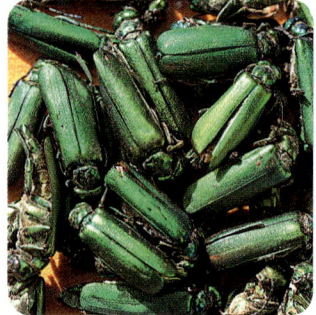

CANTHARIS SPANISCHE FLIEGE

Cantharis beziehungsweise Lytta vesicatoria, die spanische Fliege, gehört zur Familie der Ölkäfer und lebt vorzugsweise in Südeuropa und im afrikanischen Mittelmeergebiet. Der Käfer sondert bei Bedrohung ein giftiges, stark hautreizendes Sekret ab, welches Cantharidin enthält. Dieses wurde schon seit Hippokrates als blasenziehendes »Ableitungs- und Entgiftungsmittel« angewandt und ist als Inhaltsstoff des Cantharidenpflasters bekannt. Auch als Potenzmittel ist die spanische Fliege berühmt. Innerlich eingenommen können schon geringe Mengen zu Nierenversagen und Tod führen. Als Ausgangssubstanz für die homöopathische Anwendung dient der gesamte getrocknete Käfer.

EINSATZBEREICHE

Cantharis hat einen starken Bezug zur Haut und zu den Schleimhäuten. Es wird in erster Linie bei akuten Harnwegsinfektionen eingesetzt. Aber auch bei Verbrennungen, Verbrühungen, Sonnenbrand und Hautausschlägen mit Blasenbildung kommt es häufig zur Anwendung.

LEITSYMPTOME

- Reizung der Haut und Schleimhäute mit heftiger Entzündung, Blasenbildung, Juckreiz
- Starke stechende, brennende, schneidende Schmerzen
- Verkrampfungen im Magen-Darm-Trakt und den ableitenden Harnwegen
- Häufiger, schmerzhafter Harndrang, aber nur tröpfchenweise Harnentleerung
- Blutiger Urin, brennt wie Feuer
- Nervosität, Unruhe, Reizbarkeit

VERGLEICHBARE MITTEL

Arsenicum album
- Schwäche; Ruhelosigkeit; brennende Schmerzen; scharfe, wundmachende Absonderungen.
- Angst; großer Durst; Blasenbildung und blutige Absonderungen untypisch.

Causticum
- Starker Bezug zu Haut und Schleimhäuten; wichtiges »Verbrennungsmittel«; Verschlimmerung durch Kaffee.
- Besserung durch kalte Getränke; Wundheits- beziehungsweise Rohheitsgefühl, als läge das Fleisch bloß; unwillkürlicher Harnabgang beim Husten, Niesen, Lachen; wichtig bei schlecht heilenden oder schlecht vernarbten Wunden.

Staphisagria
- Ausgeprägte Reizbarkeit; starker Bezug zu den Harnorganen; häufiger Harndrang; stechende Schmerzen; Verschlimmerung durch Berührung; Besserung durch Wärme.
- Wichtiges »Verletzungsmittel« bei Stich- und Schnittverletzungen durch scharfe, schneidende Gegenstände und auch nach operativen Eingriffen (OP-Wunde, Blasenspiegelung, Blasenkatheter); Reizblase und Blasenentzündung durch Geschlechtsverkehr; (akute) Beschwerden durch unterdrückten Ärger und eingebildete Kränkungen.

- Berührung mit Wasser
- Wasserlassen
- Trinken, kalte Getränke, Kaffee
- Licht

- Warme Anwendungen
- Ruhe

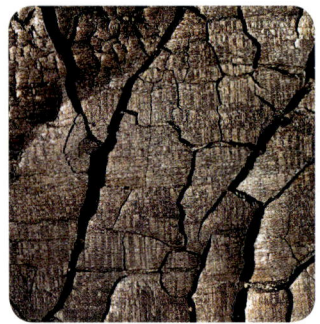

CARBO VEGETABILIS* HOLZKOHLE

Carbo vegetabilis wird aus verkohltem Buchen- oder Birkenholz hergestellt. Die Anwendung zur Bindung von Toxinen und zur Neutralistion übler Gerüche war schon in der Zeit von Hahnemann bekannt. Er selbst hat die erste Arzneimittelprüfung durchgeführt, bei der bereits der große Bezug zu Gasbildung im Bauch deutlich wurde.

EINSATZBEREICH

Im Zentrum der Arzneiwirkung steht der Einsatz bei Kollapszuständen des Kreislaufes mit Kältegefühl und kaltem Schweiß. Außerdem ist an diese Arznei zu denken bei Problemen des Magen-Darm-Traktes, wenn ausgeprägte Blähungen und Gasauftreibungen des Bauches bestehen. Häufiger wird Carbo vegetabilis jedoch bei chronischen Krankheiten aufgrund ausführlicher homöopathischer Anamnese Verwendung finden.

LEITSYMPTOME

- Große Schwäche und Mattigkeit
- Ausgeprägtes Verlangen nach frischer Luft beziehungsweise offenem Fenster
- Eisige Kälte der Haut, der Hände und Füße, der ausgeatmeten Luft
- Kalte Schweiße
- Haut bläulich
- Kollapsneigung!

- Feuchte Wärme
- Nach Flüssigkeitsverlusten
- Zu reichliches Essen

- Aufstoßen
- Kühle frische Luft
- Hochlegen der Beine

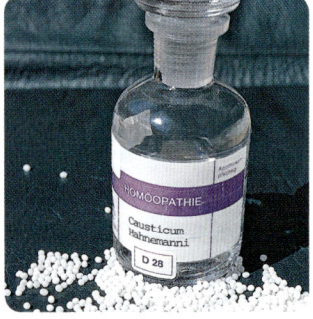

CAUSTICUM ÄTZSTOFF

Hahnemann hat die etwas komplizierte Herstellung dieses »Ätzstoffes« sehr genau beschrieben. Es wird angenommen, dass er die Elemente Calcium und Kalium miteinander verbinden wollte, das Endergebnis wird und wurde immer wieder belächelt. Dies ändert jedoch nichts an der Tatsache, dass der Homöopathie mit Causticum Hahnemanni eine großartige Arznei für viele verschiedene und häufige Krankheiten zur Verfügung steht. Causticum ist eine Lauge.

EINSATZBEREICH

Causticum beeinflusst in großem Umfang den Bewegungsapparat und passt dabei einerseits bei rheumatischen Beschwerden und andererseits zu Schwäche und Lähmung. Im Bereich der Atemwege ist insbesondere der Kehlkopf betroffen mit Heiserkeit und trockenem Husten. Auch die Hautausschläge wie zum Beispiel Ekzeme sind trocken. Das Phänomen der Schwäche bis zur Lähmung ist auch im Bereich der Harnblase zu beobachten in Form von Blasenlähmung oder unwillkürlichem Urinabgang. Oft passt Causticum, wenn der Patient »ausgelaugt« und erschöpft ist – ein Zustand, der unter anderem auch durch lang anhaltenden Kummer oder Sorge um Andere entstehen kann.

LEITSYMPTOME

- Schwäche einzelner Muskeln (Gesichtslähmung, herabhängende Augenlider, Stimmbänder, Blase etc.)
- Spannung in den Muskeln mit dem Gefühl »wie zu kurz«
- Schmerzen werden als wund oder roh, manchmal auch brennend empfunden
- Schmerzlose Heiserkeit und Stimmlosigkeit (Erkältung; Überanstrengung der Stimme)
- Unwillkürlicher Urinabgang beim Husten oder Niesen oder nachts im Schlaf (Kinder)
- Harnverhaltung nach Operationen
- Trockener, wunder Husten, der durch Trinken von Kaltem besser wird
- Ziehende oder reißende, »rheumatische« Gliederschmerzen
- Beschwerden oft von Frösteln begleitet
- Geeignet nach Verbrennungen oder Verbrühungen, wenn noch keine Blasenbildung da ist
- Warzen besonders nahe der Fingernägel
- Mag gerne Geräuchertes und Salz
- Manchmal rechte Seite mehr betroffen
- Neigt zum Weinen
- Ängstlichkeit (dass etwas Schlimmes bevorsteht; in der Dunkelheit)
- Oft Menschen mit starker »sozialer Ader« und großem Mitgefühl

VERGLEICHBARE MITTEL

Phosphorus

- Durstig mit Verlangen nach großen Mengen kalter Getränke; Neigung zu Schwäche und Erschöpfung in der akuten Krankheit; Schmerzen werden als brennend empfunden; Heiserkeit und Stimmverlust; Ängstlichkeit beim Alleinsein und in der Dunkelheit, dabei eher ängstlich um Andere; Mitgefühl.
- Mehr Herz- und Kreislaufsymptome (Herzklopfen, Gesichtsröte); Heiserkeit oft auch schmerzhaft; Blutungsneigung (blaue Flecke, Zahnfleisch- und/oder

- Trockene, kalte Luft
- Zugluft
- Trockenes Sommerwetter
- Vor und während der Menstruation
- Aufregungen und nach Schreck
- Überanstrengung
- Beim Bücken
- Durch Kaffee

- Feuchte Witterung, feuchte Umgebung
- Kalte Getränke
- Morgens 3 bis 4 Uhr oder abends

Nasenbluten); trotz Durst auf Kaltes wird das Getrunkene eventuell bald wieder erbrochen.

Gelsemium

▸▸ Schwäche in der akuten Krankheit (zum Beispiel grippaler Infekt) mit Herab-hängen der Oberlider; Wundheit und Zerschlagenheitsgefühl; schlimmer in der Sommerhitze; Folgen von Schreck; rechtsbetonte Beschwerden.

▸◂ Durstlosigkeit! Schwäche nicht nur einzelner Regionen, sondern des ganzen Kör-pers mit Zittrigkeit; schlimmer bei feuchter Witterung.

Sepia

▸▸ Schwäche und Erschöpfung; schlimmer durch Kälte und kalten Wind; unwillkür-licher Urinabgang beim Husten und Niesen; oft verbunden mit Frösteln; Warzen (Fußsohlen); neigt zum Weinen (aber eher im Stillen).

▸◂ Häufig linksseitige Beschwerden; Verlangen nach Säuerlichem und Essig; schlim-mer bei feuchtkaltem Wetter.

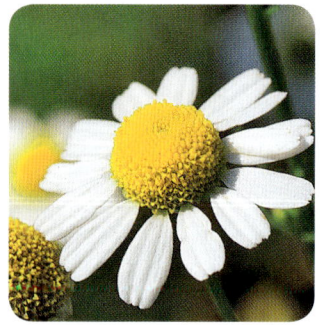

CHAMOMILLA KAMILLE

Die Kamille, Matricaria chamomilla, ist die wohl bekann-teste Heilpflanze Deutschlands und heißt sogar in England German Chamomile. Sie gehört wie Arnica, Bellis perennis, Calendula, Echinacea und viele andere Heilpflanzen für Ent-zündungen und Verletzungen zu den Korbblütlern. Während sie in der Pflanzenmedizin bei Haut- und Schleimhautent-zündungen (Auge, Nase, Mund, Magen) verwendet wird, hat sie in der Homöopathie ein viel breiteres Spektrum.

EINSATZBEREICHE

Zahnungsschmerzen der Kleinkinder, nächtliche Unruhe; Überemp-findlichkeit bei Schmerzen; Mittelohrentzündungen; Menstruations-beschwerden; Durchfall, vor allem beim Zahnen.

LEITSYMPTOME

▪ Auslöser der Beschwerden: Ärger, Zorn, Zahnung
▪ Das Kind möchte herumgetragen werden, dabei schlägt und tritt es
▪ Verlangt, was nicht vorhanden ist, und weist es zurück, wenn es doch angeboten wird
▪ Eine Wange rot und heiß, die andere blass
▪ Will nicht angesehen, angesprochen, angefasst werden

- Fühlt sich schnell gekränkt
- Behauptet, er sei nicht krank und schickt den Arzt weg
- Extrem empfindlich gegen Schmerzen, dabei ungeduldig, will sofort Hilfe
- Schreit durchdringend, schrill
- Eigensinnig, starrköpfig
- Klebriger Schweiß auf Stirn und Kopfhaut
- Erbrechen nach Zorn
- Durchfall bei Zahnung
- Stuhl heiß, sauer, grasgrün, schleimig, wie gehackt, unverdaut, riecht nach faulen Eiern
- Schlaflosigkeit nach Ärger, schläfrig im Sitzen, schlaflos im Liegen
- Ohren empfindlich gegen kalten Wind, stechende Schmerzen
- Schlechter, sauer riechender Atem, bitterer Geschmack, dicker, gelb-weißer Zungenbelag
- Frostig, doch schnell überhitzt, erkältet sich dadurch
- Frieren und Hitzegefühl im Wechsel, heißer Schweiß bei Schmerzen

- Durch Schmerzen
- Durch Ansprechen und Widerspruch
- Durch Kälte
- Zugluft
- Entblößen
- Kaffee und Alkohol
- Um 9 Uhr vormittags und nachts (besonders in der ersten Nachthälfte)

- Durch Wärme, getragen und geschaukelt werden

VERGLEICHBARE MITTEL

Belladonna

▶▶ *Unruhe und Aggressivität bei Schmerzen; Rötung der entzündeten Region.*

▶◀ *Verschlimmerung durch Erschütterung und heftige Bewegung; Auftreten der Beschwerden am Nachmittag.*

Bryonia

▶▶ *Auslöser ist Zorn und Ärger; ist gereizt; hat stechende Schmerzen.*

▶◀ *Will einfach nur seine Ruhe haben und sich nicht bewegen.*

Nux vomica

▶▶ *Schnell verärgert und gereizt, auch aggressiv und ungeduldig; will seine Schmerzen schnell loswerden; Schlaflosigkeit; Verbesserung durch Wärme.*

▶◀ *Neigt eher zu Verstopfung als zu Durchfall; erwartet weniger Hilfe von anderen als von seinen eigenen Schmerzmitteln.*

Pulsatilla

▶▶ *Jammern bei Fieber und Schmerzen.*

▶◀ *Leicht zu trösten; sucht Gesellschaft; bei Zuwendung freundlich.*

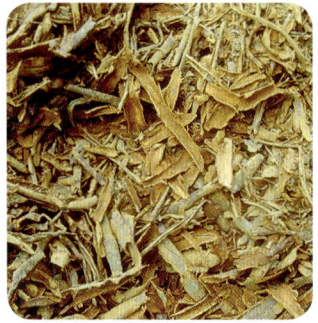

CHINA* ROTER CHINARINDENBAUM

China wird aus der getrockneten Zweigrinde des China-rindenbaumes hergestellt. Die Arznei heißt auch Cinchona succirubra und ist bekannt als das Mittel, mit dem Samuel Hahnemann seinen berühmten Chinarinden-Selbstversuch gemacht und dabei auf das Prinzip der Ähnlichkeit von Krankheitssymptomen einerseits und Wirkeffekten des Mittels beim gesunden Patienten andererseits stieß.

EINSATZBEREICH

China gilt als die herausragende Arznei bei körperlichen Schwäche-zuständen nach größeren Flüssigkeitsverlusten (zum Beispiel nach Durchfällen, Blutverlusten, beim Stillen oder durch starkes Schwitzen). Das Mittel kann aber auch die Blutung selbst zum Stillstand bringen. Das Mittel wirkt auch gegen eine oft gleichzeitig bestehende nervöse Überreizung, die aber aus der bestehenden Schwäche resultiert.

LEITSYMPTOME

- Berührung
- Erschütterung
- Lärm
- Periodisch jeden zweiten Tag
- Kälte und Zugluft
- Nasse Kälte
- Obst und Milch

- Fester Druck
- Wärme lokal
- Warmer Raum

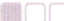

- Erschöpfung nach großen Flüssigkeits- beziehungsweise Blut-verlusten
- Nervöse Überreiztheit
- Schweißausbrüche, oft auch nachts und bei geringster körperlicher Anstrengung
- Beschwerden können periodisch, zum Beispiel jeden Tag zur gleichen Stunde auftreten
- Blähungen mit Aufstoßen, welches aber nicht erleichtert
- Bitterer Mundgeschmack
- Schmerzhafte Kopfhaut
- Berstende Kopfschmerzen

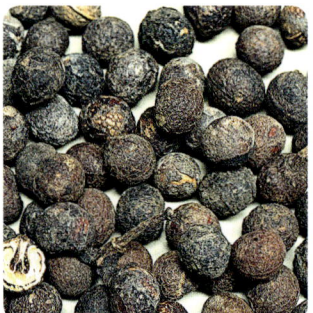

COCCULUS* KOCKELSKÖRNER

Cocculus indicus oder Anamirta cocculus ist ein asiatischer Baum, dessen Früchte, die Kockelskörner, eine betäubende und lähmende Wirkung haben. Diese Früchte wurden schon im Mittelalter verwendet. Sie werden beim Fischfang einge-setzt, weil sie – ins Wasser geworfen – die Fische lähmen, so dass sie mit der Hand herausgeholt werden können. Häufige Anwendung findet dieses Arzneimittel bei Beschwerden auf Reisen und bei Seekrankheit.

EINSATZBEREICH
Schwindel, Übelkeit und Benommenheit, besonders im Fall von Reisekrankheit.

LEITSYMPTOME
- Dumpfes Gefühl im Kopf, langsame Auffassung, auch im Handeln verlangsamt
- Ängstlich um die Gesundheit und vor Unbekanntem
- Schwere im Hinterkopf, muss den Kopf anlehnen
- Schwindel mit Übelkeit und Herzklopfen
- Überempfindlicher Gehör- und Geruchssinn
- Zittern des Unterkiefers, Zähneklappern
- Sprechen erschwert, Zunge wie gelähmt
- Übelkeit schon vom Geruch von Speisen, dabei Zusammenlaufen des Speichels im Mund
- Herzklopfen bei Aufregung und schneller Bewegung
- Zittern, Zucken und Kribbeln in Händen und Beinen

- Bewegung
- Fahren im Wagen oder auf dem Schiff
- Schlafmangel
- Essen

- Sitzen
- Seitenlage
- Im geschlossenen Raum

COLOCYNTHIS KOLOQUINTE

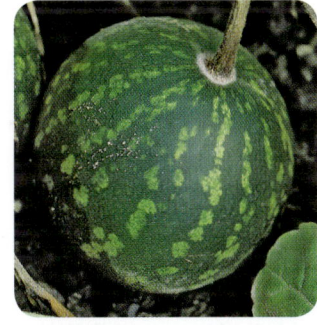

Citrullus colocynthis, die Koloquinte, gehört zur Familie der Kürbisgewächse und wächst in den Wüstengebieten Afrikas, in Indien und im Mittelmeerraum. Sie ist eine ausdauernde, krautige Pflanze mit Wurzelknollen, an der fleischige, grüne, weiße oder gelbe Früchte wachsen. Ihr nächster botanischer Verwandter ist Bryonia, die Zaunrübe, mit der sie viele Ähnlichkeiten im Arzneimittelbild hat. Zur Herstellung des Arzneimittels werden die geschälten, entkernten und getrockneten Früchte verwendet. Es ist als starkes Abführmittel bekannt, welches heftige Durchfälle auslöst. Bei Vergiftung kommt es zu extremer Reizung und Flüssigkeitsabsonderung der Darmschleimhaut bis hin zu blutigen Durchfällen. Im Extremfall kann es sogar zu Darmdurchbruch und Bauchfellentzündung kommen.

- Bewegung
- Erschütterung
- Berührung bzw. leichter Druck
- Trinken und Essen (sofort, bereits nach geringsten Mengen)
- Gegen 16 Uhr

- Harter Druck (lehnt sich über Stuhl, Tisch oder Bettpfosten, um sich Linderung zu verschaffen)
- Zusammenkrümmen, nach vorne Beugen, Anziehen der Glieder
- Entleerung des Darmes
- Abgang von Blähungen
- Wärme, Hitze
- Liegen auf der schmerzhaften Seite
- Ruhe
- Kaffee
- Tabak

EINSATZBEREICHE

Zwei Einsatzbereiche sind bei Colocynthis von besonderer Bedeutung: Zum einen kolikartige Krämpfe in allen Hohlorganen des Bauches, wie Magen, Darm, Gallenblase, Harnleiter, Harnblase und Gebärmutter, zum anderen Nervenschmerzen, insbesondere der Gesichts-, Bauch- und Rückenmarksnerven.

LEITSYMPTOME

- Beschwerden durch Gemütserregung wie Ärger, Kränkung, Erniedrigung, Verdruss
- Äußerste Reizbarkeit, wütend über jede Kleinigkeit
- Abneigung zu antworten (wird zornig wenn er gefragt wird, verärgert über jedes Wort, das er reden muss)
- Ruhelosigkeit, Ungeduld
- Heftige Schmerzen, krampfartig, greifend, reißend, schießend, stechend, schneidend (Gedärme wie zwischen zwei Steinen eingequetscht, wie von einer eisernen Klammer eingeschnürt, als ob Stromstöße durch den Anus zucken würden, wie ein heißer Draht, wie ein kalter Nagel)
- Plötzlich auftretend, blitzartig
- Anfallsweise oder periodische Schmerzen
- Zwingen zum Zusammenkrümmen
- Ruhelosigkeit während der Schmerzanfälle
- Taubheitsgefühl und Missempfindungen in den befallenen Körperteilen
- Taubheitsgefühl nach Schmerzen
- Linksseitigkeit der Symptome (Ischias aber eher rechts)
- Bitterer Geschmack im Mund
- Schwindel beim Drehen des Kopfes nach links

VERGLEICHBARE MITTEL

Bryonia

▶▶ *Beschwerden durch Gemütserregung; besser durch Druck und Liegen auf der schmerzhaften Seite; schlimmer durch Bewegung.*

▶▷ *Meist schlimmer durch Wärme; Durst auf große Mengen kalten Wassers; Reizbarkeit nicht so ausgeprägt.*

Chamomilla

▶▶ *Beschwerden durch Gemütserregung.*

▶▷ *Krümmt sich nicht vor Schmerzen, sondern überstreckt sich oder wirft sich hin und her; geblähter Bauch.*

Lycopodium

▶▶ *Schlimmer gegen 16 Uhr.*

64

▶◻ *Verschlimmerungszeit nicht auf Bauchschmerzen beschränkt, sondern ganz allgemein; Beschwerden rechtsseitig oder von rechts nach links gehend; starke Blähungen mit lauten Darmgeräuschen.*

Nux vomica

▶▶ *Beschwerden durch Gemütserregung.*

▶◻ *Äußerst empfindlich und durch jedes harmlose Wort beleidigt; Beschwerden häufig durch Genussmittel, Stimulanzien und / oder Überessen ausgelöst; Verstopfung mit erfolglosem Stuhldrang; Verschlimmerungszeit typischerweise morgens.*

Staphisagria

▶▶ *Beschwerden durch Gemütserregung.*

▶◻ *Beschwerden vor allem durch unterdrückten Ärger (der nicht zum Ausdruck gebracht wird); Entrüstung.*

DROSERA SONNENTAU

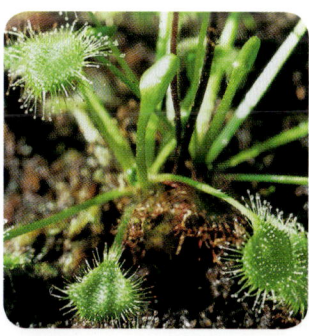

Der Sonnentau ist eine »fleischfressende« Pflanze, die hauptsächlich in Moorgebieten wächst. Ihren Namen hat sie, weil auf ihren Blättern »Tautropfen« entstehen, die auch unter Sonneneinstrahlung nicht »abtrocknen«, weil es sich nicht um tatsächlichen Tau handelt, sondern um ein zähes Sekret, an dem Insekten hängen bleiben. Bereits die Klostermedizin des 12. Jahrhunderts kannte den Sonnentau als pflanzliche Arznei gegen Reizhusten. Wie es heißt, sollen Schafe, die auf moorigen Böden mit Sonnentaubewuchs ihre Nahrung suchen, einen heftigen Husten entwickeln, an dem sie letztendlich dahinsiechen. Im 16. Jahrhundert kam die Arznei auch bei Schwindsucht infolge Tuberkulose zum Einsatz.

■ Nach Mitternacht
■ Beim Hinlegen
■ Durch Reden

■ Druck und Festhalten (des Brustkorbes)

■◻◻

EINSATZBEREICH

Drosera ist in allererster Linie eine hochwirksame Arznei gegen Husten, vor allem wenn dieser sehr krampfhaft wird. Damit kommt das Mittel unter anderem auch bei Keuchhusten zum Einsatz. Erfahrene Homöopathen wissen darüber hinaus, dass Drosera auch in der Lage ist, überwiegend nächtliche Schmerzen in langen Röhrenknochen (zum Beispiel Schienbein) zu lindern. Man denkt an diese Arznei auch besonders dann, wenn der Patient (oder seine Vorfahren) nachweislich an einer Tuberkulose litten.

LEITSYMPTOME

- Krampfartiger Husten, der periodisch und anfallsweise auftritt
- Husten ist tief, bellend oder auch würgend
- Die Anfälle folgen rasch aufeinander, der Kranke bekommt fast keine Luft mehr
- Stechende Schmerzen im Brustkorb beim Husten
- Der Kranke hält sich die Brust wegen des schmerzhaften Hustens
- Der Hustenanfall kann mit Erbrechen enden
- Der Husten kann von Nasenbluten begleitet sein
- Eventuell heisere oder tonlose Stimme

VERGLEICHBARE MITTEL

Belladonna

▶▶ Trockener, bellender Husten; Brustschmerz beim Husten; anfallartiger Husten.

▶◀ *Die drei bei Drosera genannten Hauptmodalitäten sind für Belladonna nicht typisch! Ebenso hat Belladonna weder Brechreiz und Erbrechen beim Husten noch die auffällige Neigung zu Nasenbluten.*

Bryonia

▶▶ Trockener Husten; stechende Brustschmerzen beim Husten; Würgen, Erbrechen beim Husten; besser durch Druck und Festhalten (des Brustkorbes); Keuchhusten.

▶◀ *Bryonia hat nicht so sehr den anfallartigen Husten und nicht die typische Verschlimmerungszeit nach Mitternacht; hat fast immer starken Durst auf große Flüssigkeitsmengen.*

Spongia

▶▶ Bellender, hohler oder sägender Husten; begleitende Heiserkeit.

▶◀ *Husten eher bis zum Erstickungsgefühl (Drosera eher bis zum Erbrechen); oft mit starkem Herzklopfen; greift sich an den Hals oder den Kehlkopf beim Husten (Drosera hält sich die Brust).*

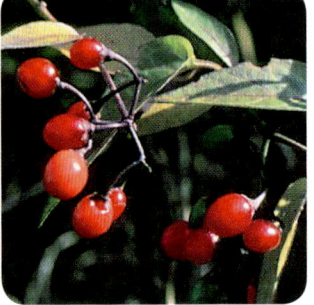

DULCAMARA BITTERSÜSS

Solanum dulcamara, Bittersüß, ist ein Nachtschattengewächs. Eigentlich müsste es »Süßbitter« (dulcis-amara) heißen, entsprechend dem Geschmack seiner Beeren. Es ist ein Strauch von ein bis zwei Metern Höhe, der an Ufern von Bächen und Flüssen im Schatten wächst. Die Blüten sind klein, violett, die Beeren eiförmig, rot und saftig. Verwendet werden die frischen grünen Stängel und Blätter vor der Blüte.

EINSATZBEREICHE

Folgen von feuchter Kälte und krassem Temperaturabfall, zum Beispiel an kalten Abenden nach heißen Tagen, besonders im August. Entzündungen der Schleimhäute, Blasenentzündung, Mittelohr- und Nebenhöhlenentzündung. Jede Erkältung schlägt auf die Augen, den Hals oder die Harnblase, die Därme oder die Atmung. Heuschnupfen gegen Ende des Sommers, Bläschenausschlag, Nessel-ausschlag durch Kälte, Herpesbläschen, Trigeminusneuralgie, Durch-fall durch Kälteeinwirkung, Asthma und »Rheuma« bei feuchtkaltem Wetter. Fleischige große Warzen auf Handrücken und Gesicht (auch Dellwarzen).

LEITSYMPTOME

- Blasenkatarrh nach Badengehen
- Krampfartige Schmerzen beim Wasserlassen
- Blasenlähmung mit unwillkürlichem Harnabgang, Tröpfeln, Einnässen
- Asthma bei feuchtkaltem Wetter
- Rückenschmerz bei feuchtkaltem Wetter
- Nessel- oder bläschenartige Ausschläge, besonders nach Verkühlung und zu Beginn eines Fiebers
- Herausdrückender Kopfschmerz, Druck wie von einem Pflock auf kleine Stellen, wie ein Brett vorm Kopf
- Dicker, brauner Schorf auf dem Kopf
- Willensstark, hat gerne das Sagen
- Engstirnig, eigensinnig, herrisch
- Angst um die Gesundheit seiner Verwandten
- Hat beim Aufwachen das Gefühl, jemand würde rufen

VERGLEICHBARE MITTEL

Rhus toxicodendron

 Auslösung durch Verkühlung und Durchnässung; Bläschenausschlag; rheumatische Beschwerden.

 Ruhelos; bewegungsfreudig; nicht engstirnig.

Sarsaparilla

Schmerzen beim Wasserlassen; Muskel- und Sehnenansatzschmerzen.

Schmerzen vor allem morgens, bevorzugte Jahreszeiten: Winter und Frühling; kein Bläschenausschlag, sondern rissige Haut.

Cantharis

Schmerzen beim Wasserlassen; Harnverhaltung und Harntröpfeln.

Die Haut zeigt Quaddeln und große Blasen; die Schmerzen sind stark brennend.

- Feuchte Kälte, Nässe
- Sitzen auf kalten Steinen, an kalten Abenden im Spätsommer
- Durch Verkühlung, wenn erhitzt
- Vor Gewitter
- Nachts
- Im Herbst

- Durch Wärme

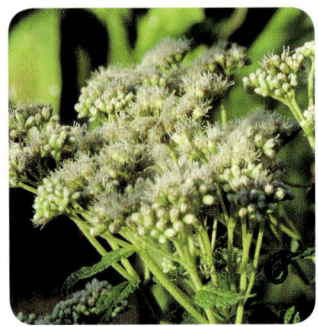

- Kleiderdruck

- Knie-Ellenbogenlage
- Schwitzen
- Unterhaltung

EUPATORIUM PERFOLIATUM WASSERHANF

Auch der Wasserhanf ist ein Korbblütler und botanisch mit anderen wichtigen homöopathischen Heilpflanzen wie Echinacea, Arnica, Calendula und Chamomilla verwandt. Die kleinen weißen Blüten sind allerdings kleiner und stehen doldenähnlich an verzweigten Stängeln. Die Blätter dieser Krautpflanze sind am Ansatz mit dem Stängel verwachsen, es sieht aus, als würde der Stängel die Blätter durchbohren, was ihr den Beinamen »perfoliatum« gibt. Sie wächst im mittleren Nordamerika und ist ursprünglich eine indianische Heilpflanze, die als Aufguss bei fieberhaften Erkrankungen und rheumatischen Gelenkschmerzen verwendet wurde.

EINSATZBEREICH
Fieberhafter Grippeinfekt mit Zerschlagenheitsschmerz

LEITSYMPTOME
- Plötzlich auftretendes Fieber (»Grippe«) mit Muskel- und Knochenschmerzen, vor allem im Rücken sowie an Armen und Beinen, man fühlt sich wie »zerbrochen« oder »zerschlagen«, »verrenkt«, »geprügelt« oder »wie vom Auto überfahren«, der ganze Körper tut weh
- Großer Durst auf kaltes Wasser oder Verlangen nach Eis
- Beginn plötzlich, meist morgens zwischen 7 und 9 Uhr, manchmal ist ein wiederholtes Auftreten der Beschwerden nach drei bis sieben Tagen zu beobachten
- Erst Schüttelfrost, dann Fieber, Schluckauf, Übelkeit und Erbrechen, auch Schmerzen in der Lebergegend und lehmfarbener Stuhl

VERGLEICHBARE MITTEL

Bryonia
- Starke Schmerzen und Berührungsempfindlichkeit; Erbrechen bei Fieber.
- Der Schmerzcharakter ist stechend, nicht »zerschlagen«; meist besteht ein trockener, hartnäckiger Husten; Kein Verlangen nach Gesellschaft oder gar Unterhaltung; der Bryonia-Patient will nur seine Ruhe haben.

Phosphor
- Plötzlicher Beginn; Schwäche und Übelkeit; Verlangen nach kalten Getränken; Bedürfnis nach Gesellschaft oder Unterhaltung.

▶◀ Schmerzcharakter eher brennend; Patient lässt sich leichter trösten oder von seinen Schmerzen ablenken.

Nux vomica

▶▶ Starke Schmerzen und Übelkeit bei einem grippalen Infekt.

▶◀ Stimmung gereizt und unruhig; kalte Getränke werden nicht gut vertragen; Verlangen nach Wärme und warmen Getränken.

EUPHRASIA AUGENTROST

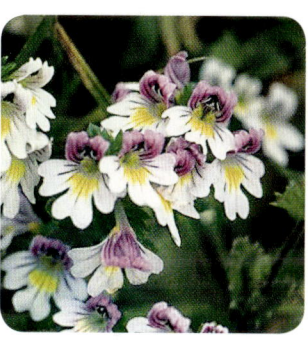

Euphrasia officinalis, der Augentrost, wird in der Volksmedizin bei den unterschiedlichsten Augenleiden verwendet. Der griechische Name »Euphrasia« bedeutet Freude, Frohsinn. Dieser Rachenblütler wächst auf Wiesen und ist, obwohl ein kleines Pflänzchen, auffällig durch seine charakteristischen weißen Blüten mit gelb-schwarzen Tupfen.

EINSATZBEREICHE

Bindehautentzündung, Atemwegsinfekte mit Augenentzündung, Heuschnupfen (auch mit Asthma)

LEITSYMPTOME

- Scharfer Tränenfluss und milder Schnupfen
- Augen brennen, ständiges Blinzeln, Lichtscheu
- Harter, heftiger Husten durch Kitzel im Kehlkopf, viel Auswurf
- Krampfartiger Schmerz in Fingern und Waden, Stiche in den Oberschenkeln
- Gähnen beim Gehen im Freien
- Schläfrigkeit, die als Müdigkeit in den Augen anfängt
- Träge, hypochondrisch; lustlos, will nicht reden
- Weint im Liegen

VERGLEICHBARE MITTEL

Allium cepa

▶▶ Schnupfen und Augenentzündung.

▶◀ Meist milde Tränen; aber scharfes Nasensekret.

Arsenicum album

▶▶ Brennende Schmerzen; Augenreizung; Heuschnupfen mit Asthma.

▶◀ Ruhelos und ängstlich.

- Durch Lesen
- Sonnenlicht
- Wind
- Wärme
- Zimmer
- Abends

- Durch Tränenfluss
- Blinzeln
- Wischen der Augen
- Im Freien

Aconitum

▶▶ *Augenentzündung.*

▶◀ *Meist einseitige Entzündung; Auslöser: kalter Wind; dabei oft ängstlich, nie gleichgültig.*

Argentum nitricum

▶▶ *Brennende Schmerzen der Augen.*

▶◀ *Unruhig, voller Erwartungsangst.*

Staphisagria

▶▶ *Augenentzündungen.*

▶◀ *Neigung zu Verhärtungen (Gerstenkörner); Stimmung: traurig, angespannt, enttäuscht, aber nicht träge.*

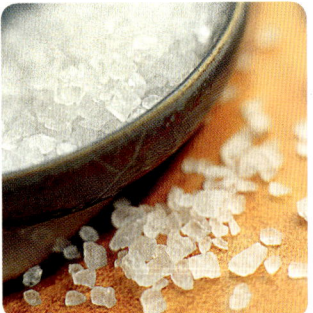

FERRUM PHOSPHORICUM EISENPHOSPHAT

Ferrum phosphoricum ist als Schüssler-Salz bekannt und in der klassischen Homöopathie eine wertvolle Arznei, deren Arzneimittelbild weniger aus Arzneimittelprüfungen, sondern vielmehr aus der therapeutischen Erfahrung im homöopathisch-klinischen Alltag resultiert.

EINSATZBEREICH

Ferrum phosphoricum ist in erster Linie eine Arznei gegen Fieber und Entzündungszustände, vor allem im akuten beziehungsweise frühen Stadium der Krankheitsentwicklung. Dabei ist der Beginn der Krankheit weniger stürmisch als bei denjenigen Zuständen, die Aconitum oder Belladonna erfordern. Andererseits zeigt das Arzneimittelbild nicht die für Gelsemium typische Schwäche und Benommenheit. Besonders wirksam ist Ferrum phosphoricum bei akuten Infekten der oberen und unteren Luftwege, also zum Beispiel bei frischen grippalen Infekten, Erkältungen mit begleitenden Ohrenschmerzen, Luftröhren- und Kehlkopfentzündungen, Mittelohrentzündungen oder bei heftigem Fließschnupfen mit reichlichem Niesen und Reizhusten. Oft passt das Mittel bei Kindern, die trotz des Fiebers eher wenig beeinträchtigt erscheinen und oft auch eher wenig klare Symptome haben.

LEITSYMPTOME

▦ Beginn langsamer als bei Aconitum und Belladonna, innerhalb von Stunden bis ein bis zwei Tagen

■ Nachts
■ Frühe Morgenstunden
■ Berührung
■ Erschütterung
■ Bewegung

■ Kühle Anwendungen

▦▦▦

- Klopfender Kopfschmerz
- Ohrenschmerz mit gerötetem Trommelfell, oft erst nach vorangegangenem Schnupfen
- Gesicht abwechselnd blass oder rot
- Gerötete Augen
- Nasenbluten bei Erkältungen (vor allem bei Kindern!)
- Trockener, hackender Husten mit Schmerz in der Brust
- Schneller, weicher Puls
- Es kann wenig charakteristische Symptome geben!
- Der Patient ist oft munter und hat kaum ein Krankheitsgefühl

VERGLEICHBARE MITTEL

Gelsemium

▶▶ *Ebenfalls eher zögernder, langsamerer Krankheitsbeginn als bei Aconitum oder Belladonna.*

▶◀ *Gelsemium hat meist wesentlich mehr und stärkere Krankheitssymptome mit Schwäche, herabhängenden Oberlidern, Benommenheit, eher dunkelroter Gesichtsfarbe, Kopfschmerz mit Schwindel, Durstlosigkeit und Zittrigkeit aus Schwäche.*

Phosphorus

▶▶ *Nasenbluten kann zu Verwechslungen führen; trockener, harter Husten; Herzklopfen mit schnellem und weichem Puls.*

▶◀ *Auch Phosphorus hat im Einzelfall oft wesentlich mehr auffällige Symptome wie zum Beispiel starker Durst auf große Mengen Kaltes; Verschlimmerung mancher Beschwerden beim Liegen auf der linken Seite; Ängstlichkeit mit Verlangen nach Nähe und Zuwendung; Heiserkeit; Schmerzen im Bereich des linken Brustkorbes, eventuell brennende Schmerzen oder brennende Hitze.*

GELSEMIUM WILDER JASMIN

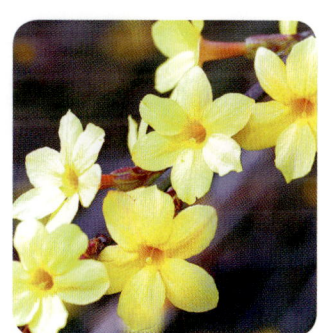

Der wilde oder gelbe Jasmin, Gelsemium sempervirens, ist ein Brechnussgewächs aus dem östlichen Mittelamerika, von den Südstaaten der USA bis nach Guatemala. Botanisch ist es der Brechnuss (Nux vomica) und der Ignazbohne (Ignatia) verwandt. Verwendet wird der frische Wurzelstock.

EINSATZBEREICHE

Fieberhafter Grippeinfekt, besonders in der Sommerzeit; Prüfungsangst mit Durchfall und Schwäche; Sonnenstich; Wehenschwäche bei der Entbindung; psychische Folgen von Schreck. Typische Auslöser für die Beschwerden sind Unterkühlung (noch Tage danach), feuchtwarmes Wetter und Aufregung.

- Sommerhitze, Schwüle
- Nebel
- Gewitter
- Föhn
- Bewegung
- Kopftieflage
- Tabakrauch
- 15 bis 17 Uhr und mitten in der Nacht
- Periodisch wiederkehrend

- Reichliches Urinieren
- Schwitzen
- Vornüberbeugen
- Schließen der Augen
- Kaffee
- Alkohol

LEITSYMPTOME

- Zittrige, lähmige Schwäche, kann kaum auf den Beinen stehen, die Knie versagen
- Alles hängt (der Kopf, die Augenlider)
- Der Schmerz steigt vom Nacken nach oben bis zur Stirn
- Lähmender Schreck, Mattigkeit, Apathie, bleibt auf dem nächsten Sofa liegen
- Inneres und äußeres Zittern, will festgehalten werden
- Kein Durst im Fieber
- Berstender Kopfschmerz, ausdehnend und zusammenziehend
- Schweregefühl des Kopfes
- Sehstörungen (trüb, verschwommen, doppelt)
- Schwindel mit Schwarzwerden vor Augen
- Herz wie zu voll, Zittern, starkes Herzklopfen, in alle Körperteile ausstrahlend
- Durchfall bei Erregung und Angst
- Kränkliches müdes Aussehen
- Starr blickende, trockene Augen, Herabfallen der Augenlider
- Schwere Zunge, dicker Speichel morgens

VERGLEICHBARE MITTEL

Belladonna

▸▸ *Fieber mit berstendem Kopfschmerz; Sonnenstich; Verschlimmerung durch Bewegung; Besserung durch Augenschließen.*

▸◂ *Deutliche Rötung des Gesichts und der entzündeten Region; robuster und kräftiger; kein Zittern.*

China

▸▸ *Durstlosigkeit und Schwäche im Fieber; Blässe.*

▸◂ *Erschöpfung durch meist länger dauernde Krankheit; viel Schwitzen und Auftreibung des Bauches.*

Pulsatilla

▸▸ *Durstlosigkeit im Fieber.*

▸◂ *Besserung durch Bewegung und frische Luft; sucht Gesellschaft und Trost.*

Nux vomica

▸▸ *Kopfschmerzen und Herzklopfen im Fieber; Frösteln; kränkliches Aussehen.*

▸◂ *Neigung zu Verstopfung; Verlangen nach warmen Getränken und Aufputschmitteln; Reizbarkeit.*

Opium

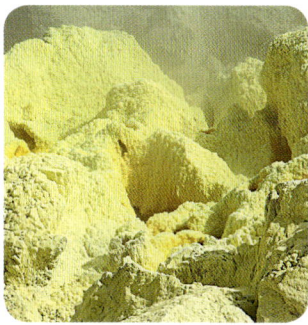

▶▶ *Lähmung durch Schreck.*

▶◀ *Verstopfung; Empfindungslosigkeit; fühlt keinen Schmerz.*

HEPAR SULFURIS KALK-SCHWEFELLEBER

Hepar sulfuris calcarea, die Kalk-Schwefelleber, ist ein Gemisch aus gleichen Teilen Austernschalenkalk (Calcium carbonicum) und Schwefelblumen (Sulfur), die durch Einwirkung großer Hitze miteinander verschmelzen und dabei eine weiche Masse (von leberartiger Konsistenz) ergeben.

EINSATZBEREICHE

Hepar sulfuris ist ein hervorragendes Arzneimittel bei Eiterungen und Entzündungen: Augen-, Hals-, Mittelohr-, Nasennebenhöhlenentzündungen, Nagelumlauf, Furunkel und Abszesse. Die Patienten zeigen eine extreme Empfindlichkeit, sowohl auf emotionaler als auch auf körperlicher Ebene. Außerdem ist Hepar sulfuris ein wichtiges »Hustenmittel«.

LEITSYMPTOME

- Hochgradige Empfindlichkeit gegen Zugluft, Kälte, Schmerzen, äußere Einflüsse (selbst das Herausstrecken des Armes aus dem warmen Bett bringt Verschlechterung)
- Ausgeprägte Reizbarkeit, Missmut, Ärger, Unzufriedenheit
- Stechende Schmerzen, wie von einem Splitter
- Entzündungen mit Eiterung
- Schwellung, Verhärtung von Hals- und Leistenlymphknoten
- Schweiß und andere Absonderungen übelriechend, wie alter Käse
- Bohrende Kopfschmerzen an der Nasenwurzel
- Trockener, schmerzhafter Husten, mit Heiserkeit, mit Luftnot (Krupp-Husten, schlimmer durch trockene, kalte Luft)
- Verlangen nach sauren (Essig) und gewürzten Speisen
- Riss in der Mitte der Ober- oder Unterlippe

VERGLEICHBARE MITTEL

Mercurius solubilis

▶▶ *Empfindlichkeit gegen Zugluft und Kälte; Schweißneigung; Lymphknotenschwellungen.*

- Kälte
- Zugluft, Wind
- (Geringstes) Entblößen
- (Geringste) Berührung
- Gerüche
- Lärm
- Liegen auf der schmerzhaften Seite

- Wärme, warmes Einhüllen
- Feuchtes Wetter, feuchtwarmes Wetter

▶◀ *Verschlimmerung durch Hitze (verträgt am besten gemäßigte Temperaturen);
Verschlimmerung nachts; Verschlimmerung durch Schwitzen; vermehrter Speichelfluss, übler oder süßlicher Mundgeruch, eitriger oder metallischer Mundgeschmack; zittrige Schwäche.*

Silicea

▶▶ *Ausgezeichnetes »Eiterungsmittel«; Kälteempfindlichkeit.*

▶◀ *Eher ruhig und sanftmütig als reizbar; nicht so berührungsempfindlich.
(Silicea und Hepar sulfuris lassen sich nicht immer eindeutig voneinander unterscheiden, in manchen Fällen hat es sich bewährt, beide Mittel nacheinander – das
heißt nach mehreren Stunden – zu geben.)*

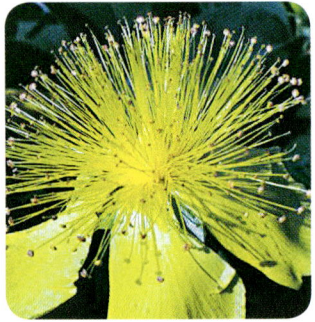

HYPERICUM PERFORATUM JOHANNISKRAUT

**Hypericum perforatum, das Johanniskraut, gehört zu den
Johanniskrautgewächsen und kommt mit Ausnahme des
hohen Nordens in ganz Europa und im westasiatischen Raum
vor. Die uralte Heil- und Zauberpflanze findet als Kraut
bei nervösen und depressiven Erkrankungen und als Öl bei
schmerzhaften Zuständen und Wunden Anwendung. Außerdem spielt es im religiösen Volksbrauchtum vielerorts eine
wichtige Rolle und diente in früheren Zeiten zum Schutz vor
Hexen und Gespenstern. Die Blütezeit um den Johannistag
(24. Juni) war Anlass zur Namensgebung. Für die Arzneimittelherstellung wird die ganze Pflanze in der Blütezeit verwendet.**

▦ Erschütterung
▦ Berührung
▦ Kälte
▦ Anstrengung
▦ Bewegung

▦ Rückwärtsbeugen des
Kopfes

▦□□

EINSATZBEREICHE

Johanniskraut hat einen besonderen Bezug zum Nervengewebe und
wird vor allem bei Nervenentzündungen, Nervenverletzungen oder
Verletzungen von mit zahlreichen Nerven versorgten Geweben angewandt, manche bezeichnen es gerne auch als »Nerven-Arnica«.

LEITSYMPTOME

▦ Verletzungen von nervenreichen Körperteilen, Nervenverletzungen
▦ Gequetschte Finger
▦ Schnitt-, Riss- und Stichwunden an Handflächen und Fußsohlen,
Zunge, Augen, Genitalien
▦ Zahnverletzungen, Zahnwurzelbruch

- Offene Brüche
- Kopf- und Wirbelsäulenverletzungen
- Kopfschmerzen oder Krämpfe nach Kopfverletzungen oder Gehirn- erschütterung
- Schmerzen bei Nervenentzündungen, Zahnwurzelentzündungen
- Stärkste stechende, schießende Schmerzen
- Schmerz strahlt entlang des Nervs in die Umgebung aus
- Taubheitsgefühl, Ameisenkribbeln im betroffenen Gebiet

VERGLEICHBARE MITTEL

Arnica

- *Wichtiges »Verletzungsmittel«.*
- *Bei Verletzungen durch Schlag, Prellung oder Sturz mit starken Schmerzen, Schwellung und Bluterguss; Schmerzen wie wund oder zerschlagen.*

Calendula

- *Wichtiges »Wundmittel«.*
- *Vor allem bei nässenden, verschmutzten und eiternden Wunden (Schürf-, Riss-, Platz-, Schnittwunden), aber auch bei Blutungen und Verbrennungen*

Staphisagria

- *Wichtiges »Verletzungsmittel«.*
- *Bei Stich- und Schnittverletzungen durch scharfe, schneidende Gegenstände und nach operativen Eingriffen.*

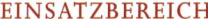

IGNATIA IGNAZBOHNE

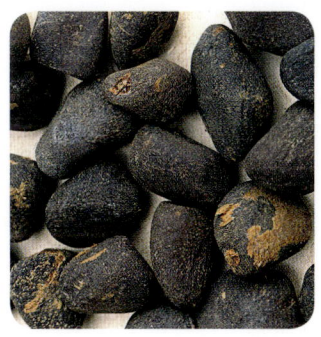

Die Ignazbohne gehört wie Gelsemium und Nux vomica botanisch zu den Loganiaceen. Die getrockneten Samen werden zur Tinktur verarbeitet. Ein wesentlicher Inhaltsstoff ist das Krampfgift Strychnin. Hiervon lässt sich ein Teil der Wirkung auch der homöopathisch zubereiteten Arznei ableiten.

EINSATZBEREICH

Ignatia wirkt in erster Linie auf das Nervensystem, wo eine allgemeine Überempfindlichkeit der Sinne auffällt; aber auch der emotionale Bereich kann in ähnlicher Weise betroffen sein. Die Arznei zählt zu den großen Mitteln gegen Kummer sowie die Folgen von Beleidigungen und verletzenden Kränkungen. Oft verbirgt sich der Kummer hinter körperlichen Beschwerden, zum Beispiel Zuckungen und

- Durch Kummer, Sorge, Ärger, Beleidigung, emotionale Verletzung
- Kalte, frische Luft
- Berührung
- Kaffee
- Zigarettenrauch
- Denken an die Krankheit

- Lagewechsel
- Liegen auf der schmerzhaften oder betroffenen Stelle

Krämpfen im Bereich der Muskulatur, aber auch der inneren Organe. Typisch kann das sogenannte Kloßgefühl im Hals sein. Die genannten seelischen Störungen können sich sowohl in funktionellen (vegetativ bedingten) als auch in organischen Krankheiten (zum Beispiel eitrige Mandelentzündung nach einer psychischen Verletzung) zeigen.

LEITSYMPTOME

- Seufzen und Schluchzen; schluchzendes oder krampfhaftes Weinen
- Auffallend tiefe Einatmung
- Gefühl eines Klumpens (z. B. im Hals), einer Last (z. B. auf der Brust)
- Stiller Kummer mit gelegentlichen emotionalen Ausbrüchen
- Zucken der Gesichtsmuskulatur
- Entzündete Rachenmandeln mit Eiterstippchen (eitrige Angina)
- Schluckauf und Magenkrämpfe
- Scharfer, spitzer Schmerz im Enddarm
- Durch Husten wird der Hustenreiz noch schlimmer
- Schlaflosigkeit durch Kummer
- Krampfhaftes Gähnen
- Durst während er friert
- Im Fieber Hitze, will aber trotzdem nicht abgedeckt sein
- Widersprüche: Zahnschmerz besser beim Kauen; Magenschmerz und Brechreiz besser durch Essen; rotes Gesicht, wenn er friert, nicht bei Hitzegefühl
- Stimmungslage stark wechselhaft
- Zieht sich eher zurück und will keine Nähe und keine Zuwendung

VERGLEICHBARE MITTEL

Pulsatilla

▶▶ *Beschwerden durch Kummer; stiller Kummer; Veränderlichkeit und oft auch Widersprüchlichkeit der Symptome und Beschwerden; labile Stimmungslage.*

▶◀ *Pulsatilla will frische Luft; durstlos; möchte Nähe und Zuwendung; lässt sich leicht und gerne trösten.*

Natrium muriaticum

▶▶ *Beschwerden durch Kummer; Gefühl eines Klumpens oder Kloßes im Hals; Schlaflosigkeit durch Kummer; emotionaler Rückzug auch in akuten Krankheiten, wenn die übrigen Symptome deutlich zum Arzneimittelbild passen.*

▶◀ *Besserung durch und Verlangen nach frischer Luft; je tiefer der Kummer und je länger sein Bestehen, umso eher sollte man auch an Natrium muriaticum denken.*

Nux vomica

▶▶ *Seufzen (eher aus Ungeduld und Ärger, weniger aus Kummer); krampfartige Beschwerden, allerdings eher im Bereich des Verdauungstraktes; Schlaflosigkeit wegen eines Ärgers; schlimmer durch Kälte, Kaffee und Zigarettenrauch.*

▶◀ *Zeigt seine Emotionen, zum Beispiel Ärger sehr deutlich, reagiert gereizt; zieht sich zurück, weil er in seiner Arbeit nicht gestört werden will, aber nicht aus Kummer; Sodbrennen; Magenkrämpfe; krampfartige Verstopfung.*

IPECACUANHA BRECHWURZEL

Die Brechwurzel gehört wie der Chinarindenbaum zu den Rubiaceen, den Rötegewächsen. Sie ist eine kleine immergrüne Staude, die im Unterholz der Regenwälder von Brasilien, Kolumbien, Indien und Malaysia wächst. Sie hat große Blätter, kleine weiße Blüten, schwarze Scheinfrüchte und eine dünne, kurze, verzweigte Wurzel, die eine Reihe von arzneilich wirksamen Stoffen enthält (Alkaloide wie Emetin, Psychotin u. a.). Verwendet wird die getrocknete Wurzel, in der Volksmedizin bei schweren Durchfällen (Ruhr), in der Schulmedizin noch häufig als Brechmittel.

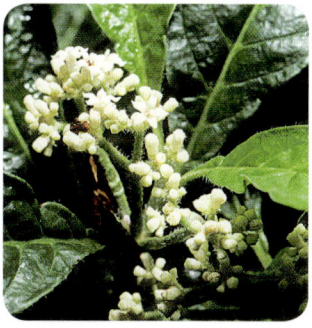

EINSATZBEREICH
Brechdurchfall, Übelkeit, Husten mit Erbrechen, Atemwegsinfekte, Keuchhusten, Migräne. Die starke Übelkeit ist meist begleitet von Schwäche, Zerschlagenheitsgefühl und starker Gereiztheit.

- Durch Hitze und Kälte
- Überessen (Eis, Fleisch, schwere Speisen, alles durcheinander)

- Im Freien, aber auch in Wärme und Ruhe

LEITSYMPTOME
- Zunge sauber, rot ohne Belag
- Periodisch wiederkehrende Beschwerden
- Weint, schreit und ist schwer zufriedenzustellen
- Alle Absonderungen (Auswurf, Stuhl usw.) sind schaumig
- Bei beginnendem Fieber Kopfschmerz wie zermalmt, vom Hinterkopf bis zum Zungengrund
- Nasenbluten und Niesen
- Gesichtsblässe, blau um Augen oder Lippen, weiße Nasenlinie
- Kein Durst
- Starke anhaltende Übelkeit, nicht besser nach Erbrechen
- Galliges Erbrechen, schlimmer beim Bücken
- Ekel vor allen Speisen
- Elendes, flaues Gefühl, als ob der Magen schlaff herabhängt
- Schneidende Schmerzen am Nabel, zum Unterbauch ziehend
- Stuhl braun, grasgrün oder gelbgrün, melasseartig oder blutig, Schleimklumpen
- Husten trocken oder mit rasselndem Schleim

- Erstickungsanfälle mit Würgen und Erbrechen von Schleim
- Schmerzlose Heiserkeit
- Kehlkopf und Brust wie verengt
- Stimmbandkrampf; schnappt nach Luft
- Versteift sich, verfärbt sich rot oder blau, anschließend Brechreiz, würgt und erbricht
- Lockeres Rasseln auf der Brust, auch ohne Auswurf

VERGLEICHBARE MITTEL

Arsenicum album

- ▶▶ *Erbrechen und Durchfall mit Zerschlagenheit und Unruhe; Ekelgefühl, Unverträglichkeit von schweren Speisen und Fleisch.*
- ▶◀ *Stärkere Ängste (dass die Krankheit schlimmer würde, dass man daran sterben könnte); weniger Gereiztheit; viel Durst; meist belegte Zunge.*

Antimonium tartaricum

- ▶▶ *Schleimrasseln, Übelkeit und Erbrechen beim Husten.*
- ▶◀ *Dick weiß belegte Zunge; will nicht angesehen werden.*

Pulsatilla

- ▶▶ *Weinen und Jammern im Fieber oder bei Husten; Durstlosigkeit; Besserung im Freien.*
- ▶◀ *Leicht zu trösten und zufriedenzustellen.*

Bryonia

- ▶▶ *Gereiztheit; Husten mit galligem Erbrechen.*
- ▶◀ *Großer Durst; trockener Husten mit stechenden Brustschmerzen, kaum Auswurf.*

Eupatorium perfoliatum

- ▶▶ *Übelkeit und Erbrechen bei beginnendem Fieber; Zerschlagenheitsgefühl.*
- ▶◀ *Großer Durst; Übelkeit nur zu Beginn des Fiebers, im weiteren Verlauf nur Knochen- und Muskelschmerzen, keine ausgeprägten Hustensymptome.*

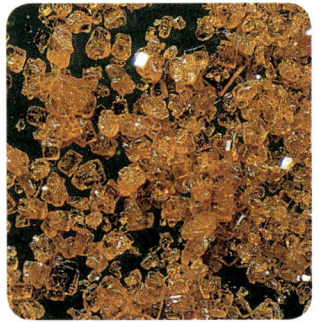

KALIUM BICHROMICUM KALIUMBICHROMAT

Kaliumbichromat, $K_2Cr_2O_7$, ist ein Salz, das orangefarbene Kristalle bildet. In der Industrie wird es als Farbstoff oder chemisches Reagens verwendet. Es kann Verätzungen und Geschwüre an Haut und Schleimhäuten verursachen sowie Allergien hervorrufen.

EINSATZBEREICH

Atemwegserkrankungen mit hartnäckiger Schleimbildung und Kälteempfindlichkeit, auch spätere Stadien einer Erkältung mit Beteiligung der Nasennebenhöhlen, oft mit Schmerzen an kleinen Stellen, die sich durch Kälte verschlimmern. Auslöser ist oft eine Erkältung, manchmal auch ein Ärger, auf den man mit mürrischer Gleichgültigkeit reagiert.

LEITSYMPTOME

- Gelb-grüner Schnupfen und Auswurf, zäh, klebrig, zieht Fäden und bildet Krusten
- Punktförmiger Schmerz: ein Schmerz an kleinen Stellen, der mit der Zeigefingerspitze markiert werden kann, tritt plötzlich auf und verschwindet plötzlich oder erscheint an einer anderen Stelle; Schmerzcharakter drückend, pulsierend, klopfend
- Verlangen nach Wärme, welche den Schmerz bessert
- Blutige Krusten an der Nasenscheidewand, die sich nach Ablösung sofort wieder bilden
- Hitze in der Nase, der Atem erscheint heiß
- Muss sich oft schnäuzen, aber der Schleim löst sich nicht
- Geruchsverlust
- Heftiger rasselnder Husten mit Würgen durch zähen Schleim, vor allem morgens beim Aufwachen
- Heiserkeit
- Kein Appetit, Gefühl von einem Gewicht in der Magengrube, Erbrechen von zähem Schleim

VERGLEICHBARE MITTEL

Nux vomica

- ▶▶ *Kopf- und Magenschmerzen, die sich durch Wärme bessern; Folgen von Erkältung und Ärger; Verlangen nach Bier.*
- ▶◀ *Schleim ist weniger zäh und klebt nicht; Ärger wird deutlicher zum Ausdruck gebracht.*

Hepar sulfuris

- ▶▶ *Kälteempfindlichkeit und Reizbarkeit bei Atemwegserkrankungen mit Schleimbildung.*
- ▶◀ *Absonderungen immer gelblich, lassen sich besser lösen; es entstehen keine blutigen Krusten.*

Antimonium tartaricum

- ▶▶ *Atemwegserkrankungen mit rasselndem Schleim und mürrischer Stimmung.*
- ▶◀ *Weniger die Nebenhöhlen betroffen, eher die tieferen Atemwege; Schleim ist locker, kann aber wegen Schwäche nicht gut abgehustet werden; Wärme, besonders als warme Bestrahlung, verschlechtert.*

- Kälte, feucht-kaltes Wetter, frische Luft, Entkleiden, aber auch heißes Sommerwetter
- Nachts und gegen Morgen, jeden Tag zur selben Stunde
- Bier (auch wenn es gern getrunken wird)

- Wärme, Einhüllen, warme Umschläge und Bestrahlungen
- Bewegung

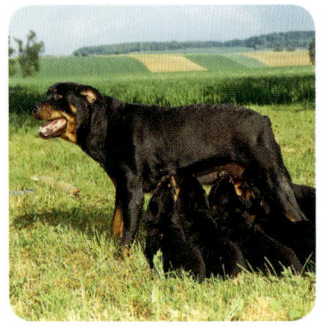

LAC CANINUM* HUNDEMILCH

Die Hundemilch wurde bereits im letzten Jahrhundert von einigen der herausragenden amerikanischen Homöopathen als homöopathische Arznei geprüft. Zur Herstellung des Mittels wird das Milcheiweiß durch Zugabe von 90-prozentigem Alkohol zu der Milch ausgefällt.

EINSATZBEREICH

Die Arznei kommt in erster Linie bei Entzündungen im Hals- und Rachenraum zum Einsatz. Außerdem ist eine therapeutische Wirksamkeit bei Beschwerden der weiblichen Brust und der Genitalregion der Frau bekannt.

LEITSYMPTOME

- Berührung
- Erschütterung
- Während der Menstruation
- Morgens
- Kälte

- Frische Luft

- Regelmäßiger Seitenwechsel der Beschwerden (rechts – links – rechts – links)
- Weiße oder graue Beläge auf den Rachenmandeln und am Gaumen
- Starke Halsschmerzen
- Brüste sehr empfindlich auf Schmerz und Berührung sowie geschwollen vor der Regel
- Heißhunger oder völlige Appetitlosigkeit
- Zerstreut und voller eigenartiger Vorstellungen

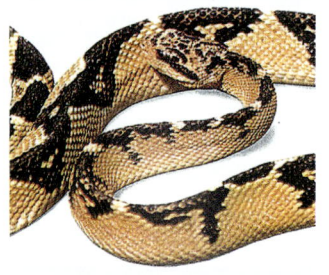

LACHESIS GIFT DER BUSCHMEISTERSCHLANGE

Lachesis wird aus dem Gift der in Mittel- und Südamerika heimischen Buschmeister-Schlange hergestellt. Der Biss dieser Schlange ist tödlich. Das Gift führt zur Zersetzung des Blutes und zur Blutgerinnung innerhalb der Blutgefäße (Thrombose), aber auch zur vermehrten Blutung. Die Bisswunde verfärbt sich bläulichrot und geht in einen Entzündungszustand über.

EINSATZBEREICH

Lachesis ist eine Arznei, die oft bei chronischen Erkrankungen nach entsprechender homöopathischer Anamnese eingesetzt wird. Wenn die Arznei als Akutmittel im Rahmen einer Selbstbehandlung zum Einsatz kommt, dann denken wir vor allem an Entzündungszustände, die eine starke Neigung zur Ausbreitung (Sepsis) haben. Diese sind damit bereits potenziell gefährlich (so gefährlich wie die Schlange selbst!) und erfordern besondere Aufmerksamkeit und Vorsicht bei der Selbstbehandlung! Wenn bestimmte Leitsymptome beim Patienten vorhanden sind, kann Lachesis bei grippalen Infekten, Halsentzündungen, nach infizierten Biss- oder Stichverletzungen sowie bei »Wundrose« oder beginnenden Abszessen zum Einsatz kommen. Wenn Sie ein »Lachesis-Bild« erkennen, dann sollten Sie immer daran denken, dass Sie keine Zeit verlieren dürfen und gegebenenfalls auch umgehend einen Arzt zu Rate ziehen müssen!

LEITSYMPTOME

- Rascher Krankheitsbeginn mit Zeichen eines bösartigen Verlaufes
- Linksseitige Beschwerden oder Beginn links mit Ausbreitung nach rechts
- Bläulichrote Verfärbung betroffener beziehungsweise entzündeter Stellen
- Hämmernder oder klopfender Schmerz
- Starke Schmerzhaftigkeit und Berührungsempfindlichkeit
- Engegefühl am Hals mit Zuschwellen und Atemnot
- Hitzewallungen mit Bangigkeit und trockener Haut
- Würgen wegen Enge am Hals
- Schluckschmerz strahlt zu den Ohren aus
- Haut eventuell bläulich-fleckig
- Erstickungsanfälle beim Einschlafen
- Verschlimmerung nach Schlaf beziehungsweise morgens beim Erwachen
- Sehr gesprächig und geschwätzig

VERGLEICHBARE MITTEL

Phosphorus

 Akute Entzündungen; berührungsempfindlich; Hitzewallungen; schlimmer beim Schlucken von Flüssigem; Besserung durch kalte Getränke und Verlangen danach; schlimmer morgens beim Erwachen.

Entzündung zeigt eher hellrote Farbe; schlimmer durch Liegen auf der linken Seite; ängstliche Stimmung.

Apis

Akute Entzündungen; empfindlich auf Berührung; verträgt nichts Enges und keine Berührung am Hals; schlimmer durch Wärme; besser durch lokale Kälteanwendung.

»Wächserne«, blasse Rötung der Entzündungsregion; stechender Schmerz; Schwellneigung des Gewebes; Durstlosigkeit.

- Morgens, nach Schlaf
- Hitze, Sonne, warme Anwendungen, warmer Raum
- Leichte Berührung und Druck
- Enge Kleidung, besonders am Hals
- Schlucken, besonders Leerschlucken und Flüssigkeiten
- Alkohol
- Klimakterium

- Frische Luft
- Kalte Getränke
- Auftreten von Absonderungen
- Eintritt der Menstruation

Belladonna

▶▶ Hochakute Entzündung; Schmerz klopfend oder pulsierend; verträgt nichts Enges am Hals; trockene Hitze; schlimmer durch Wärmeanwendung.

▶◀ Rechtsseitige Beschwerden; tiefrote Verfärbung als Ausdruck des Blutandranges ins Gewebe; im Fieber oft benommen mit Zuckungen; empfindlich auf Licht, Erschütterung, Lärm und Berührung.

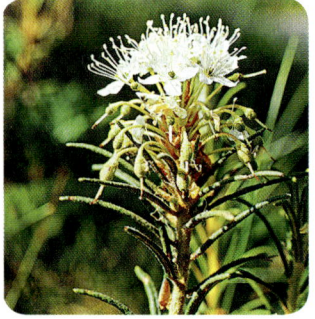

LEDUM SUMPFPORST

Ledum palustre, der Sumpfporst oder wilde Rosmarin, gehört zur Familie der Heidekrautgewächse und wächst in den Hochmooren Nord- und Osteuropas, Nordasiens sowie Nordamerikas. Die Zweige strömen beim Reiben einen starken, kampferartigen Geruch aus. Die Pflanze wurde früher zum Würzen des Bieres und als Mottenmittel verwendet.

▤ Wärme
▤ Bewegung
▤ Kratzen

▤ Kälte, kalte Anwendungen

▦▦▢

EINSATZBEREICHE

Ledum ist ein wichtiges Verletzungsmittel. Hier spielt es vor allem bei Stichwunden und Verletzungen von Muskeln, Bändern, Sehnen und Gelenken eine größere Rolle (zum Beispiel Verstauchung, Bänderzerrung). Ein weiterer wichtiger Indikationsbereich sind Insektenstiche und Bisse: Der Juckreiz ist heftig, die Schwellung ist eher mäßig ausgeprägt, die verletzte Stelle fühlt sich kalt an und Kälte bessert die Beschwerden, der Heilungsprozess kann gestört sein.

LEITSYMPTOME

▤ Verletzungen von Muskeln, Sehnen, Bändern, Gelenken
▤ Verletzungen durch spitze Gegenstände, Insektenstiche
▤ Betroffene Stelle fühlt sich kalt an, ist geschwollen und verfärbt
▤ Starker Juckreiz, durch Kratzen schlimmer
▤ Verletzungen die sich infizieren, eitern
▤ Schmerz strahlt in die Tiefe des Gewebes

VERGLEICHBARE MITTEL

Apis

▶▶ Wichtiges Mittel bei Insektenstichen; Besserung durch Kälte.

▶◀ Ausgeprägte »wassersackartige« Schwellung mit blaßroter Verfärbung; heftige brennende Schmerzen, weniger Juckreiz; die verletzte Stelle fühlt sich heiß an und ist äußerst berührungsempfindlich.

Bryonia

▶▶ *Wichtiges Arzneimittel bei Verletzungen von Gelenken, Bändern, Sehnen und Muskeln; Besserung durch lokale Kälteanwendungen.*

▶◀ *Heftige, stechende Schmerzen; hält die verletzten Teile mit festem Druck und vermeidet jegliche Bewegung; will auch sonst seine Ruhe haben; reizbar und ärgerlich; großer Durst.*

Lachesis

▶▶ *Verletzungen mit bläulicher Verfärbung; Neigung zu schlechter Wundheilung mit Infektion; Verschlimmerung durch Wärme.*

▶◀ *Vor allem bei Bisswunden und Blutungen angezeigt; rascher Krankheitsbeginn und -verlauf, mit schneller Eiterungstendenz; starke Schmerzen. Verschlimmerung nach dem Schlaf oder morgens.*

Staphisagria

▶▶ *Anwendung bei Stich- und Schnittverletzungen.*

▶◀ *Eher bei Verletzungen durch scharfe, schneidende Gegenstände und nach operativen Eingriffen; weniger Juckreiz als Schmerzen; keine Verfärbung und Kälte der verletzten Stelle; Verschlimmerung durch Kälte.*

LYCOPODIUM KEULENBÄRLAPP

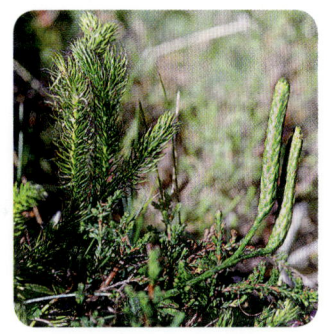

Lycopodium clavatum, der Keulen- oder Kolbenbärlapp, gehört zur Familie der Bärlappgewächse und wächst in Wäldern auf allen fünf Kontinenten der Erde. Er ist eine circa 350 bis 400 Millionen Jahre alte Pflanze, die damals Baumgröße besaß, heute aber mit ihren zehn bis 20 Zentimeter langen Ästchen nur noch knapp über dem Erdboden wächst. Am Ende der Ästchen sitzen die drei bis vier Zentimeter langen Sporenbehälter, die die winzigen Sporen, ein feines, gelbliches Mehl, enthalten. Dieses Mehl wird zur Herstellung des Arzneimittels verwendet. Lycopodium wurde schon im 16. Jahrhundert vielfach als Wundpuder, bei Nieren-, Blasen- und Lebererkrankungen, Gicht und Rheuma, Ruhr und Rachitis angewandt. Am Körper getragen sollte die Pflanze vor bösen Hexen und Alpträumen bewahren, daher stammen seine altertümlichen Namen wie »Hexenkraut«, »Drudenkraut« und »Teufelsklaue«.

83

- 16 bis 20 Uhr
- Kleiderdruck, Druck
- Wärme (aber bei brennenden Schmerzen kann Wärme auch bessern)
- Beim Erwachen
- Wind, nasses Wetter, stürmisches Wetter
- Fasten (aber auch Verschlimmerung durch wenig Essen oder nach Sattessen)
- Blähende Speisen (Kohlgemüse, Bohnen, Erbsen, Zwiebeln)
- Vor der Menstruation, bei Ausbleiben der Menstruation

- Warme Getränke, warmes Essen
- Kalte Anwendungen
- Bewegung
- Aufstoßen
- Wasserlassen
- Nach Mitternacht
- Frische Luft
- Aufdecken, Entblößen

EINSATZBEREICHE

Lycopodium ist vor allem bei Beschwerden der Verdauungs- und Harnorgane angezeigt: Blähungen, Verstopfung, Gallenkolik, Nierenkolik, Harnverhalt. Aber auch bei Kopfschmerzen, Ohrenentzündung, Halsentzündung und Infekten der oberen und unteren Luftwege ist es von Bedeutung, wenn die entsprechenden Modalitäten vorliegen.

LEITSYMPTOME

- Reizbarkeit, insbesondere bei Widerspruch, bei Kleinigkeiten, morgens beim Erwachen
- Neigung zu Widerspruch, Rechthaberei und diktatorischem Verhalten
- Trockene Schleimhäute
- Typischerweise rechtsseitige Beschwerden, Beschwerden beginnen rechts und gehen nach links (Ohrenentzündung, Mandelentzündung, Bronchitis, Nierenkolik, Ischias und andere Schmerzen)
- Fächerartige Bewegung der Nasenflügel bei Erkrankungen des Gehirns, der Lunge und des Bauches
- Aufgetriebener Bauch
- Blähungen mit lauten Darmgeräuschen
- Heißhunger, Wechsel von Hunger und Völlegefühl, setzt sich hungrig zu Tisch, ist nach wenigen Bissen satt, nächtlicher Hunger
- Drücken in der Magengrube, verträgt den Druck des Gürtels nicht (»Spannen wie von einem Band oder Reifen um die Taille«)
- Schmerzen vor dem Wasserlassen
- Roter Sand im Urin
- Rechter Fuß heiß und linker Fuß kalt
- Schmerzhafte, empfindliche Fußsohlen

VERGLEICHBARE MITTEL

Carbo vegetabilis

- *Geblähter Bauch mit lauten Darmgeräuschen; Besserung durch Abgang von Blähungen oder Aufstoßen; Besserung in frischer Luft.*
- *Kollapsneigung mit Schwäche, eisiger Kälte und bläulicher Hautverfärbung; möchte die Luft am liebsten zugefächelt bekommen.*

Nux vomica

- *Reizbarkeit und Wut durch geringfügige Anlässe; Magenbeschwerden nach (zu viel) Essen, verträgt den Kleiderdruck nicht; Verlangen nach warmen Speisen und Getränken.*
- *Rote Gesichtsfarbe im Zorn; Verlangen nach und Folge von Medikamenten und Stimulanzien; ausgeprägte Kälteempfindlichkeit, sogar das Anheben der Decke wird nicht vertragen; Besserung durch Wärme; verstopfte Nase; Besserung gegen Abend.*

....
Sepia
....

▶▶ *Reizbarkeit und Wut durch Widerspruch; Beschwerden nach dem Essen; Besserung in frischer Luft; Bezug zu den Harnorganen; roter Sand im Urin.*

▶◀ *Bewährtes (aber nicht ausschließliches) »Frauenmittel«, Senkungsbeschwerden im Beckenbereich, Regel- und Schwangerschaftsbeschwerden; typischerweise linksseitige Beschwerden; Verlangen nach und Besserung durch körperliche Anstrengung und Bewegung; Besserung durch Wärme.*

....
MERCURIUS SOLUBILIS QUECKSILBER
....

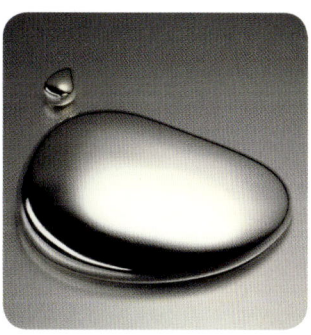

Ein Schwermetall – das einzige bei Zimmertemperatur flüssige Metall. Früher in der Medizin innerlich und äußerlich gegen die Syphilis eingesetzt, mit der Folge schwerer Vergiftungen, heute noch manchmal in Zahnfüllungen (Amalgam) oder zur Desinfektion gebraucht, auch als Saatbeizmittel oder Konservierungsstoff verwendet.

EINSATZBEREICH
Entzündungen von Mandeln, Mittelohr, Mundschleimhaut (Aphthen), Darm (Colitis), eitrige Hautentzündungen (Akne, Abszesse, infizierte Ausschläge, Geschwüre), Gürtelrose.

LEITSYMPTOME
- Verstärkte, übelriechende Ausscheidungen: Schweiß, Speichelfluss, Mundgeruch, Durchfall
- Schwindel beim Aufstehen, beim Heben des Kopfes, mit Schwarzwerden vor den Augen, mit dem Verlangen sich hinzulegen, im Liegen Gefühl geschaukelt zu werden
- Brennen oder Stechen in den Schläfen, Reißen und Bohren im Kopf
- Starker, brennender, wund machender Tränenfluss, eitrige Entzündung der Lidränder, empfindlich gegen Licht und Feuerschein
- Grünlicher Schnupfen, anhaltend, wund machend; Nase geschwollen, gerötet, schmutzig; Gefühl als ob etwas Schweres die Nase herabdrückt; Nasenbluten beim Schnäuzen, beim Husten, im Schlaf; Blut gerinnt beim Heraustropfen
- Gesichtsschwellung besonders rechts, einseitige reißende Schmerzen, rissige, geschwürige Mundwinkel und Lippen
- Schlaffe, belegte Zunge mit Zahneindrücken, Zahnfleisch geschwollen, Aphthen, metallischer, fauliger oder süßlicher Geschmack,

- Bei Berührung
- Durch Druck
- Kalte Luft
- Feuchte Kälte
- Wetterwechsel
- Nasse Füße
- Hitze
- Warmwerden im Bett
- Geringste Anstrengung
- Bewegung, Gehen
- Rechtslage
- Nach dem Essen

- Durch Ruhe und moderate Temperaturen

übler Geruch, starker Speichelfluss und viel Schleim, besonders in der Nacht

- Entzündungen der Mandeln, besonders rechtsseitig, Schlucken schmerzt bis in die Ohren, aber Drang zum Schlucken
- Halslymphknoten entzündet, geschwollen, schmerzhaft, besonders rechtsseitig
- Heißhunger schon gleich nach dem Essen, aber nach wenigem Essen Magen schwer und schlechte Laune; Verlangen nach flüssigen Speisen; Abneigung gegen Fleisch und trockene Speisen
- Magenbrennen und Druck, Schluckauf und Aufstoßen nach dem Essen; Gefühl, der Magen ist zusammengeschnürt oder hängt schwer herab
- Schleimiger, blutiger, schmerzhafter Durchfall, unverdaut, grünlich
- Geschwürige Entzündungen der Vorhaut, Schweiß und Wundsein in der Leistengegend
- Gelblicher oder eitriger Scheidenausfluss, wund machend
- Reichlicher Schweiß bei fast allen Beschwerden, Frösteln mit Hitze des Gesichts, starker Nachtschweiß, übel riechend, sauer, färbt die Wäsche gelb
- Juckreiz, Wundsein, trockene Ekzeme der Handgelenke, Ellenbeugen und Achseln, eiternde Blasen, Bläschenausschlag
- Zittern der Hände, des Kopfes, der Zunge
- Ein ruheloses Hin und Her, schreckhaft, labil
- Sprache schnell und stotternd

VERGLEICHBARE MITTEL

Arsenicum album

- ▶▶ Unruhe, Ängstlichkeit, brennende Schmerzen, Geschwüre.
- ▶◀ Genauigkeit und Pedanterie.

Nux vomica

- ▶▶ Innere Spannung, Krämpfe.
- ▶◀ Drückende und kratzende (nicht brennende) Schmerzen; wässrige (nicht eitrige) Absonderungen; Verlangen nach Kaffee.

Phosphorus

- ▶▶ Brennende Schmerzen; Sensitivität und Überempfindlichkeit; Schwitzen ohne Besserung; Knochenschmerzen; gravierende Entzündungen.
- ▶◀ Besserung durch Gesellschaft; Verlangen nach Fleisch; anhaltende Blutungen.

Phytolacca

- ▶▶ Rechtsseitige Mandelentzündung; Schleimhautgeschwüre.
- ▶◀ Besserung durch kalte Getränke; rheumatische Gelenkbeschwerden in der Folge von Entzündungen.

Pulsatilla

▶▶ *Chronische Mittelohrentzündung; eitriger Schleim.*

▶◀ *Verlangen nach Gesellschaft und kühler Luft; Besserung durch Trost; milde Absonderungen.*

NATRIUM MURIATICUM* STEINSALZ / KOCHSALZ

**Die Ausgangssubstanz ist »harmlos« und allgemein bekannt,
die homöopathische Arznei aber ist eines der größten und
sehr tief wirkenden homöopathischen Mittel: das Kochsalz.**

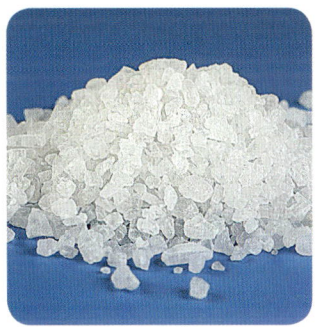

EINSATZBEREICH

Natrium muriaticum (= Natrium chloratum) kommt bei sehr vielen
Krankheiten zum Einsatz, wenn das Mosaik der Symptome »passt«.
Meist wird das Mittel nach einer umfangreichen homöopathischen
Anamnese für chronische Krankheiten verschrieben (zum Beispiel
Migräne, Schilddrüsenerkrankungen, Schwangerschaftserbrechen,
Verstopfung, Ekzeme). Im Rahmen der Selbstbehandlung bei akuten
Beschwerden kommt das Mittel in Frage bei Lippenherpes, Kopf-
schmerzen und Folgen von tiefem Kummer.

LEITSYMPTOME

- Trockenheit von Haut und Schleimhäuten
- Tränenfluss beim Niesen oder Husten
- Hämmernde Kopfschmerzen
- Neigung zu Lippenherpes
- Großer Durst auf große Mengen
- Verlangen nach Salzigem und Abneigung gegen Brot
- Folgen von Kummer; verschließt sich aus Kummer
- Heftiges Herzklopfen bei emotionaler Erregung
- Sehr harter, krümeliger Stuhl, schmerzhaft bei Stuhlgang

- Periodisch wiederkehrend
- Mit dem Sonnenstand
  zu- und abnehmende
  Beschwerden
- Hitze
- Sonne
- Kränkungen, emotionale
  Verletzungen, Kummer
- Anstrengungen (geistig,
  körperlich, der Augen)

- Frische Luft
- Schwitzen
- Ruhe

NUX VOMICA BRECHNUSS

**Strychnos nux vomica, die Brechnuss oder das Krähenauge,
gehört zur Familie der Brechnussgewächse und ist in West-
afrika, Südostasien und Nordaustralien beheimatet. Zur
Herstellung werden die getrockneten Samen verwendet.**

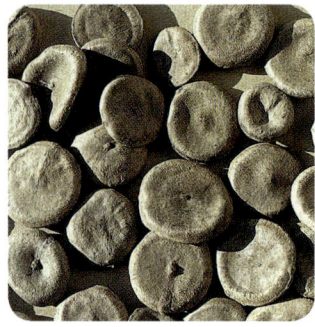

- Kälte
- Wind, Zugluft
- Entblößen
- Überessen
- Morgens

- Wärme
- Einhüllen des Kopfes
- Ruhe
- Schlaf
- Milch
- Abends

Diese enthalten das Nervengift Strychnin, bereits 200 Milligramm davon können eine Atemlähmung hervorrufen und zum Tod führen. Die Samen wurden schon vor über 1000 Jahren in der arabischen und chinesischen Medizin bei Schwächezuständen, Lähmungen, Herz-Kreislauf-Schwäche, Menstruationsbeschwerden und auch Fieber verwendet.

EINSATZBEREICHE

Nux vomica ist das klassische »Katermittel«, da es bei Beschwerden, die durch Genussmittel verursacht wurden, ausgezeichnet wirkt. Außerdem können Narkosefolgen wie Übelkeit, Kopfschmerzen und Kreislaufprobleme sehr gut mit diesem Arzneimittel behandelt werden. Es wird aber auch oft bei Erkältungen, Magenbeschwerden, Kopf- und Zahnschmerzen angewendet.

LEITSYMPTOME

- Folge von Schlafmangel
- Folge von Stress, geistiger Anstrengung
- Reizbarkeit, Jähzorn mit heftigen Wutanfällen, Ärger, Ungeduld (typisches Bild: »HB-Männchen« aus der Zigarettenwerbung)
- Ehrgeiz, Arbeitswut (typisches Bild: Manager mit sitzender Lebensweise)
- Pedanterie
- Empfindlich gegen Lärm, Licht, Gerüche, Geräusche, Berührung
- Verlangen nach und Folge von Genussmitteln, Medikamenten und Stimulanzien (Alkohol, Kaffee, Gewürze, Nikotin, Rauschmittel/ Drogen, Abführmittel)
- Sehr kälteempfindlich, sogar gegen das Anheben der Bettdecke
- »Erkältung«, Verkühlung führt zu Krankheit
- Verstopfte Nase, vor allem nachts
- »Magenverstimmung« mit Übelkeit, saurem Aufstoßen, Würgen und Erbrechen
- Krampfartige, stechende Magenschmerzen
- Zahn- und Zahnungsbeschwerden mit äußerster Reizbarkeit, Empfindlichkeit gegen äußere Einflüsse, Besserung durch Wärme
- Typische Verschlimmerungszeit: 3 bis 4 Uhr

VERGLEICHBARE MITTEL

Chamomilla

▶▶ *Heftige Reizbarkeit und Wut durch geringfügige Anlässe, rote Gesichtsfarbe im Zorn; Ungeduld; ausgeprägte Schmerzempfindlichkeit; Verlangen nach Kaffee; Narkosefolgen; Ohrenschmerzen durch kalte Luft oder kalten Wind.*

▶◀ Kinder möchten ständig herumgetragen werden; sie verlangen vehement nach bestimmten Dingen, werfen diese aber wieder fort, wenn sie sie schließlich bekommen; Schreien vor Schmerzen; Schwitzen bei Schmerzen; einseitige Wangenröte; Stuhl grün, riecht nach faulen Eiern.

Colocynthis

▶▶ Beschwerden durch Gemütserregung, insbesondere Ärger; bitterer Mundgeschmack.

▶◀ Schmerzcharakter reißend, schießend, schneidend, wie gequetscht, wie ein heißer Draht, blitzartig auftretend; Schmerzen zwingen zum Zusammenkrümmen; Besserung durch harten Druck, Liegen auf der schmerzhaften Seite, Wärme; Kaffee, Tabak; Taubheitsgefühl nach Schmerzen.

Lycopodium

▶▶ Reizbarkeit und Wut durch geringfügige Anlässe; Magenbeschwerden nach (zu viel) Essen, verträgt den Kleiderdruck nicht; Verlangen nach warmen Speisen und Getränken.

▶◀ Typische Verschlimmerungszeit: 16 bis 20 Uhr; Verschlimmerung durch Wärme; rechtsseitige Beschwerden; Beschwerden beginnen rechts und gehen nach links; fächerförmige Bewegung der Nasenflügel und Stirnrunzeln, insbesondere bei Erkrankungen der Lunge.

OPIUM SCHLAFMOHN

Der Schlafmohn, Papaver somniferum, wächst vor allem in Kleinasien (Türkei, Irak, Afghanistan) und wird als Rauschmittel sowie zur Herstellung von Arzneimitteln (Morphium, Codein) verwendet. Der Saft wird aus den unreifen Fruchtkapseln gewonnen und getrocknet. Er enthält zu 25 Prozent Alkaloide, vor allem Morphin, Papaverin, Codein und Narcotin.

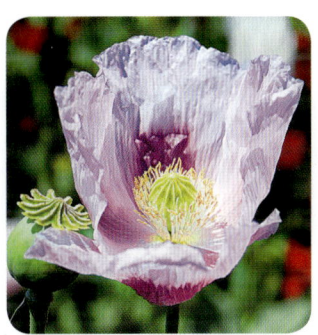

EINSATZBEREICHE
Folgen von Schreck, Konzentrationsstörungen, Darmträgheit oder Darmlähmung nach Operationen und Narkosen, nächtliches Aussetzen der Atmung, bestimmte Folgen eines Schlaganfalls, Sonnenstich, Gehirn-erschütterung.

LEITSYMPTOME
▦ Verschreckt, betäubt, empfindungslos
▦ Unempfindlichkeit gegen Schmerzen, Reaktionsmangel

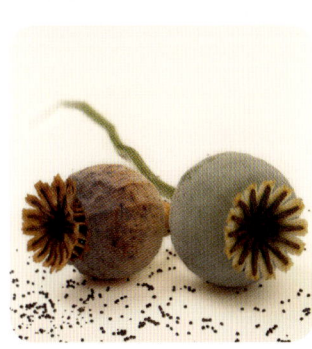

- Während und nach Schlaf
- Nachts und morgens
- Durch Schweiß, Wärme, Nasswerden
- Durch Aufputschmittel

- In Kälte
- Durch Umhergehen

- Schläfrigkeit, Bewusstlosigkeit nach Unfall oder Schlaganfall, Folgen von Schreck (Unfall)
- Augen halb offen
- Harn- und Stuhlverhaltung
- Schwanken und Taumeln beim Gehen, die Füße scheinen über den Boden zu gleiten
- Glühendes Hitzegefühl und Schweiß am Kopf bei kalten Gliedern
- Augen glänzend und starr, Bindehäute brennend und gerötet
- Gesicht gedunsen, dunkel- bis blaurote Gesichtsfarbe, Unterkiefer verkrampft oder schlaff herabhängend, Zucken und Zittern der Gesichtsmuskeln
- Kann nicht schlucken wegen Trockenheit und Zusammenschnüren im Hals
- Muss wegen Verkrampfung der Harnblase lange warten, bis der Urin fließt, auch wenn die Blase voll ist, aber auch unwillkürlicher Harnabgang
- Schnarchende, röchelnde Atmung, Erstickungsanfälle aus dem Schlaf heraus
- Betäubter Schlaf, ohne Reaktion auf äußere Reize, aber auch umgekehrt Schlaflosigkeit mit lebhaften Gedanken; schläfrig, kann aber nicht einschlafen
- Krämpfe, Zuckungen, Zittern; Erschlaffung der Muskeln, verminderte Kraft

VERGLEICHBARE MITTEL

Aconitum

▶▶ *Folgen von Schreck; glänzende starre Augen.*
▶◀ *Große Unruhe und Todesangst.*

Belladonna

▶▶ *Aufgerissene Augen; dunkelrotes Gesicht; glühender Kopf; Schluckbeschwerden.*
▶◀ *Meist hohes Fieber; pochende Schmerzen.*

Gelsemium

▶▶ *Schläfrigkeit; Muskelzittern; verminderte Kraft.*
▶◀ *Herabhängende Augenlider; starke Nackenkopfschmerzen.*

Lachesis

▶▶ *Blaurote Verfärbung von Gesicht und Zunge; Zusammenschnürung des Halses.*
▶◀ *Berührungsempfindlichkeit; Gereiztheit und Geschwätzigkeit.*

PETROLEUM* STEINÖL

Das Steinöl oder Erdöl war auch schon vor 200 Jahren in medizinischer Verwendung, unter anderem bei verschiedenen Hautkrankheiten. Empfindliche Personen können vom Umgang mit Ölprodukten schwere Ekzeme mit Rissen in der Haut bekommen.

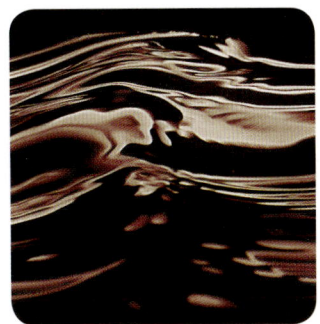

EINSATZBEREICH
Reisekrankheit mit Übelkeit, Schwindel, Schwangerschaftserbrechen, Hörminderung durch Tubenkatarrh, in chronischen Fällen bei trockenen Ekzemen.

LEITSYMPTOME
- Unentschlossen und schreckhaft
- Verläuft sich auf der Straße
- Neigung zu Ärger und Schimpfen
- Schwankschwindel
- Schwere im Hinterkopf
- Hörminderung, besonders wenn mehrere Menschen sich unterhalten
- Mundtrockenheit
- Zahnfleisch schmerzt beim Essen
- Heißhunger und Durst auf Bier
- Schleimiger Durchfall, Afterjucken mit Einrissen
- Nackensteifigkeit
- Trockene, verdickte und rissige Haut

- Fahren im Wagen oder auf dem Schiff
- Winter, kaltes Wetter
- Kohlgerichte

- Trockenes Wetter
- Warme Luft
- Essen

PHOSPHORUS PHOSPHOR

Phosphor, der »Lichtträger«, ist ein chemisches Element. In der Natur existiert er nicht in reiner, sondern nur in gebundener Form als Mineralphosphat in der Erdkruste sowie in Form von organischen und anorganischen Phosphorverbindungen in der Pflanzen- und Tierwelt. Als homöopathisches Arzneimittel wird nur der elementare gelbe Phosphor verwendet. Dieser ist äußerst giftig, flüchtig und reaktionsfreudig.

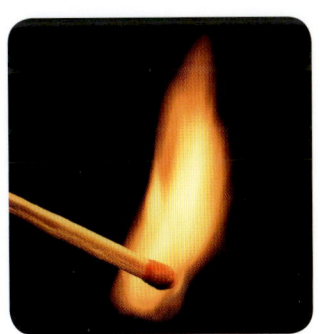

- Liegen, vor allem auf der linken Seite, aber auch auf der schmerzhaften Seite oder auf dem Rücken
- Geringfügige Anlässe, geringste Gemütsbewegungen, Reden, Berührung, Gerüche, Licht
- Alleinsein
- Geistige Anstrengung
- Verlust von Körperflüssigkeiten (Durchfall, Erbrechen, Schweiß, Blut)
- Fasten
- Warme Speisen und Getränke, Warmwerden derselben im Magen (circa fünf bis zehn Minuten nach dem Trinken)
- Kälte, kalte frische Luft
- Wetterwechsel, Wind, kaltes Wetter, Gewitter
- Morgens und abends (in der Dämmerung)

- Aufrechtsitzen, Liegen auf dem Bauch oder auf der rechten Seite
- Essen, vor allem kalte Speisen und Getränke
- Schlafen (auch kurzes »Schläfchen«)
- Wärme (außer bei Kopf- und Magenbeschwerden, bei denen Kälte bessert)
- Gesellschaft
- Reiben, Massieren

Er entzündet sich von selbst an der Luft und leuchtet als einziges nichtradioaktives Element, woher er auch seinen Namen hat. Phosphor ist ein wesentlicher Baustein des menschlichen Körpers und spielt im Energiehaushalt eine wichtige Rolle.

EINSATZBEREICHE

Phosphor hat einen sehr großen Wirkungsbereich. Insbesondere findet er bei Halsentzündungen, Husten, Erkrankungen der unteren Atemwege, Magen-Darm-Infekten, Blutungen, Kopfschmerzen, Schwindel und eitrigen Prozessen Anwendung. Große Erschöpfung, (Kreislauf-) Schwäche mit Herzklopfen, Empfindlichkeit und Überreaktion auf äußere Reize.

LEITSYMPTOME

- Große Empfindsamkeit (empfindlich auf Licht, Blumenduft und andere Gerüche, Geräusche, Musik)
- Viele Ängste (Gewitter, Krankheit und Tod, beim Alleinsein, abends und in der Dunkelheit)
- Verlangen nach Gesellschaft
- Brennen und brennende Schmerzen (Brennen der Hände, Brennen zwischen den Schulterblättern, intensives Hitzegefühl, das den Rücken hinaufläuft)
- Brennende Kopfschmerzen durch geistige Anstrengung, besser durch Kälte, Schlaf
- Blutungen überall: Magen-Darm-Trakt, Lunge, Nase, Zahnfleisch, Haut
- Hellrot und kräftig
- Kleine Wunden bluten stark
- Grüne Absonderungen, blutige Absonderungen
- Große Schwäche mit Zittern und Schwindel bei geringer Anstrengung
- Herzklopfen bei Bewegung, Anstrengung, Liegen auf der linken Seite, Erwachen, Angst, Erregung
- Großer Durst auf kalte Getränke
- Erbrechen, sobald sich Getränke im Magen erwärmen (circa fünf bis zehn Minuten nach dem Trinken)
- Rezidivierende Atemwegsinfektionen (Husten, Krupp-Syndrom, Bronchitis)
- Heiserkeit mit Schmerzen beim Sprechen, schlimmer abends
- Trockener Reizhusten, schmerzhaft, schlimmer durch Kälte, Sprechen, Lachen, Essen und Trinken, Liegen auf der linken Seite
- Großer Appetit, muss öfter essen, ist gleich nach einer Mahlzeit wieder hungrig, nächtlicher Hunger, Heißhunger mit Schwäche

VERGLEICHBARE MITTEL

Arsenicum album

▶▶ *Angst; Verlangen nach Gesellschaft; Schwäche; großer Durst; brennende Schmerzen.*

▶◀ *Ruhelosigkeit, die den Patienten umhertreibt; sehr verfroren; nächtliche Verschlimmerung.*

Bryonia

▶▶ *Großer Durst auf kalte Getränke; Schwäche, mit Verschlimmerung beim Aufrichten.*

▶▶ *Typischerweise Rechtsseitigkeit der Beschwerden; Trockenheit der Schleimhäute; Schmerzcharakter eher stechend, Besserung durch Druck und Liegen auf der schmerzhaften Seite; Verlangen nach Ruhe auf körperlicher und seelischer Ebene, meidet Bewegung, Abneigung gegen Gesellschaft und Gespräch; Verlangen nach warmer Milch.*

Lachesis

▶▶ *Verlangen nach und Besserung durch kalte Getränke; Halsentzündungen mit Schmerzen, insbesondere beim Schlucken von Flüssigkeiten; morgendliche Verschlimmerung; Neigung zu akuten Entzündungen und Blutungen.*

▶◀ *Entzündungen und Blutungen von dunkler, bläulicher Farbe, Neigung zur gestörten Wundheilung und Infektion; Halsentzündung mit ausgeprägtem Engegefühl am Hals, verträgt keinen engen Kragen; Verschlimmerung durch Wärme; Verschlimmerung nach dem Schlaf; typischerweise linksseitige Beschwerden oder sie beginnen links und gehen nach rechts; Hitzewallungen mit Angst; Geschwätzigkeit.*

Pulsatilla

▶▶ *Verlangen nach Gesellschaft, Zuwendung und Trost; Verschlimmerung von Kopf- und Magenbeschwerden durch Wärme und warme Getränke Verschlimmerung durch Liegen auf der linken Seite.*

▶◀ *Durstlosigkeit; generelle Verschlimmerung durch Wärme; (linksseitige) Ohrenschmerzen; Veränderlichkeit der Symptome.*

PHYTOLACCA* KERMESBEERE

Verwendung zur Herstellung der homöopathischen Arznei findet die Tinktur aus der im Herbst geernteten Wurzel der Kermesbeere; das Kraut der Pflanze gilt als giftig und kann heftige Reizungen der Schleimhäute hervorrufen.

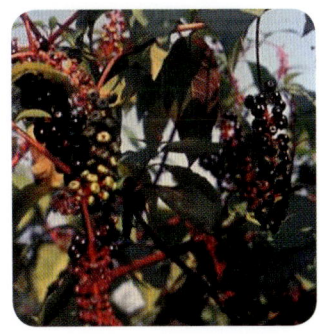

- Bewegung
- Nasskaltes Wetter
- Warme Getränke (bei Hals-schmerzen)
- Nachts

- Kühle Getränke

EINSATZBEREICH

Die Arznei bewährt sich bei Hals- und Mandelentzündungen mit starken Schmerzen beim Schlucken, außerdem bei Entzündungen der weiblichen Brust sowie bei Beschwerden von Rücken und Gelenken.

LEITSYMPTOME

- Schmerzen im Hals beim Schlucken, strahlen zum Ohr aus
- Kann bei Hals- oder Mandelentzündung nichts Warmes/Heißes trinken
- Neigung zum Zähnezusammenbeißen
- Neigung zu Ohnmachten
- Brustdrüsen hart geschwollen, knotig und sehr schmerzhaft
- Brustdrüsenentzündung mit ausstrahlendem Schmerz beim Stillen
- Steifer und schmerzhafter Nacken
- Rheumatische Gelenkschmerzen
- Oft rechte Seite stärker betroffen

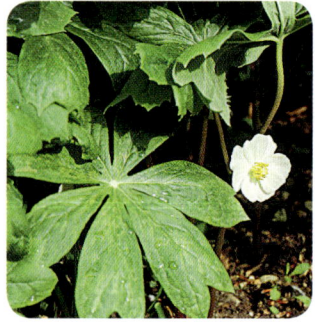

PODOPHYLLUM FUSSBLATT

Podophyllum (peltatum), wörtlich: das Fußblatt, der Mai-apfel oder Entenfuß (amerikanisch: Wild Lemon), ist ein Sauerdorngewächs aus Nordamerika, das schon in der india-nischen Volksmedizin als Mittel gegen Würmer und Taubheit angewendet wurde.

EINSATZBEREICH

Magen-Darm-Trakt; Brechdurchfall, Durchfälle am frühen Morgen, mit Koliken oder auch schmerzlos, mit Gluckern und herausschießender Luft; Durchfall im Sommer, während der Zahnung.

LEITSYMPTOME

- Im Schwall herausschießender Durchfall
- Gluckern im Darm
- Durchfall am Morgen, nach jedem Essen, besonders nach Früchten
- Zähneknirschen, Zusammenbeißen der Kiefer
- Starke Schmerzen während des Durchfalls, aber auch schmerzloser Durchfall
- Große Erschöpfung nach dem Durchfall
- Schaumiges Erbrechen, viel Würgen
- Brennende Kreuzschmerzen
- Redet viel, auch im Fieber

VERGLEICHBARE MITTEL

Arsenicum album

▶▶ Heftige Durchfälle mit großer Erschöpfung; anhaltendes Würgen.

▶◀ Beschwerden beginnen schon kurz nach Mitternacht; Unruhe und Ängstlichkeit sind stärker ausgeprägt, der Durst ist heftiger.

China

▶▶ Viel Luft im Bauch und Schwäche nach dem Durchfall.

▶◀ Berührungsempfindlichkeit (nicht das Bedürfnis, den Bauch zu reiben).

Chamomilla

▶▶ Zusammenbeißen der Zähne; Durchfall während der Zahnung.

▶◀ Größere Unzufriedenheit und Reizbarkeit; streckt die Beine und biegt den Rücken nach hinten.

■ Essen
■ Zahnung
■ Heißes Wetter
■ Bewegung
■ Ausstrecken der Beine
■ Früh morgens

■ Bauchlage
■ Reiben der Lebergegend

■■□□

PULSATILLA WIESENKÜCHENSCHELLE

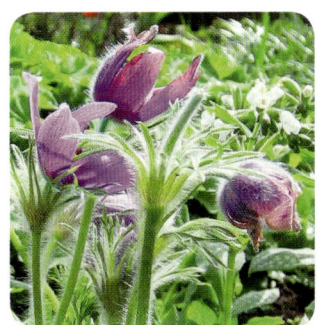

Pulsatilla pratensis, die Wiesenküchenschelle, gehört zur Familie der Hahnenfußgewächse und wächst in Europa. Der Pflanzenname hat nichts mit der Küche zu tun: Die Form der halb geschlossenen Blüte ähnelt einem Glöckchen oder auch einer Kuhschelle. Pulsatilla leitet sich vom lateinischen Wort pulsare, schlagen beziehungsweise läuten, ab und bringt zum Ausdruck, dass die nickenden Blüten vom Wind hin- und hergeschlagen werden. Küchenschellen fanden bereits in der Antike als Heilmittel Verwendung. Hippokrates setzte sie gegen hysterische Angstzustände und zur Förderung der Menstruation ein. In alten Kräuterbüchern wurde insbesondere die Wurzel als Hilfe »wider die Pestilenz, wider Gift und giftige Tiere, Biss und Stich« gepriesen. Das Arzneimittel wird aus der ganzen Pflanze hergestellt.

EINSATZBEREICHE

Pulsatilla ist ein wichtiges »Kindermittel«, darüber hinaus auch ein hervorragendes »Schmerzmittel«, so zum Beispiel bei linksseitigen Ohrenschmerzen. Wichtige Anwendungsgebiete von Pulsatilla sind Schnupfen, Husten, Mittelohrentzündung, Bindehautentzündung,

■ Wärme
■ Warme Zimmerluft
■ Fett
■ Liegen auf der linken Seite

■ Kälte, kalte Umschläge
■ Kalte Speisen und Getränke
■ Frische Luft
■ Langsame Bewegung

■□□

Magenverstimmung, Zahnschmerzen. Ebenso wird es häufig bei Windpocken angezeigt sein, insbesondere wenn die entsprechenden Gemütssymptome, die Durstlosigkeit und die Wärmeempfindlichkeit vorliegen.

LEITSYMPTOME

■ Ängstlich, weinerlich, empfindlich, braucht Trost, will nicht alleine sein
■ Kummer, leidet still vor sich hin
■ Schüchtern
■ Laune wechselhaft (»himmelhoch jauchzend, zu Tode betrübt«)
■ Wechselhaftigkeit der Symptome
■ Ausgesprochene Durstlosigkeit, trockener Mund
■ Verträgt keine warmen, geschlossenen Räume, braucht frische Luft
■ Fette Speisen, Schweinefleisch und Eiscreme werden nicht vertragen
■ Typische Verschlimmerungszeit abends bis Mitternacht
■ Ohrenschmerzen bei Mittelohrentzündung (kann das Ohr zum Laufen bringen mit anschließender guter Abheilung)
■ Anfallartige Schmerzen
■ Chronischer Schnupfen mit ständiger »Rotznase«
■ Einseitiger Schnupfen
■ Dicke, milde, rahmige, gelb-grünliche Absonderungen
■ Husten, schlimmer im Liegen, hindert am Schlaf
■ Erschöpfender Husten
■ Morgens bitterer Geschmack im Mund

VERGLEICHBARE MITTEL

Apis

▶▶ *Weinerlichkeit; Verschlimmerung durch Wärme und in warmen Räumen; Besserung durch Kälte und in frischer Luft; Durstlosigkeit.*

▶◀ *Ruhelosigkeit; Schreien vor Schmerzen; Entzündungen mit »wassersackartiger« Schwellung; besonderer Bezug zu Insektenstichen.*

Ignatia

▶▶ *Veränderlichkeit der Stimmungslage und der Beschwerden; stiller Kummer.*

▶◀ *Lehnt Zuwendung und Trost ab; seufzendes Weinen; Kloßgefühl im Hals; Zuckungen und Krämpfe der Muskulatur; Durst während Frieren; Verschlimmerung durch Kälte, frische Luft.*

RANUNCULUS BULBOSUS*
KNOLLIGER HAHNENFUSS

Zur Herstellung der homöopathischen Arznei findet der Presssaft des frischen, blühenden »Knolligen Hahnenfußes«, der zur Familie der Hahnenfußgewächse gehört, einer uns allen gut bekannten Wiesenblume, Verwendung.

EINSATZBEREICH
Die Arznei kommt bei bläschenbildenden Hautausschlägen ebenso zum Einsatz wie bei neuralgischen oder rheumaähnlichen Schmerzen vor allem im Bereich des Brustkorbes.

LEITSYMPTOME
- Scharfe, stechende oder schießende Schmerzen entlang der Rippen am Brustkorb
- Wunder oder geschwürartig empfundener Schmerz
- Bläschenausschlag mit gruppiert angeordneten Bläschen (zum Teil bläulich aussehend)

- Bewegung
- Berührung
- Rascher Wechsel der Umgebungstemperatur
- Feuchte Kälte

- Keine Modalitäten bekannt

RHUS TOXICODENDRON GIFTSUMACH

Der »Giftsumach« ist ein überwiegend in Nordamerika heimischer eher unauffälliger Strauch, dessen Blätter aufgrund ihres Giftes bereits bei geringer Berührung eine starke Hautreizung verursachen. Zur Herstellung der homöopathischen Arzneimittel werden die frischen Blätter verwendet.

WIRKUNGSBEREICH
Rhus toxicodendron gehört zu den wichtigsten homöopathischen Arzneien und behebt die akuten und chronischen Folgen von Erkältung, Durchnässung, Überanstrengung und Verrenkungen. Immer steht ein Muster der Beeinflussung im Vordergrund, die deutliche Verschlimmerung in der Ruhe und Besserung durch fortgesetzte Bewegung! Oft sind die gelenknahen Gewebestrukturen (Sehnen, Bänder, Gelenkkapseln) im Sinne rheumatischer Beschwerden betroffen. Gliederschmerzen mit einem Gefühl von Steifigkeit treten auch bei grippalen Infekten auf. Rhus toxicodendron kommt immer auch bei Lippenherpes in Betracht.

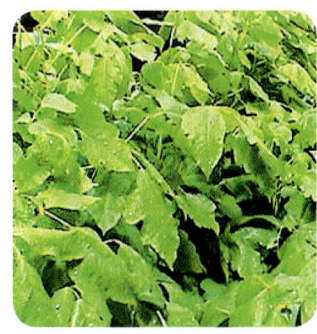

- Wärme
- Warme Zimmerluft
- Fett
- Liegen auf der linken Seite

- Kälte, kalte Umschläge
- Kalte Speisen und Getränke
- Frische Luft
- Langsame Bewegung

LEITSYMPTOME

- Der Körper fühlt sich wund und wie zerschlagen oder wie verrenkt an
- Große motorische Unruhe, will sich (trotz der Schmerzen!) ständig bewegen
- Findet vor allem nachts in keiner Position Ruhe
- Folgen von feuchter Kälte
- Folgen von Schwitzen mit anschließender Abkühlung durch Zugluft
- Schmerz hinter den Augen mit Steifigkeitsgefühl
- Lippenherpes bei Fieber oder nach Überanstrengung
- Rotes Dreieck an der Zungenspitze
- Durst mit Verlangen nach kalter Milch
- Trockener nächtlicher Husten, wenn ihm kalt wird
- Grippe mit Schmerzen in allen Knochen
- Ischias
- Empfindlich auf kalte Luft und feuchtes Wetter
- Nesselsucht (zum Beispiel bei Fieber)

VERGLEICHBARE MITTEL

Bryonia

▶▶ Gliederschmerzen; großer Durst (auf warme Milch); trockener Husten.

▶◀ Bryonia hat die Verschlimmerung durch jede kleinste Bewegung und durch Wärme sowie eine Besserung durch Ruhe; Schmerzen meist stechend.

Dulcamara

▶▶ Rheumatische Beschwerden mit Steifigkeitsgefühl; schlimmer durch Kälte und Nässe; schlimmer im Herbst; Nesselsucht; Herpes.

▶◀ Neigung zu Blasenentzündungen und Bindehautentzündung; es fehlt die motorische Unruhe und der ausgeprägte Bewegungsdrang!

Arnica

▶▶ Schmerzen am Bewegungsapparat wie wund und zerschlagen; Folgen von Überanstrengung; körperliche Unruhe (aber schlimmer durch Bewegung).

▶◀ Besser durch Liegen, schlimmer durch Bewegung; Schmerzen sind eher Folge von Verletzung; Patient schätzt seinen Zustand nicht richtig ein, sagt ihm fehle nichts; das Bett fühlt sich zu hart an.

Ruta

▶▶ Schmerz wie wund und zerschlagen; motorische Unruhe; Gefühl der Steifheit; schlimmer durch Liegen oder Sitzen; schlimmer durch feuchte Kälte.

▶◀ Besonderer Bezug zu allen Sehnen und deren Verletzungen; Gefühl der Sehnenverkürzung; hilfreich auch bei Augapfel-Prellungen; Schleimbeutelentzündungen.

RUMEX* KRAUSER AMPFER

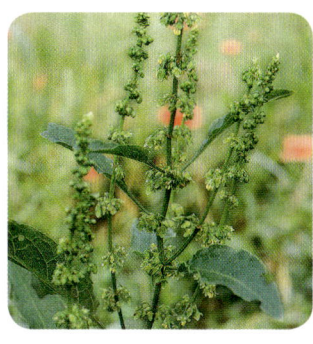

Rumex crispus, der »Krause Ampfer« ist ein botanischer Verwandter unseres »Sauerampfers«. Zur Herstellung der homöopathischen Arznei wird der frische Wurzelstock verwendet.

WIRKUNGSBEREICH
Rumex ist in erster Linie ein Hustenmittel und hat seinen Hauptwirkungsbereich im Kehlkopf und an der Gabelung der Luftröhre in die beiden Hauptstammbronchien.

LEITSYMPTOME
- Trockener Reizhusten – der Reiz sitzt im Kehlkopfbereich und hinter dem oberen Brustbein
- Anhaltender Husten mit ständigem Hustenreiz
- Sprechen und tiefes Atmen rufen Husten hervor
- Der Kranke hält sich die Hand oder besser eine warme Decke vor Mund und Nase
- Gefühl einer kitzelnden Feder oder von Rauch im Kehlkopf
- Manchmal übelriechender Durchfall morgens

- Einatmen von kalter Luft
- Nachts
- Aufdecken oder Entblößen

- Bedecken des Mundes
- Wärme der Luft

RUTA GRAVEOLENS GARTENRAUTE

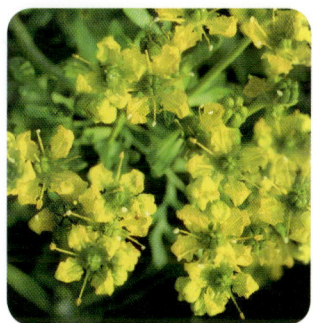

Die Gartenraute oder Weinraute ist eine Strauchpflanze aus Südwesteuropa und Nordafrika. Sie hat kleine Blätter und kleine, gelbe Blüten mit vier Blütenblättern.

EINSATZBEREICHE
Verrenkungen und Verstauchungen, besonders der Handgelenke und Fußknöchel, Knochenhautentzündungen, Sehnenknoten (Ganglion), Schleimbeutelentzündung, flache Warzen an den Händen, Kreuzschmerzen nach Überanstrengung, Augenschmerzen nach Überanstrengung der Augen durch Lesen und ähnlichem.

LEITSYMPTOME
- Folgen von Überanstrengung, langsame Überlastung der Sehnen, Verstauchung und Zerrung

- Durch Überanstrengung (Verletzung, Verstauchung, Überanstrengung der Augen)
- Kälte (Luft, Wind, Feuchtigkeit, Nässe)
- Liegen, Sitzen, Druck gegen eine Kante

- Durch Liegen auf dem Rücken, Wärme, Bewegung

- Gefühl wie zerschlagen
- Schweregefühl (zum Beispiel an der Stirn und an den Füßen)
- Pflockgefühl
- Stimmung missmutig und zornig
- Gedankenlosigkeit und langsamer Ideengang
- Traurige Gedanken
- Beim Aufstehen oder Gehen im Freien Schwindel und Torkeln, Stolpern, Ungeschicklichkeit
- Trübes Sehen, wie Schatten vor den Augen
- Hitzegefühl in den Augen
- Reißende Stiche im Enddarm, Mastdarmvorfall beim Stuhldrang
- Der Rücken schmerzt wie zerschlagen
- Schwächegefühl im Kreuz

VERGLEICHBARE MITTEL

Arnica

▶▶ Zerschlagenheitsschmerz.

▶◀ *Verletzungshergang ist bei Arnica typischerweise ein Schlag oder eine Prellung, bei Ruta eine Überlastung oder Überanstrengung.*

Phytolacca

▶▶ Hitzegefühl der entzündeten Regionen und verlangsamtes Denken.

▶◀ *Phytolacca ist ein Mittel für Entzündungen (Mandeln, Brustdrüse, Gelenke) mit Rötung und ausstrahlenden oder entfernten Schmerzen.*

Rhus toxicodendron

▶▶ *Verletzungsmechanismus (Überanstrengung, Zerrung) sowie die Kälteempfindlichkeit und Besserung durch Wärme und Bewegung.*

▶◀ *Die Stimmung des Rhus-tox-Patienten ist nicht missmutig, sondern unruhig-ängstlich, in leichteren Fällen auch freundlich-jovial; es besteht ein Bedürfnis, sich ständig und sogar schnell zu bewegen, während bei Ruta beim Aufstehen und Gehen Schwindel auftreten kann und das Kreuz lahm ist.*

Symphytum

▶▶ *Einsatzgebiet Knochenhaut und Augapfel (hier sind es eher die Folgen einer Prellung).*

▶◀ *Der Schmerz verschlimmert sich in der Regel schon bei leichter Bewegung; Ruhe tut gut; die Verletzung geht meist tiefer, bis auf den Knochen.*

SAMBUCUS NIGRA* HOLUNDER

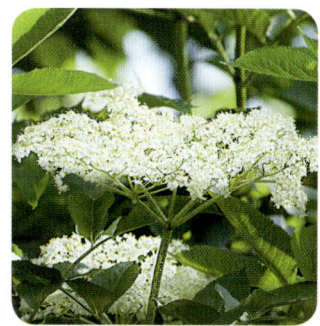

Als Ausgangsstoff für die Herstellung der homöopathischen Arznei wird eine Tinktur aus gleichen Teilen frischer Blüten und Blätter des Holunders verwendet. Die schweißtreibende Wirkung der Pflanze ist aus der Volksmedizin bestens bekannt.

EINSATZBEREICH

Sambucus wirkt vor allem auf die Atmungsorgane im Sinne von Erstickungsanfällen oder würgendem Husten und hilft dann besonders gut, wenn die Symptomatik mit starken Schweißausbrüchen verbunden ist. Bei Säuglingsschnupfen ist das Mittel ebenfalls hilfreich und bewährt.

LEITSYMPTOME

- Plötzliche Atemnot
- Husten, der gegen Mitternacht aus dem Schlaf weckt
- Pfeifende Atmung
- Reichliche Schweißausbrüche nachts und beim Erwachen
- Säuglingsschnupfen mit erheblich behinderter Nasenatmung, erschwert auch das Stillen
- Schläft mit halbgeöffneten Augen

- Trockene Luft
- Kalte Getränke
- Kopftieflage

- Aufsitzen im Bett
- Bewegung

SARSAPARILLA STECKWEIDE

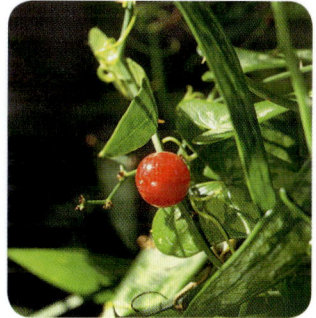

Die Steckweide oder Stechwinde wächst in Südamerika und in der Karibik. Sie gehört zu den Liliengewächsen, hat meterlange Wurzeln, mit denen sie sich auch an Felsvorsprüngen festklammert und sehr große herzförmige Blätter. In der Homöopathie wird die Rinde der Wurzel verwendet. Der spanische Name leitet sich von »zarza«, Brombeerstrauch, und »parilla«, kleiner Weinstock, ab.

EINSATZBEREICHE

Harnwegsinfektionen, Blasenschmerzen, Einnässen, Nierensteine; Hautauschläge: Ekzem, Herpes, Milchschorf, Schuppenflechte; Muskel- und Gelenkbeschwerden: Rückenschmerzen, Sehnenansatzreizungen.

- Im Winter und Frühling
- In frischer Luft, durch Nasswerden
- Nachts und morgens

- Im Stehen

███□

LEITSYMPTOME

- Sehr schmerzhafter Harndrang nachts und früh morgens
- Der letzte Urintropfen macht heftige Schmerzen, aber auch vor dem Wasserlassen können schon starke Schmerzen auftreten
- Urin vermindert, schleimig, sandig oder blutig
- Die Haut der Hände und Füße (besonders der Finger und Zehen) ist quer zu den Hautlinien tief eingerissen und juckt stark, besonders abends vor dem Schlafengehen, was aber im Bett besser wird
- Auch Brustwarzen, Kopf, Gesicht und Genitalregion können betroffen sein
- Die Patienten sind mager, die Haut kann straff sein oder nach Gewichtsverlust dicke Falten haben
- Große Schmerzempfindlichkeit, vor allem an den Sehnenansätzen
- Reizbarkeit und schlechte Laune

VERGLEICHBARE MITTEL

Cantharis

▶▶ Schmerzhafter Harndrang; Krämpfe; schmerzhaftes Urinieren.

▶◀ Ängstliche Erregung, Zorn; Aufschreien vor Schmerzen; keine zeitliche Beschränkung auf die frühen Morgenstunden; Blasenbildung auf der Haut.

Rhus toxicodendron

▶▶ Schmerzen der Sehnenansätze und Muskeln; Verschlimmerung durch Nässe und Kälte.

▶◀ Deutliche Besserung durch Bewegung; keine Harnwegssymptome.

Sepia

▶▶ Trockene und rissige Haut; Muskelschmerzen.

▶◀ Besserung durch Bewegung und nach dem Schlaf.

Natrium muriaticum (chloratum)

▶▶ Trockene und rissige Haut.

▶◀ Besserung im Freien und durch Baden; traurige oder resignative Stimmung.

Petroleum

▶▶ Blutende Hautrisse, besonders im Winter.

▶◀ Keine Harnwegssymptome; Schwindel durch Fahren und auf See; Besserung der meisten Beschwerden durch Essen.

Dulcamara

▶▶ Blasenbeschwerden durch Nasswerden.

▶◀ Beschwerden an kalten Abenden nach heißen Tagen; launische und abweisende Stimmung.

SEPIA TINTENFISCH

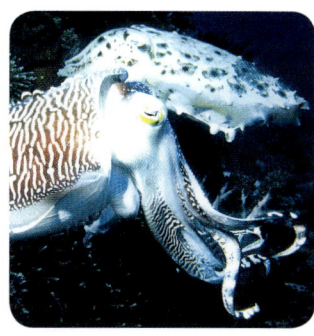

Sepia wir aus der Tinte des Tintenfisches hergestellt. Bereits Hahnemann hat diese Substanz einer homöopathischen Arzneimittelprüfung unterzogen, nachdem ihm der Verdacht gekommen war, dass die von ihm beobachteten Krankheitssymptome eines Kunstmalers womöglich durch dessen regelmäßiges Pinselablecken bedingt sein könnten. Sepia enthält hauptsächlich Calcium carbonicum, Magnesium carbonicum, Natrium sulfuricum, Kochsalz und einen schwarzen Farbstoff. Trotz der Zusammensetzung aus mehreren Ausgangsstoffen wichtiger homöopathischer Arzneien ergab die Prüfung einen völlig eigenständigen Wirkungscharakter.

EINSATZBEREICHE

Sepia ist eines der Polychreste (griechisch: »Vielkönner«) im homöopathischen Arzneischatz. Meist wird das Mittel bei chronischen Krankheiten nach ausführlicher homöopathischer Anamnese verordnet. Als »Konstitutionsmittel« hat es besondere Bezüge zu Frauenleiden, wenn die Lokalsymptome einerseits und Allgemeinsymptome sowie das »psychische Bild« andererseits genau passen. Oft finden sich Senkungsbeschwerden im Bereich des Unterleibs oder Regelstörungen mit meist verspäteter und/oder abgeschwächter Menstruation, aber auch entzündliche Erkrankungen im Bereich der weiblichen Geschlechtsorgane. Auch chronische Hauterkrankungen haben mit Sepia oft eine sehr wirkungsvolle Arznei. Sepia passt oft dann besonders gut, wenn wir beim Kranken eine gewisse emotionale Distanziertheit und Kühle finden, die manchmal sogar mit Gleichgültigkeit oder Ablehnung gegenüber Ehepartner und Kindern einhergehen kann. Die Stimmungslage kann dabei durchaus auch als depressiv beschrieben werden, teilweise abwechselnd mit Gereiztheit.
In akuten Fällen kommt Sepia in Frage bei Erkrankungen der oberen und unteren Luftwege (Nasenrachenkatarrh, Bronchitis) sowie bei Blasenentzündungen. Auch in diesen Akutfällen sollte auf die beschriebenen konstitutionellen Hintergrundaspekte geachtet werden, um eine größtmögliche Ähnlichkeitsentsprechung zwischen Krankem, Krankheitsbild und Arzneimittelbild herzustellen.

LEITSYMPTOME

- Innerliches Gefühl von Schwere, Leere oder von einem Klumpen
- Gefühl von Senkung und Erschlaffung in den Baucheingeweiden

- Kälte, kalte Luft, feuchtkalte Umgebung
- Vor und während der Menstruation
- Morgens und abends
- Nach dem Essen
- Stehen
- Viele Beschwerden auf der linken Seite

- Wärme
- Bewegung im Freien, an der frischen Luft
- Kräftige Bewegung

- Überempfindlichkeit gegenüber Gerüchen
- Übelkeit durch den Geruch von Speisen
- Verstopfung ohne Stuhldrang
- Übelriechender Urin
- Übelriechender Stuhl
- Übelriechender Achselschweiß
- Schwacher Kreislauf, niedriger Blutdruck
- Frösteln mit kalten Händen und Füßen
- Rückenschmerzen im Lendenbereich
- Lippenherpes (oft zyklusbegleitend)
- Durchfall (oder sonstige Unverträglichkeit) nach Milch
- Gelber, weißer, meist wund machender Scheidenausfluss
- Schmerzen bei Koitus
- Mag gerne Saures und Essig
- Ärgerliche Gereiztheit, oder Gleichgültigkeit und Rückzug

VERGLEICHBARE MITTEL

Lycopodium

▶▶ Sehr viele chronische und akute Einsatzbereiche; Gereiztheit; Durchfall auf Milch; übelriechender Urin; erkältlich und fröstelig; besser beim Gehen im Freien; gerne frische Luft.

▶◀ Meist rechtsseitige Beschwerden oder rechtsseitiger Beginn; oft mit Blähungen und Aufstoßen verbunden; Verlangen nach Süßem; eher schlimmer durch körperliche Anstrengung und kräftige Bewegung.

Natrium muriaticum (chloratum)

▶▶ Lippenherpes; Rückzug und will eher allein sein; Schmerzen bei Koitus; Schwächegefühl beim Erwachen.

▶◀ Schlimmer durch Hitze und Sonne; großer Durst; Verlangen nach Salz; Trockenheit von Haut und Schleimhäuten; bei Infekten oft hämmernde Kopfschmerzen.

Pulsatilla

▶▶ Schlimmer abends; schlimmer vor der Menstruation; schwacher Kreislauf; besser durch sanfte Bewegung im Freien.

▶◀ Auffallende Veränderlichkeit der Symptome und der Stimmungslage; reichliche, milde, gelbgrüne Schleimhautabsonderungen; besser durch sanfte und gleichmäßige Bewegung; mag keine Zimmerwärme.

SILICEA KIESELSÄURE

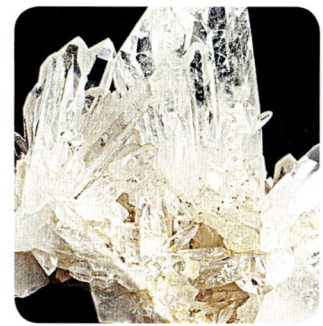

Silicea terra, die Kieselsäure, ist ein Hauptbestandteil der Erdkruste und des Meeressandes. Im Pflanzenreich ist Silicea für die Stabilität und Elastizität von Halmen und Stängeln verantwortlich. Sie ist aber auch ein wichtiger Bestandteil des menschlichen Körpers, wo sie am reichlichsten im Bindegewebe enthalten und für die Stützfunktion von großer Bedeutung ist. Zur Herstellung des Arzneimittels wird Bergkristall oder weißer Meeressand verwendet.

EINSATZBEREICHE

Silicea ist eines der wichtigsten Arzneimittel bei allen eiternden Prozessen: Abszesse, Furunkel, eitrige Mandel-, Mittelohr- und Nasennebenhöhlenentzündungen, schlecht heilende Wunden, eingewachsene Zehennägel, Gerstenkörner. Es ist ebenso hervorragend geeignet, eingedrungene Fremdkörper auszustoßen. Aber auch bei Erkältungskrankheiten sowie Erkältungsanfälligkeit ist es bewährt.

LEITSYMPTOME

- Zart, empfindlich, schüchtern, nachgiebig, unentschlossen
- Sehr kälteempfindlich, braucht warme Kleidung, Decken oder Wärmflasche
- Ausgeprägte Infektanfälligkeit
- »Erkältung«, Verkühlung des Kopfes oder kalte Füße führen zu Krankheit
- Neigung zu eiternden Prozessen, Abszessen, Fistelbildung
- Kann das Ausstoßen von Fremdkörpern durch die Haut begünstigen
- Chronische, »schwelende« Prozesse
- Schwellung, Verhärtung, Eiterung von Lymphknoten
- Beschwerden der Nägel, Zähne
- Schweißneigung (vor allem an den Füßen); saurer, übelriechender, wund machender Schweiß
- Folge von unterdrücktem Schweiß
- Folge von Impfungen
- Unverträglichkeit und Erbrechen von Milch (sogar Muttermilch bei Säuglingen)
- Angst vor spitzen Gegenständen

- Kälte
- Zugluft
- Feuchtigkeit
- Druck
- Vollmond/Mondwechsel

- Wärme
- Warmes Einhüllen (des Kopfes)
- Wasserlassen

VERGLEICHBARE MITTEL

Hepar sulfuris

▶▶ *Ausgezeichnetes »Eiterungsmittel«; Kälteempfindlichkeit.*

▶◀ *Ausgeprägte Reizbarkeit; ausgeprägte Berührungsempfindlichkeit; typischerweise »Splitterschmerz«. (Hepar sulfuris und Silicea lassen sich nicht immer eindeutig voneinander unterscheiden, in manchen Fällen hat es sich bewährt beide Mittel nacheinander, das heißt nach mehreren Stunden, zu geben.)*

Mercurius solubilis

▶▶ *Empfindlichkeit gegen Zugluft und Kälte; Schweißneigung.*

▶◀ *Verschlimmerung durch Hitze (verträgt am besten gemäßigte Temperaturen); Verschlimmerung nachts; Verschlimmerung durch Schwitzen; vermehrter Speichelfluss, übler oder süßlicher Mundgeruch, eitriger oder metallischer Mundgeschmack; zittrige Schwäche.*

Pulsatilla

▶▶ *Mildes, nachgiebiges, schüchternes Wesen.*

▶◀ *Wärmeempfindlich; Besserung durch Kälte und frische Luft; Unverträglichkeit von Fett; ausgesprochene Durstlosigkeit.*

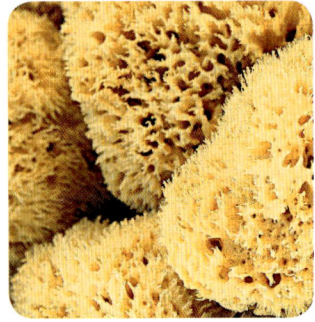

SPONGIA MEERSCHWAMM

Der Meerschwamm, Euspongia officinialis, ist ein unbewegliches, festsitzendes Hohltier mit einem netzförmigen Skelett aus Kieselsubstanz. Es lebt im östlichen Mittelmeer und in der Adria. Es ist als Badeschwamm in Gebrauch und wurde früher auch als saugfähiges Material in der Chirurgie und – wegen seines hohen Jodgehalts – zur Behandlung von Schilddrüsenvergrößerungen (»Kropfschwamm«) verwendet. Das homöopathische Mittel wird aus dem gerösteten Gerüst des Schwammes hergestellt.

EINSATZBEREICHE

Husten mit Erstickungsanfällen, Pseudokrupp, Heiserkeit, Angst und Engegefühl mit Herzklopfen, Hodenentzündung, Schilddrüsenschwellung.

LEITSYMPTOME

- Das Gewebe, besonders die Atemwege und Drüsen, schwillt an wie ein Schwamm
- Kopfschmerz beim Treppensteigen
- Augen scheinen hervorzutreten
- Erschreckter ängstlicher Gesichtsausdruck
- Halsschmerz wie wund, besonders nach Süßigkeiten
- Schmerzhafte Schwellung von Samenstrang und Hoden mit Verhärtung
- Geräuschvolles, pfeifendes Einatmen beim Einschlafen, Erstickungsgefühl, das aus dem Schlaf weckt
- Ängstliches Atmen, Schnappen nach Luft
- Hohler, bellender, heiserer oder kruppartiger Husten
- Wunder stechender Schmerz beim Husten
- Fasst sich an den Kehlkopf
- Zusammenschnüren und Pflockgefühl im Kehlkopf
- Stimme heiser, hohl, krähend
- Asthma, besser durch Kopfbeugen nach hinten
- Erwacht mit starkem, schmerzhaftem Herzklopfen und Angst; Blutwallungen zu Nacken, Kopf und Gesicht

- Durch trockenen kalten Wind
- Anstrengung
- Heben der Arme
- Berührung
- Singen, Sprechen, Schlucken
- Üppiges Essen
- Vor Mitternacht

- Durch Liegen mit tief gelagertem Kopf
- Durch Trinken

VERGLEICHBARE MITTEL

Drosera

- ▶▶ *Trockener, bellender Husten, vor allem nachts; Heiserkeit; Erstickungsanfälle.*
- ▶◀ *Kein pfeifendes oder giemendes Atemgeräusch; Verschlimmerung im Liegen; kein Durst.*

Aconitum

- ▶▶ *Trockener Erstickungshusten durch kalten Wind; nächtliche Verschlimmerung; Herzklopfen und Angst.*
- ▶◀ *Besserung durch Zuspruch und Herumgehen im Freien.*

Phosphorus

- ▶▶ *Hustenanfälle und Heiserkeit.*
- ▶◀ *Schlimmer abends und in der Dämmerung; besser durch Schlaf.*

Hepar sulfuris

- ▶▶ *Husten mit Erstickungsgefühl.*
- ▶◀ *Kein pfeifendes, sondern rasselndes Atemgeräusch; eitriger Schleim.*

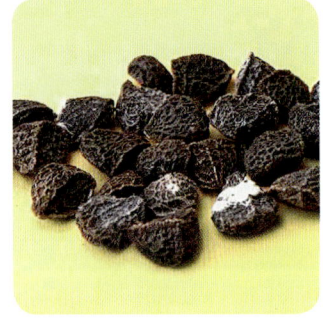

- Ärger, Streit, Empörung, Beleidigungen
- Nach Masturbieren
- Berührung
- Kalte Getränke

- Wärme
- Ruhe
- Nach dem Frühstück

STAPHISAGRIA STEPHANSKRAUT

Staphisagria wird gewonnen aus einer in Südeuropa heimischen Ranunculacee, die dem Rittersporn botanisch verwandt ist; sie heißt auch »Stephanskörner« oder »Läusepfeffer«. Der zuletzt genannte Name erinnert daran, dass Staphisagria in Reinform und als Salbe zubereitet sehr lange gegen Läuse Verwendung fand.

EINSATZBEREICHE

Staphisagria passt für psychovegetativ ausgelöste körperliche Beschwerden, wenn Ärger, Kränkung oder Kummer am Anfang der Krankheit steht. In der Folge kommt es dann zu Störungen der geistigen Leistungsfähigkeit, besonders oft aber zu Bauch- und Magenbeschwerden, die kolikartig sein können. Eine weitere Folge kann sein, dass die auslösenden Emotionen »unter die Haut« gehen und Hautausschläge auslösen können. Ein dritter anfälliger Bereich ist die Blasen- und Harnröhrenregion. Aber nicht nur emotionale, sondern auch körperliche Verletzungen (Schnitte, Operationen) und ihre Folgen finden in Staphisagria oft ihre heilende Arznei.

LEITSYMPTOME

- Nervöses Zittern, zum Teil auch Zittern aus unterdrückter Wut
- Sehr empfindlich auf Beleidigungen oder Kränkungen
- Ärgerlich; wirft im Zorn mit Gegenständen
- Unterdrückter Zorn, aus dem andere Beschwerden folgen
- Gerstenkörner
- Zahnschmerzen durch Karies (eventuell zu den Augen ausstrahlend)
- Immer hungrig wegen Leeregefühl im Magen
- Bauch- und Magenschmerzen nach Ärger
- Reizblase mit häufigem Harndrang
- Blasenreizung bei Frauen nach erstem Geschlechtsverkehr
- Neigung zum Masturbieren
- Heftiges Gähnen ohne Müdigkeit
- Meist sensible, mitfühlende Menschen

VERGLEICHBARE MITTEL

Ignatia

▶▶ *Beschwerden durch Ärger; schlimmer durch Berührung; Leeregefühl im Bauch; neigt zum Unterdrücken seiner Emotionen, seines Zornes; Gähnen krampfhaft ohne Müdigkeit.*

▶◀ Leidet eher im Stillen; Ärger führt eher zu Kloßgefühl im Hals oder zu Brustenge, bei Staphisagria eher zu Magenschmerzen, Haut- oder Blasenproblemen.

Nux vomica

▶▶ Magenschmerz durch Erregung und Stress; Zittern durch Ärger; Krampfartige Magen- und Bauchschmerzen.

▶◀ Viele Empfindlichkeiten wie zum Beispiel Kaffee, Alkohol, Kälte, Gerüche, Geräusche, Berührung, Ärger, Kleiderdruck; lässt seinen zornigen Emotionen freien Lauf; neigt zu Sodbrennen und krampfhafter Verstopfung; meist ausgesprochen kälteempfindlich; meist lebhafte und ehrgeizige Menschen.

Colocynthis

▶▶ Plötzlich auftretende Krampfschmerzen; oft nach Ärger oder ähnlichen heftigen Emotionen; besser durch Wärme; Gefühl, als wären die Därme zwischen Steinen gequetscht.

▶◀ Besser durch festen Druck; verbunden mit Blähungsauftreibung des Bauches; schreit eventuell vor Schmerz; schlimmer nachts.

SULFUR SCHWEFEL

Sulfur, der Schwefel, ist ein chemisches Element. Er findet sich in der mittleren Erdschale in etwa 1000 bis 3000 Kilometern Tiefe und gelangt durch Vulkanausbrüche an die Erdoberfläche. Schwefel ist ein sehr reaktionsfreudiges Element und kann sich mit fast allen Elementen verbinden. Er wurde zu religiösen Zwecken, zum Bleichen und Färben, als Desinfektionsmittel, zu pharmazeutischen Zwecken, zur Schießpulverherstellung und in der Schwefelsäureindustrie verwendet. Im menschlichen Körper spielt der Schwefel eine wichtige Rolle im Eiweiß- und Energiestoffwechsel.

EINSATZBEREICHE

Sulfur ist eines der »größten« homöopathischen Arzneimittel und hat ein sehr breites Anwendungsspektrum. Es kann bei vielen akuten (und chronischen) Erkrankungen indiziert sein, wie grippale Infekte, Bronchitis, verschleppte Erkältungen und Rückfälle, Magen-Darm-Infektionen, Bindehautentzündung, Gerstenkörner, Hautausschläge – um nur einige zu nennen. Um dieses Arzneimittel erfolgreich anzuwenden, muss das Gesamtbild der Erkrankung, mit ihren deutlichsten Symptomen und Modalitäten »passen« (siehe erstes Kapitel).

- Erhitzung des Körpers durch Anstrengung, Bettwärme, wollene Kleidung
- Waschen mit Wasser
- Unterdrückung von Ausscheidungen und Hautausschlägen
- Milch, Süßigkeiten
- (Längeres) Stehen

- Frische Luft
- Leichte Kleidung
- Trockenes, warmes Wetter
- Bewegung
- Schwitzen

LEITSYMPTOME

- Folge von Kränkung, Demütigung
- Pedanterie
- Egozentrisch
- Gleichgültig gegenüber seiner äußeren Erscheinung (bisweilen sehr ungepflegt, schlampig)
- Folge von Impfungen
- Übermäßige Wärme
- Hitze der Füße, streckt sie aus dem Bett
- Hitzegefühl am Scheitel
- Schwitzt viel
- Übelriechende, wund machende Absonderungen (Hautgeschwüre, Schweiß, Stuhl, Blähungen, Urin, Menstruation, Ausfluss)
- Durchfall, der morgens aus dem Bett treibt
- Rote Körperöffnungen mit Brennen
- Brennende Schmerzen
- Hauterkrankungen und Hautausschläge aller Art
- Juckreiz, durch Wärme verschlimmert, durch Wasser verschlimmert
- Heißhunger mit Schwäche, typischerweise gegen 11 Uhr vormittags
- Starkes Verlangen nach Süßigkeiten und Zucker, die schlecht vertragen werden
- »Katzenschlaf« (wacht häufig auf, wird durch das geringste Geräusch geweckt, schläft einige Stunden gut, ist den Rest der Nacht schlaflos)

VERGLEICHBARE MITTEL

Arsenicum album

▶▶ *Brennende Schmerzen und Hautausschläge; wundmachende Absonderungen; großer Durst.*

▶◀ *Angst, will nicht allein sein; Ruhelosigkeit, die den Patienten von einem Ort zum anderen treibt; Schwäche, häufig durch Verlust von Körperflüssigkeiten; Verschlimmerung durch die geringste Anstrengung, Besserung im Liegen; Frösteln, mit Besserung durch Wärme oder heiße Anwendungen; bewährtes Mittel bei Brechdurchfällen.*

Phosphor

▶▶ *Brennende Schmerzen; großer Durst; fächerförmige Bewegung der Nasenflügel, insbesondere bei Erkrankungen der Lunge.*

▶◀ *Ängstlichkeit; Schwäche, mit Zittern bei geringer Anstrengung; Besserung durch Schlaf; Blutungsneigung; Verlangen nach kalten Getränken und Speisen; Verschlimmerung durch Liegen auf der linken Seite.*

TABACUM* TABAK

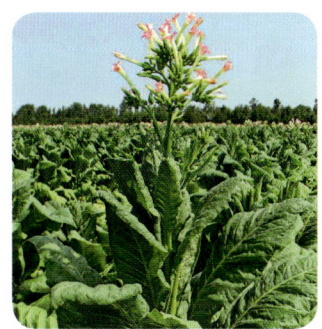

Tabacum (nicotiana) gehört wie die Tollkirsche und Dulcamara zu den Nachtschattengewächsen. Zur Zubereitung der homöopathischen Arznei werden die getrockneten Blätter der Tabakpflanze verwendet; Hauptinhaltsstoff ist das Nikotin.

EINSATZBEREICHE

Im Mittelpunkt der Wirkung stehen das vegetative Nervensystem sowie insbesondere die Steuerung von Herz und Kreislauf mit Störungen im Sinne von Kollapszuständen. Außerdem wirkt Tabacum auch auf den Magen-Darm-Trakt, wo die Arznei bei Übelkeit und Krämpfen zum Einsatz kommt.

LEITSYMPTOME

- Schwindel drehend, mit kaltem Schweiß
- Schwindel beim Öffnen der Augen
- Kreislaufschwäche mit Leichenblässe und Sterbensübelkeit
- Körper eiskalt, will sich aber trotzdem abdecken wegen des Gefühls der inneren Hitze
- Herzklopfen mit Frostgefühl, Blässe und kaltem Schweiß
- Wässrige Durchfälle und heftiges Erbrechen mit Elendigkeit und Kollapsneigung

- Bewegung; passive Bewegung, zum Beispiel Auto- oder Busfahren
- Warme Umgebung
- Zigarettenrauch

- Kühle, frische Luft
- Abdecken / Kühlung

THUJA* LEBENSBAUM

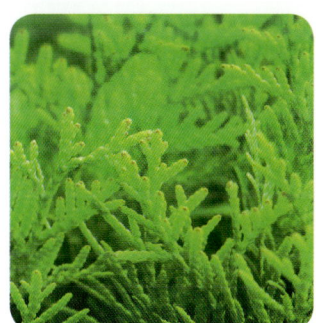

Zur Herstellung der Arznei werden die frischen, zu Beginn der Blüte gesammelten Zweige mit den Zweigspitzen verwendet. Der Gehalt an ätherischen Ölen ist im Frühjahr am höchsten. Bei Vergiftungen mit dem Thujon kann es zu massiven Reizungen des gesamten Magen-Darm-Traktes bis hin zu Magengeschwüren kommen, des Weiteren zu schweren Nierenschädigungen.

EINSATZBEREICH

Thuja ist ein »großes« homöopathisches Mittel, das aufgrund sorgfältiger Symptomerhebung und unter Berücksichtigung der Krankheitsvorgeschichte verordnet wird und dann eine sehr tiefgreifende Wirkung entfalten kann. Unter anderem wird Thuja gegen Warzen eingesetzt. Aber auch zahlreiche andere Erscheinungen der Haut und der Schleimhäute fallen in ihren Wirkungsbereich. Homöopathische Ärzte verordnen dieses Mittel oft auch bei chronischen oder wiederkehrenden Infektionen im Bereich der Harnwege und der Geschlechtsorgane.

LEITSYMPTOME

- Frostigkeit mit kalten Händen und Füßen
- Fettige Haut besonders im Gesicht
- Unangenehm riechende Schweiße (zum Beispiel Genitalbereich)
- Warzen und andere »Wucherungen« (zum Beispiel Polypen)
- Durchfälle morgens nach dem Frühstück
- Häufig ist die linke Körperseite besonders betroffen

- Feuchte Kälte
- Wetterwechsel sowie vor und bei Gewitter
- Während der Menstruation
- Nach Impfungen
- Teegenuß; Zwiebeln

- Wärme und warme Anwendungen
- Wenn unterdrückte Absonderungen wieder fließen
- Schwitzen
- Bewegung

VERATRUM ALBUM WEISSE NIESWURZ

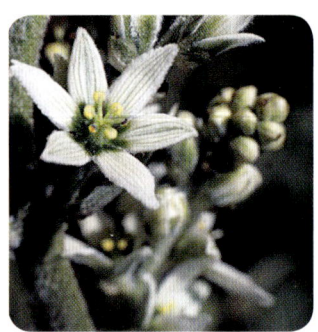

Die weiße Nieswurz oder der weiße Germer ist eine giftige Lilien-Pflanze der Alpenwiesen, mit großen, eiförmigen, längs gerippten Blättern und kleinen weißen Blüten. Sie verursacht starke Auftreibung der Därme (»Germ« kommt von »gären«) und kann bei jungen Kälbern zum Tod führen.

EINSATZBEREICHE

Hahnemann schrieb, Veratrum album sei hilfreich »zur Beförderung der Heilung fast eines Drittels von den Wahnsinnigen in den Irrenhäusern«, die wichtigste Arznei in der Psychiatrie bei Zerstörungswut, Manie, Geldverschwendung und Lügen. Die körperliche Symptomatik sind Brechdurchfall, Ohnmachtsneigung, plötzliche Kraftlosigkeit mit kaltem Schweiß.

LEITSYMPTOME

- Kaltes, blasses Gesicht, kalter Stirnschweiß
- Eisige Kälte der Nasenspitze
- Erbrechen von Galle und zähem Schleim
- Vor dem Erbrechen Kälteschauer über den ganzen Körper
- Gleichzeitig Erbrechen und Durchfall
- Beim Erbrechen große Schwäche bis zum Kollaps
- Erstickungsanfälle, Kehle wie zugeschnürt
- Redet wenig, außer wenn er gereizt wird

- Angst und Unruhe, kann nicht still sitzen
- Linksseitigkeit, kreuzweise links oben und rechts unten, von rechts nach links

VERGLEICHBARE MITTEL

Aconitum

- *Angst und Unruhe; nächtliche Verschlimmerung.*
- *Spricht vom Sterben und vom Tod; weniger Kälte des Gesichts; keine Aggressivität.*

Arsenicum album

- *Brechdurchfall mit Unruhe und Angst; große Schwäche; Blässe; Schwitzen.*
- *Großer Durst; Verlangen nach Zuspruch und sofortiger Hilfe.*

Podophyllum

- *Brechdurchfall in den frühen Morgenstunden.*
- *Durchfall mit Blähungen vermischt; redet viel; keine Kollapsneigung.*

- Durch Sommerhitze, Wetterwechsel (von warm zu kalt)
- Geringste Anstrengung
- Berührung
- Trinken
- Stuhlgang
- Nachts
- Um 4 Uhr
- Morgens beim Erwachen
- Im Winter

- Durch Gehen
- Durch Wärme

ZEICHENERKLÄRUNG

Allgemeine Maßnahmen

Die wichtigsten Arzneimittel

DOSIERUNG

Für eine homöopathische Hausapotheke eignet sich vor allem die Potenz C12, evtl. auch die Potenzen D12 und C30. Wenn Sie sich unsicher sind, ob Sie die richtige Arznei ausgesucht haben, dann wählen Sie eher die niedrigere Potenz C12 und wiederholen Sie die Einnahme mehrmals. C30-Potenzen eignen sich nur dann, wenn Sie bereits viel Erfahrung in der Selbstbehandlung und Arzneiwahl haben oder Ihnen Ihr erfahrener Arzt eine bestimmte homöopathische Arznei empfohlen hat.

Die Krankheitsbilder und ihre homöopathische Akutbehandlung

Wir empfehlen Ihnen bei der Selbstbehandlung Ihrer Beschwerden zunächst in der Zusammenstellung der in Frage kommenden Arzneien diejenige auszusuchen, die Ihnen am passendsten erscheint. Bitte lesen Sie danach nochmals das Mittelbild in dem Kapitel »Die homöopathischen Arzneien« durch und entscheiden erst dann, ob die ausgewählte Arznei auch tatsächlich genau passt! Auf diese Weise können Sie die »Treffsicherheit« Ihrer Mittelwahl erhöhen.

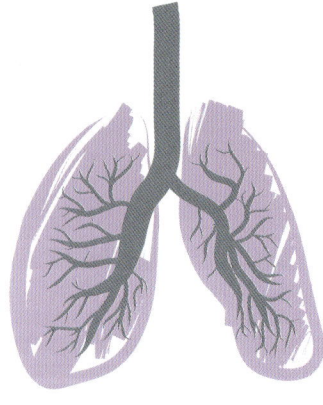

ATEMBESCHWERDEN

Atembeschwerden können sich als Atemnot oder als Husten zeigen. Dem Husten ist in diesem Buch ein eigenes Kapitel gewidmet. Wenn Atemnot »aus voller Gesundheit« heraus neu sowie mehr oder weniger akut entsteht, so sollten Sie grundsätzlich an folgende mögliche Ursachen denken:

- Die Ursache liegt in den zuführenden Atemwegen, also beispielsweise im Bereich der Nase (trockener oder allergischer Schnupfen mit Zuschwellen der Nase), des Nasenrachenraumes oder des Kehlkopfes (allergische Schwellung des Kehldeckels zum Beispiel bei Bienengiftallergie).
- Die Ursache liegt in der Lunge und den Bronchien. Die sich verzweigenden Atemwege können durch Sekret (bei akuter oder chronischer Bronchitis) verlegt sein, sie können aber auch im Rahmen von Asthma krampfhaft verengt und dadurch für die Atemluft nur noch erschwert durchgängig sein.
- Die Ursache kann im Bereich von Herz und Kreislauf liegen. So kann eine akute Blutdruckerhöhung ebenso zu Atemnot führen wie eine Herzrhythmusstörung, ein Herzinfarkt oder eine Lungenembolie.
- Nicht zuletzt kann auch eine Verletzung des Brustkorbes mit Rippenbrüchen schmerzbedingt oder durch begleitende innere Lungenverletzung zur Atemnot führen.

ALLGEMEINE MASSNAHMEN

Die zuführenden Atemwege müssen freigehalten werden! Dies kann geschehen durch Förderung des Sekretflusses durch Nasenspülungen mit Salzwasser oder Inhalationen mit Wasserdampf. Warme Arm- und Fußbäder können reflektorisch zu einer Erweiterung der inneren Atemwege (Bronchien) beitragen. Meist nimmt der Kranke spontan die Position oder Lage ein, die seine Atmung erleichtert; ebenso wird er instinktiv sagen können, ob ihm Kühlung, Wärme oder Luftbefeuchtung Linderung der Beschwerden bringt.

ÄRZTLICHE HILFE ERFORDERLICH

Aus der kurzen Aufzählung möglicher Ursachen für Atemnot können Sie bereits erkennen, dass umgehend ärztliche Diagnostik erforderlich wird, wenn die Ursache der Atemnot nicht plausibel und eindeutig ist! Jede Zeitverzögerung durch homöopathische Therapieversuche kann also gefährlich werden!
Aus diesem Grund sind hier nur einige wenige Arzneien für bestimmte

Krankheitszustände erwähnt; sie können relativ leicht erkannt werden und eventuell die Zeit bis zur Untersuchung durch einen Arzt überbrücken.

DIE WICHTIGSTEN ARZNEIMITTEL

ATEMNOT DURCH VERLEGUNG DER ZUFÜHRENDEN ATEMWEGE
(SIEHE AUCH KAPITEL »SCHNUPFEN«)

Apis

Kommt in Frage, wenn im Rahmen einer allergischen Reaktion (zum Beispiel auf bestimmte Nahrungsmittel oder nach Insektenstichen) die Schleimhäute der oberen Atemwege bis hinunter zum Kehldeckel massiv anschwellen. Meist gleichzeitig äußerlich sichtbare Schwellung der Lippen sowie um die Augen herum. Gefühl der Hitze im geschwollenen Bereich, verlangt nach innerlicher oder äußerlicher Kühlung durch kaltes Wasser / kalte Getränke, dabei aber meist durstlos.

ATEMNOT DURCH VERLEGUNG DER UNTEREN ATEMWEGE (BRONCHITIS)

Antimonium tartaricum

Die tiefen Atemwege sind durch reichliches Bronchialsekret verstopft; der Kranke verspürt eine Schwäche im Bereich der Atemwege und kann das Sekret deshalb nicht ausreichend abhusten. Die Atmung klingt deshalb rasselnd. Gefühl einer Last auf der Brust. Muss sich zur Erleichterung der Atmung aufsetzen.

Ipecacuanha

Die Atemnot geht mit Übelkeit bis zum Würgen oder Erbrechen einher und gleichzeitig ist ein rasselndes Atemgeräusch zu hören. Ähnlich wie bei Antimonium tartaricum können die Bronchien mit reichlichem Sekret angefüllt sein, sodass der Kranke nach Luft schnappt.

ATEMNOT DURCH VERKRAMPFUNG DER ATEMWEGE (ASTHMA)

Arsenicum album

Akute Atemnot im Rahmen einer Allergie (zum Beispiel Tierhaare, Rauch); pfeifendes Atemgeräusch, der Kranke muss sich aufsetzen, weil er im Liegen noch schlechter Luft bekommt. Starkes Frieren. Große ängstliche Unruhe, weil er zu ersticken glaubt. Oft nachts – um oder nach Mitternacht – Todesangst.

Carbo vegetabilis

Atemnot mit allgemeiner Schwäche und Kreislaufschwäche. Oft verbunden mit Auftreibung des Bauches durch Gasbildung; Atmung wird

- Atemwege freihalten
- Warme Arm- und Fußbäder
- Finden der angenehmsten Position oder Lage
- Kühlung, Wärme oder Luftbefeuchtung

- Apis
- Antimonium tartaricum
- Arsenicum album
- Carbo vegetabilis
- Ipecacuanha
- Lachesis
- Sambucus niger
- Phosphorus

leichter durch Aufstoßen oder Blähungsabgang. Der Kranke hat starkes Verlangen nach frischer Luft beziehungsweise offenem Fenster.

Ipecacuanha

Große Enge in der Brust mit erstickendem Husten, immer aber mit deutlicher Übelkeit und Würgereiz. Hustet so stark, dass er im Gesicht blau wird.

Lachesis

Erstickungsgefühl durch Zusammenschnürung im Halsbereich oder in den Bronchien; kann nichts Enges am Hals ertragen; Gefühl er müsse ganz tief durchatmen; manchmal abends beim Hinlegen oder Einschlafen, oft morgens »aus dem Schlaf heraus«; braucht frische kühle Luft beziehungsweise ein offenes Fenster, fühlt sich dabei erhitzt mit gerötetem Gesicht.

Sambucus niger

Oft passend bei Kindern, die um Mitternacht erwachen mit Erstickungsgefühl, Husten und bläulicher Gesichtsfarbe; begleitet von starkem Schwitzen, besonders nach dem Erwachen.

ATEMNOT BEI BEGINNENDER LUNGENENTZÜNDUNG

Phosphorus

Atemnot mit Erstickungsangst; beschleunigte Atmung mit Gefühl der Enge, Schwere oder Last im Brustkorbbereich. Kann nicht links liegen wegen Atemnot und Herzklopfen. Rasch zunehmende Schwäche. Friert und verträgt keine kalte Luft, dabei gleichzeitig großer Durst auf reichlich kalte Getränke. Großes Verlangen nach Nähe und Zuwendung. Eventuell begleitend Nasenbluten oder Abhusten von etwas blutigem Schleim.

AUGENBESCHWERDEN
Entzündungen | Gerstenkörner | Verletzungen

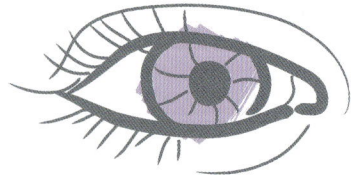

Erkrankungen und Verletzungen der Augen sollten beim geringsten Zweifel an der Harmlosigkeit nicht selbst behandelt werden. Schäden der Hornhaut, Entzündungen der Regenbogenhaut oder Erkrankungen der Netzhaut können zu bleibenden Sehstörungen führen.

Eine einfache Entzündung der Bindehaut zeigt sich in Rötung, Tränenfluss, Juckreiz, Schmerzen und Fremdkörpergefühl, manchmal auch einseitig. Auslöser können Luftzug, eine Allergie, ein Infekt oder tatsächlich Staub oder Fremdkörper sein.

Während eines Heuschnupfens ist die Bindehaut meist ebenfalls gereizt. Die Behandlung sollte, weil diese Krankheit chronisch ist, nicht selbst durchgeführt werden.

Ein Gerstenkorn ist eine Entzündung einer Lid-Talgdrüse und zeigt sich als kleines Knötchen im Lid, das meist nur schmerzt, wenn es beim Lidschluss über das Auge reibt. In der Regel ist es harmlos, aber langwierig; immer wieder auftretende Gerstenkörner erfordern eine Behandlung unter dem Aspekt chronischer Symptomatik.

Verletzungen des Auges sollten vom Augenarzt untersucht werden; homöopathische Mittel sollten nur zur ersten Hilfe eingenommen werden.

- Augenspülung mit klarem Wasser
- Kühlende Umschläge
- Reiben vermeiden
- Warme Auflagen
- Auge schließen und ruhig halten

- Aconitum
- Argentum nitricum
- Arnica
- Arsenicum album
- Euphrasia
- Hepar sulfuris
- Ledum
- Ruta
- Sepia
- Staphisagria
- Symphytum

ALLGEMEINE MASSNAHMEN

Wenn Staub ins Auge geraten ist, kann eine Augenspülung mit klarem Wasser helfen. Bei einfachen Entzündungen sind kühlende Umschläge angenehm; Reiben sollte vermieden werden. Ein Gerstenkorn wird durch warme Auflagen, zum Beispiel mit einem Kamilleteebeutel gelindert. Bei Verletzungen sollte das Auge geschlossen und ruhig gehalten werden, um weitere Schäden zu vermeiden.

ÄRZTLICHE HILFE ERFORDERLICH

Bitte begeben Sie sich in ärztliche Behandlung,

- wenn nach einer Verletzung Sehstörungen oder eine Blutung auftreten oder der Schmerz nicht innerhalb etwa einer Stunde abklingt,
- wenn ein Fremdkörper ins Auge geraten ist und nicht durch eine einfache Spülung entfernt werden kann,
- wenn eine Entzündung zu eitriger Absonderung führt oder Sehstörungen und Schmerzen mehrere Stunden anhalten und
- wenn dieselben Beschwerden immer wieder auftreten.

DIE WICHTIGSTEN ARZNEIMITTEL

Aconitum

Wichtigstes Mittel bei der akuten Bindehautentzündung durch Wind und Zugluft. Oft einseitig, mit Rötung und Brennen. Im ersten Stadium ohne Absonderung. Stimmung: ängstlich.

Argentum nitricum

Bindehautentzündung mit brennenden oder stechenden Schmerzen, starker Rötung und manchmal sogar kleinen Rissen in den Augenwinkeln. Stimmung: ärgerlich-gereizt.

Arnica

Bei fast jeder Verletzung als erstes Mittel nützlich. Wiederholt geben, wenn ein Bluterguss auftritt und Berührungsempfindlichkeit und Schmerzen anhalten. Stimmung: zurückgezogen, weil »angeschlagen«.

Arsenicum album

Allergische Bindehautreizungen mit Brennen und scharfer, wässriger Absonderung; die Lider reiben schmerzhaft, können auch geschwollen sein, so dass die Augen kaum geöffnet werden können. Oft tun warme Auflagen gut. Stimmung: ängstlich-unruhig.

Euphrasia

Entzündungen am Auge, scharfer Tränenfluss, und im Gegensatz dazu, milder Schnupfen. Verlangen zu blinzeln, schlimmer in frischer Luft und durch Licht. Fremdkörpergefühl. Stimmung: träge, schweigsam.

Hepar sulfuris

Entzündungen der Bindehaut und der Talgdrüsen, die zur Eiterung neigen. Kälte wird meist nicht gut ertragen. Stimmung: ärgerlich-gereizt.

Ledum

Bei Prellung des Augapfels mit dumpfen Schmerzen und Schwierigkeiten, das Auge zu öffnen. Auch zur Nachbehandlung von Blutungen im Auge und den Augenlidern. Stimmung: verdrossen.

Ruta

Nach Überanstrengung der Augen durch Lesen und feine Arbeiten, mit Brennen und Hitzegefühl, Tränenfluss, Zucken und Krämpfen der Lider. Stimmung: unzufrieden.

Sepia

Beschwerden durch Lesen, Kerzenlicht, kalten Wind. Die Lider sind schwer, besonders morgens schwer zu öffnen. Gerstenkörner mit Juckreiz und brennenden Schmerzen.

Staphisagria

Entzündete Lidränder, morgens verklebte Augen. Neigung zu harten Gerstenkörnern, die kaum wehtun und nicht eitern. Stimmung: gefasst, braucht lange, um seinem Ärger Luft zu machen.

Symphytum

Wichtiges Verletzungsmittel, nach einem stumpfen Schlag, wenn Arnica und Ledum keine Linderung gebracht haben, auch bei länger zurückliegenden Verletzungen.

BAUCHSCHMERZEN

Bauchschmerzen können sehr vielfältige Ursachen haben. Daher ist zunächst wichtig zu wissen, ob Vorerkrankungen oder spezielle Untersuchungsbefunde bekannt sind. An die folgenden häufigsten Ursachen von Bauch- und Magenschmerzen ist zu denken:

MAGEN

Sind in der Vorgeschichte Magenschleimhautentzündungen (Gastritis) oder sogar Magengeschwüre (Ulcus des Magens oder auch des anschließenden Zwölffingerdarmes) bekannt? Wird der Schmerz an typischer Stelle im mittleren Oberbauch im Winkel zwischen den unteren Rippenbögen wahrgenommen? Strahlt der Schmerz aus, zum Beispiel zum Rücken? Bestand schon längere Zeit starkes Sodbrennen? Ging dem Beginn der Schmerzen eine typische schmerzauslösende Ursache voraus, zum Beispiel starker beruflicher oder privater Stress, eventuell auch Schlafmangel, starker Zigarettenkonsum, zu reichlicher Alkoholgenuss?

GALLENBLASE

Sind aus Voruntersuchungen (zum Beispiel Ultraschall) Gallensteine bekannt oder gab es in der Vergangenheit ähnliche, meist im rechten Oberbauch lokalisierte kolikartige Schmerzen? Geht dieser Schmerz mit Fieber einher, ist immer auch an eine Gallenblasenentzündung (Cholezystitis) zu denken. Sind diese Schmerzen zum Beispiel nach einer besonders fettreichen Mahlzeit entstanden?

BAUCHSPEICHELDRÜSE

Werden die Schmerzen als besonders tief im Oberbauch und vielleicht gürtelförmig, zum Rücken oder zur linken Schulter ausstrahlend wahrgenommen, von bohrendem Charakter und vielleicht mit starker Übelkeit und/oder Durchfall begleitet, so kann es sich um eine prinzipiell immer gefährliche Bauchspeicheldrüsenentzündung (Pankreatitis) handeln, die ohne Zeitverzug in fachärztliche Behandlung gehört. Diese Erkrankung wird oft durch allzu fettreiche Ernährung und/oder Alkohol ausgelöst.

DÜNNDARM UND DICKDARM

Sind die Schmerzen diffus im ganzen Bauchraum verteilt? Gehen sie mit starker Gasauftreibung des Bauches einher? In diesem Falle kann es sich um eher harmlose Blähungskoliken handeln, wie sie auch in

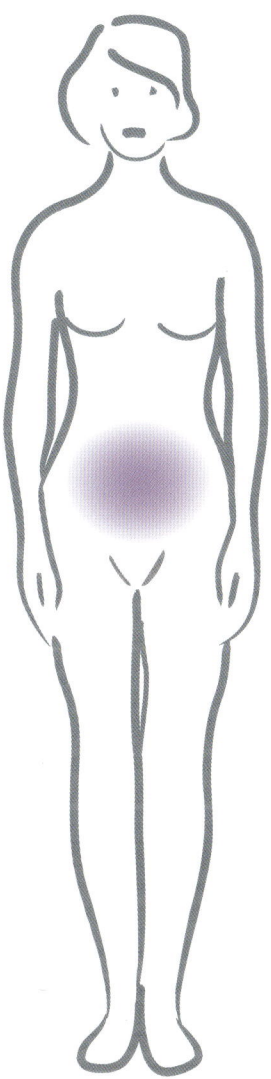

- Lokale Wärmeanwendung
- Warmer Tee in kleinen Schlückchen
- Vorsicht mit Schmerz-mitteln

- Argentum nitricum
- Arsenicum album
- Bryonia
- China
- Colocynthis
- Lycopodium
- Magnesium phosphoricum
- Nux vomica
- Phosphorus
- Staphisagria

Zusammenhang mit Verstopfung (Obstipation) auftreten können. Gehen die Schmerzen mit Durchfällen einher, so kann es sich um einen Darminfekt entweger durch Viren oder durch Bakterien handeln. Wenn die Durchfälle freilich blutig sind, so muss man auch an eine beginnende entzündliche Darmerkrankung denken. Ist der Schmerz im rechten Unterbauch lokalisiert, so sollte von einem Arzt in jedem Falle auch eine Blinddarmentzündung (Appendizitis) ausgeschlossen werden!

NIEREN
Auch Krankheiten einer oder beider Nieren können als »Bauchschmerzen« wahrgenommen werden. Sind Nierensteine bekannt? In diesem Falle können die meist kolikartigen Schmerzen entlang der Harnleiter bis in den Unterbauch, die Blase oder bei Männern auch in die Hoden ausstrahlen. Meist werden Schmerzen der Nieren jedoch eher im Rücken in Höhe des Unterrandes der hinteren Rippenbögen empfunden.

BLASE
Schmerzen, die von der Blase ausgehen, sind im Falle von Entzündungen oder Infekten (Zystitis) meist mit entsprechenden Beschwerden beim Wasserlassen verbunden und so eher leicht abzugrenzen (siehe Kapitel »Blasenbeschwerden«).

WEIBLICHE GENITALIEN
Ihre spezielle Lokalisation im Becken, eventuell mit Ausstrahlungen zum Rücken, in die äußere Genitalregion oder in die Oberschenkel sollte dazu führen, einen Gynäkologen aufzusuchen, damit etwaige Eierstockentzündungen (Adnexitis) oder Eierstockzysten, in Einzelfällen aber auch Tumoren oder eine Eileiterschwangerschaft ausgeschlossen werden können. Dasselbe gilt bei zyklusbegleitenden Schmerzen auch für die Frage nach einer Endometriose.

HERZ
Oberbauchschmerzen, die an den Magen oder die Gallenblase denken lassen, können in Einzelfällen auch von einer Durchblutungsstörung der Herzkranzgefäße, vor allem im Bereich der Herzhinterwand ausgelöst werden. Daran ist zu denken, wenn aus der Vorgeschichte ein Bluthochdruck (Hypertonie) oder ein anderer Risikofaktor (zum Beispiel erhöhtes Cholesterin) bekannt sind oder bereits Symptome einer Angina pectoris in der Vergangenheit aufgetreten sind. Auch in diesem Fall sollte selbstverständlich umgehend ein Arzt konsultiert werden!

ALLGEMEINE MASSNAHMEN

In vielen Fällen kann lokale Wärmeanwendung Linderung herbei-
führen – dies gilt insbesondere bei krampfartigen Schmerzen. Auch
die Zufuhr von warmem (nicht heißem!) Tee in kleinen Schlückchen
wird vor allem bei Magenschmerzen hilfreich sein; hierbei eignet sich
besonders Kamillentee. Die selbstständige Einnahme von Schmerzmitteln sollte in aller Regel unterbleiben, bevor die Situation nicht mit
einem Arzt besprochen wurde. Bestimmte Schmerzmittel könnten die
Ursache des Schmerzes eher noch verschlechtern (zum Beispiel Acetylsalicylsäure bei Magenschleimhautentzündung) oder ganz allgemein
die Symptomatik verfälschen, so dass eine korrekte Diagnostik der
Ursache später erschwert ist!

ÄRZTLICHE HILFE ERFORDERLICH

Wie Sie aus der orientierenden Zusammenstellung einiger häufiger
Ursachen für Bauchschmerzen (siehe Seite 121 und 122) unschwer
erkennen können, sollten Sie in der Selbstbehandlung von Bauchschmerzen große Vorsicht walten lassen und bei fehlender Besserung
oder gar Verschlimmerung der Schmerzen unverzüglich ärztlichen Rat
einholen! Dies gilt vor allem dann, wenn die Bauchschmerzen mit
mehr oder weniger ausgeprägten Allgemeinsymptomen wie Übelkeit,
Erbrechen, Schwindel, Fieber, Schwäche oder Kreislaufsymptomen
kombiniert sind!

DIE WICHTIGSTEN ARZNEIMITTEL

KOLIKARTIGE UND KRAMPFARTIGE BAUCHSCHMERZEN

Colocynthis

Krampfartige, kneifende oder zusammenziehende Schmerzen bei
Magen-Darm-Infekt, Gallensteinkolik, Magenschleimhautentzündung
oder Magengeschwür, die mit motorischer und reizbarer Unruhe ein-
hergehen. Der Kranke will sich zusammenkrümmen oder ein Kissen
beziehungsweise eine Wärmflasche gegen den Bauch pressen. Auch
Aufstoßen kann erleichtern. Schmerz kommt plötzlich. Reichliche
Gasansammlung im Bauch. Verbunden mit geleeartigen Durchfäl-
len. Manchmal findet sich in der unmittelbaren Vorgeschichte großer
Zorn und Ärger als Auslöser der Krankheit. Die Schmerzen lassen nach
Stuhlgang oder Blähungsabgang nach.

Staphisagria

Die Schmerzen können in unmittelbarem zeitlichen Zusammenhang
mit Ärger, einer persönlichen Kränkung oder Beleidigung auftreten.
Meist handelt es sich dabei um funktionelle und nichtorganische
Zustände von Verkrampfung des Magens oder von Teilen des Darmes.

Passt oft bei Menschen, die auf die genannten emotionalen Einflüsse besonders empfindlich reagieren und verletzlich sind.

Magnesium phosphoricum

Ähnliches Bild wie Colocynthis mit Besserung durch Zusammenkrümmen und lokale Wärme. Verbunden mit Blähungen, wobei Aufstoßen im Gegensatz zu Colocynthis keine Erleichterung bringt.

Nux vomica

Krampfartige Magenschmerzen bald, ein bis zwei Stunden nach dem Essen, bereits früh morgens nach durchzechter Nacht (nach Alkohol!) oder nach Überessen. Die Oberbauchregion ist sehr berührungsempfindlich. Kann mit Übelkeit und Brechwürgen einhergehen. Der Kranke reagiert sehr gereizt auf Kleinigkeiten, Gerüche, Geräusche oder zu enge Kleidung. Der Schmerz wird besser durch Wärme von außen oder warme Getränke. Oft verbunden mit Sodbrennen und saurem Aufstoßen. Erfolgloser krampfartiger Stuhldrang, bei dem nur kleine Stuhlmengen abgehen. Meist fühlt sich der Patient sehr kalt.

BRENNENDE BAUCHSCHMERZEN

Arsenicum album

Brennende und stechende Schmerzen mit ängstlicher Unruhe, wälzt sich hin und her. Gleichzeitig starke Erschöpfung und Schwäche. Die Schmerzen werden besser durch Anwendung von heißen Leibwickeln. Verlangen nach heißem Getränk, das in kleinen Schlückchen getrunken wird. Oft verbunden mit Erbrechen und / oder Durchfall. Der Kranke ist wegen seiner Beschwerden oft ängstlich-verzweifelt und verlangt ständige Nähe und sorgende Zuwendung.

Phosphorus

Brennende Magenschmerzen, dabei großer Durst auf kalte Getränke, welche die Schmerzen lindern (im Gegensatz zu Arsenicum album!). Oft verbunden mit Übelkeit und Erbrechen, sobald das kühle Getränk im Magen warm geworden ist. Diese Kranken sind ebenfalls ängstlich und möchten Nähe und Zuwendung und sind dabei wesentlich leichter zu beruhigen als der Kranke im Arsenicum-album-Zustand.

STECHENDE BAUCHSCHMERZEN

Bryonia

Stechende und berstende Bauchschmerzen, die den Kranken dazu veranlassen, absolut ruhig zu liegen, weil die Schmerzen durch die geringste Bewegung schlechter werden. Der Schmerz kann ausgelöst werden durch kalte Getränke nach vorheriger Überhitzung. Der

Kranke liegt ruhig mit angezogenen Knien, atmet vorsichtig und flach und will seine Ruhe, vor allem aber nicht reden. Während im Bild von Bryonia so gut wie alle Schmerzen durch festen Druck besser werden, verschlimmern sich die Bauchschmerzen durch Druck.

BAUCHSCHMERZEN MIT STARKEN BLÄHUNGEN

Lycopodium

Schmerzhafte Auftreibung des Bauches, oft schon rasch nach dem Essen, mit reichlichen Darmgeräuschen. Der Bauch ist durch einge-klemmte Blähungen angespannt und empfindlich auf jede Beengung oder Kleidung. Der Kranke muss ständig aufstoßen. Oft ist gerade der Unterbauch besonders schmerzhaft. Der Kranke kann in diesem Zustand ausgesprochen unleidlich, gereizt und fordernd sein. Bei die-sem Symptombild und der entsprechenden Gesamtkonstitution sollte man immer auch an Gallensteine denken, erst recht, wenn die Schmer-zen im rechten Oberbauch lokalisiert sind.

Argentum nitricum

Heftige, splitterartige, spitze Schmerzen, dabei ist der Bauch oft massiv gebläht. Erst heftiges, lautes Aufstoßen bringt Entspannung. Oft starkes Verlangen nach Süßigkeiten oder purem Zucker, was aber nicht vertra-gen wird. Manchmal Durchfall, sobald er etwas trinkt. Diese Kranken kennzeichnet oft eine eilige Art von Unruhe mit gleichzeitiger starker Erwartungsspannung und Nervosität.

China

Ausgeprägte Blähungskoliken vor allem im Oberbauch, wobei Aufsto-ßen nicht lindert! Kann verbunden sein mit schmerzlosen Durchfällen und gleichzeitigem Blähungsabgang. Der Kranke ist rasch geschwächt und kann einen bitteren oder säuerlichen Mundgeschmack haben. Die Schmerzen werden schlimmer durch jede Erschütterung. Auch China kommt ähnlich wie Lycopodium in Frage, wenn die Ursache der Beschwerden in einer Erkrankung der Gallenblase (zum Beispiel Gal-lensteine) liegt.

BLASENBESCHWERDEN

Zur homöopathischen Selbstbehandlung eignen sich nur unkomplizierte Reizungen und Infektionen der Harnblase und der Harnröhre, die akut aus völliger Gesundheit heraus entstanden sind. Sie sollten auf einen zeitnahen und plausi-

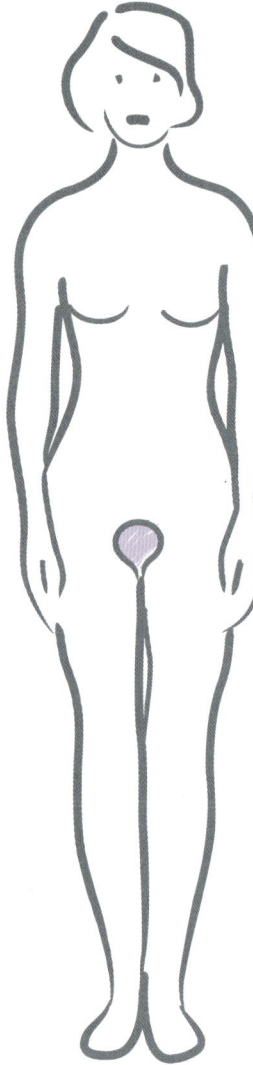

blen Auslöser zurückzuführen sein! Wenn Blasenentzündungen immer wieder, mit oder ohne nachvollziehbare Ursache auftreten, so müssen Sie von einer chronischen Krankheitsbereitschaft ausgehen, die eine sorgfältige und ausführliche homöopathische Anamnese erforderlich macht. Dabei muss immer auch der konstitutionelle Hintergrund des Kranken Berücksichtigung finden! In unklaren Fällen sollten Sie einen Urin-Streifentest oder eine Urinuntersuchung bei Ihrem Arzt durchführen lassen. Von einem bakteriellen Infekt müssen Sie ausgehen, wenn der Urin Nitrit und weiße Blutkörperchen in größerer Menge enthält!

Die typische Symptomatik einer Blasenentzündung:
- Häufiger Harndrang
- Druck- und Völlegefühl im Unterbauch in Höhe des Schambeines
- Schmerz in dieser Region
- Schmerz beim Wasserlassen entlang der Harnröhre und am Harnröhrenausgang
- Trüber Urin
- Übler Uringeruch
- Blutiger Urin

ALLGEMEINE MASSNAHMEN

Grundsätzlich sollten Sie für eine größtmögliche Durchspülung der Harnwege und damit auch der Blase durch gesteigerte Trinkmenge (mindestens drei Liter!) sorgen. Außerdem kann die äußerliche Anwendung von feuchter Wärme durch entsprechende Auflagen und Packungen über der Blasenregion zu einer verbesserten lokalen Infektabwehr beitragen. (Nähere Informationen hierzu finden Sie auch in der Broschüre »Wickel, Tees und Globuli«, welche in derselben Reihe von Patienteninformationen des Deutschen Zentralverein homöopathischer Ärzte erschienen ist.)

ÄRZTLICHE HILFE ERFORDERLICH

Treten im Verlauf eines Harnwegsinfektes plötzlich Schmerzen im Bereich des Rückens beziehungsweise in Höhe der Taille auf oder kommt es zu Fieber mit Schüttelfrost, dann sollte unverzüglich ein Arzt hinzugezogen werden! Sie müssen dann von einem zur Niere aufsteigenden Infekt ausgehen, welcher in eine Nierenbeckenentzündung mit unter Umständen schweren Komplikationen münden kann.

DIE WICHTIGSTEN ARZNEIMITTEL

Apis

Brennende und stechende Schmerzen oft schon zu Beginn des Wasserlassens. Häufiger schmerzhafter Harndrang, bei Frauen oft vor der Menstruation; der Urin wird als heiß empfunden und geht nur tröpfelnd ab. Oft spärlicher Urin. Empfindlichkeit und Verschlimmerung der Beschwerden durch Wärme (!), lokale Kälteanwendung führt zur Beschwerdelinderung. Meist durstlos. Manchmal mit Wassereinlagerungen im Gewebe, zum Beispiel um die Augen.

Cantharis

Der Schmerz steht hier ganz im Vordergrund! Der Schmerz ist schneidend, brennend, krampfartig, der Kranke zieht die Beine an und schreit vor Schmerz. Jeder einzelne Tropfen brennt wie Feuer. Die geringste Urinmenge in der Blase löst bereits wieder heftigen Harndrang aus. Der Urin kann rasch blutig werden.

Dulcamara

Harnwegsinfekt bei jeder Erkältung, vor allem nach kalter Nässe. Oft passend nach warmen Tagen und abendlicher Abkühlung, zum Beispiel im Herbst, dann auch sofort häufigerer Harndrang.

Lycopodium

Druck, Schwere- und Völlegefühl in der Blase, muss aber lange warten, bis der Urinfluss beginnt. Übelriechender Urin mit rötlichem, sandigem Bodensatz. Oft begleitend Blähungen.

Nux vomica

Ständiger, aber erfolgloser Harndrang, Urin geht nur tropfenweise ab und dann scheint sich der Blasenausgang wieder zusammenzukrampfen. Oft nach Kälteexposition, deutliche Linderung durch lokale Wärmeanwendung.

Pulsatilla

Rasch zunehmender Schmerz in der Blase, wenn der Kranke beim Auftreten von Harndrang nicht sofort urinieren kann. Muss sich ständig auf die Blase konzentrieren, sonst geht Urin unwillkürlich ab, ebenso beim Husten, Niesen oder Lachen; Gefühl, die Blase sei zu voll. Bei Frauen vor der Menstruation schlimmer, aber auch bei Rückenlage.

Sarsaparilla

Reichlicher Harnfluss mit Schmerz erst am Ende des Wasserlassens. Kann oft nur im Stehen urinieren. Abgang von rötlichem »Sand« mit dem Urin.

- Steigerung der Trinkmenge
- Feuchte Wärme (Wickel)

- Apis
- Cantharis
- Dulcamara
- Lycopodium
- Nux vomica
- Pulsatilla
- Sarsaparilla
- Sepia
- Staphisagria

Sepia

Harndrang, »als ob die Gebärmutter nach außen drängen« würde; Frösteln beim Harndrang oder beim Wasserlassen; muss sich zum Urinieren beeilen, sonst geht Urin unwillkürlich ab; manchmal milchiger Urin, der wie Feuer brennt; bei Frauen schlimmer während der Menstruation.

Staphisagria

Harnwegsinfekt nach Geschlechtsverkehr, besonders bei jüngeren Frauen nach dem ersten sexuellen Kontakt. Gefühl, nach dem Wasserlassen »nicht fertig« zu sein. Besser durch zusammengekrümmtes Liegen in Seitenlage.

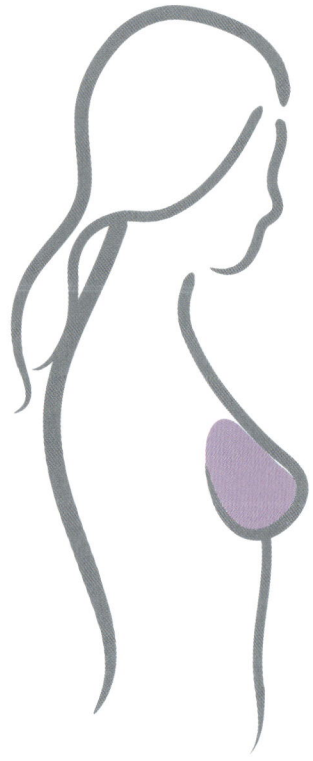

BRUSTDRÜSENENTZÜNDUNG (Mastitis)

Während des Stillens, besonders in den ersten Wochen nach der Entbindung, kann eine Entzündung der Brustdrüse auftreten. Meistens ist nur eine Brust betroffen. Es zeigen sich die klassischen Entzündungszeichen: Rötung, Schwellung, Wärme, Schmerzen. Oft ist der entzündete Bezirk verhärtet.

MÖGLICHE URSACHEN
Beim ersten Einschießen der Milch ist die Entzündung meist nur durch die plötzliche Fülle der Brust verursacht, ansonsten werden als Erreger Bakterien vermutet, die über kleine Verletzungen der Brustwarzen eindringen. Bei unzureichender Behandlung kann ein Abszess entstehen.

ALLGEMEINE MASSNAHMEN
Das Kind sollte weiter an der Brust trinken, zusätzlich ist Ausstreichen hilfreich, damit die entzündete Brust jeweils gut entleert wird. Vor dem Stillen sollte die Brust durch warme Auflagen erwärmt werden, nach dem Stillen nützt ein kalter Umschlag oder Quarkwickel sowie Ruhigstellung durch einen festen BH.

ÄRZTLICHE HILFE ERFORDERLICH
Ärztliche Hilfe oder Beratung durch die Hebamme ist erforderlich
- wenn die Schmerzen mehrere Tage anhalten,
- wenn Fieber auftritt und
- wenn Farbe und Konsistenz der Milch sich verändern.

DIE WICHTIGSTEN ARZNEIMITTEL

Apis mellifica

Die Schwellung ist eher weich oder teigig, glänzend und aufgedunsen, was die Ansammlung von Gewebswasser zeigt (Ödem). Die Rötung ist meist blass, der Schmerz stechend oder brennend wie von heißen Nadeln, er tritt plötzlich auf und führt zum Aufschreien. Es besteht große Berührungsempfindlichkeit. Kühlen und Entblößen bessert die Beschwerden, Wärme jeder Art verschlimmert sie. Begleitsymptome: Durstlosigkeit, Unruhe, Nervosität, nach innen gestülpte Brustwarzen.

Belladonna

Eines der Hauptmittel. Plötzlich auftretende Entzündung, meist mit Fieber. Klopfender, pochender Schmerz mit Verschlimmerung durch die geringste Bewegung, Besserung durch Stützung mit einem festen BH. Harte, knotige Schwellung. Der Milchfluss stockt. Die entzündete Brust ist hochrot, meist fleckig oder mit roten Streifen von einem Punkt aus; die Haut ist heiß. Begleitsymptome: Muskelzuckungen, heißer Urin, Überempfindlichkeit gegen Licht und Geräusche.

Bryonia

Eines der Hauptmittel. Stechender Schmerz, der sich bei geringster Berührung oder Bewegung verschlimmert, durch harten Druck aber bessert. Die Brust ist steinhart, heiß und schwer und muss gestützt werden. Auch die Brustwarzen sind verhärtet, die Milch stockt. Begleitsymptome: Großer Durst auf große Mengen kalter Getränke, starke Reizbarkeit, absolutes Verlangen nach Ruhe. Jede Bewegung wird vermieden, schon das Bewegen der Augen schmerzt. Trockenheitsgefühl, auch der Wochenfluss versiegt.

Chamomilla

Brust und Brustwarzen sind sehr empfindlich, der Schmerz wird nicht ertragen und macht ärgerlich, gereizt und ungeduldig. Die Milch ist käsig und kann mit Blut oder Eiter vermischt sein.

Hepar sulfuris

Die Brust ist stark geschwollen, es kann sich ein beginnender Eiterherd andeuten. Die Brustwarzen sind rissig, wund und schmerzhaft. Blutige oder eitrige Milch. Allgemeine Reizbarkeit, heftiger Zorn und große Empfindlichkeit gegen Kälte, Besserung durch Wärme jeder Art.

Lac caninum

Die Brustentzündung wechselt häufig die Seiten. Große Empfindlichkeit der Brust bei jeder Bewegung und Erschütterung, die Brust wird fest gehalten. Die Stimmung ist gereizt und niedergeschlagen.

- Weiter stillen
- Ausstreichen der Brüste
- Warme Auflagen vor dem Stillen
- Kalter Umschlag oder Quarkwickel nach dem Stillen
- Fester BH

- Apis mellifica
- Belladonna
- Bryonia
- Chamomilla
- Hepar sulfuris
- Lac caninum
- Lachesis
- Mercurius solubilis
- Phytolacca
- Pulsatilla

Lachesis

Der entzündete Bezirk – meist ist die linke Brust betroffen – ist dunkelrot bis bläulich verfärbt und sehr berührungsempfindlich. Ein fester BH wird nicht ertragen, am besten ist leichte, offene Kleidung.

Mercurius solubilis

Ein Mittel für spätere Stadien der Brustentzündung, wenn eine Verhärtung der Brust zurückbleibt. Die Brust fühlt sich wund und roh an, die Milch fließt spärlich, das Kind mag nicht trinken. Starkes Schwitzen. Verschlimmerung nachts sowie durch heiße und kalte Temperaturen, besser durch gemäßigte Temperaturen und Ruhe.

Phytolacca

Eines der Hauptmittel. Die Brust ist dunkelrot und knotig verhärtet, um die entzündete Stelle aber weich, meist ist die rechte Seite betroffen. Der Schmerz ist besonders heftig, wenn die Milch einschießt. Oft strahlt der Schmerz in Schulter, Nacken oder Rücken aus. Verschlimmerung nachts, durch Aufstehen vom Liegen, Bewegung und Erschütterung, besser durch Ruhe. Begleitsymptome: Die allgemeine Stimmung ist eher schwermütig, schwerfällig und teilnahmslos. Die Muskulatur ist verspannt, es besteht eine Neigung, die Zähne fest zusammenzubeißen.

Pulsatilla

Die Schmerzen strahlen in die Brustmuskulatur, in Nacken und Arme aus, sie treten auch während des Stillens mal hier, mal da auf. Stimmung: zu Tränen geneigt, Weinen jedesmal beim Anlegen des Kindes.

DURCHFALL

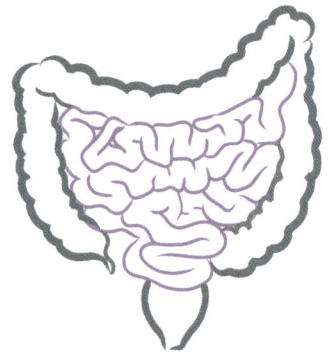

Häufige Darmentleerungen mit weichem oder sogar wässrigem Stuhl – häufig verbunden mit krampfartigen oder stechenden Schmerzen – sind oft Zeichen einer akuten Magen-Darm-Infektion oder eine Reaktion auf schlecht vertragene Speisen oder Getränke (Lebensmittelvergiftung oder Milchunverträglichkeit, Lactose-Intoleranz). Meist besteht auch Übelkeit oder Erbrechen. Das Reizdarm-Syndrom zeigt sich mit Durchfällen ohne Magenbeschwerden, meist morgens oder nach psychischer Erregung. Häufige Durchfälle über viele Tage können Folge einer chronischen Darmentzündung sein und müssen ärztlich behandelt werden.

ALLGEMEINE MASSNAHMEN

Wichtig bei Durchfall ist eine vermehrte Flüssigkeitszufuhr, am besten mit Salz; besonders geeignet und leicht zu bereiten ist eine klare Brühe oder Bouillon, was zudem viel besser schmeckt als die käuflichen Elektrolyt-Lösungen. Ein Hindernis kann die Übelkeit sein, dann muss die Flüssigkeit langsam und löffelweise zugeführt werden. Mittel, die den Darm einfach ruhigstellen oder den Durchfall stoppen, sollten vermieden werden, um die Ausscheidung von Giftstoffen und Krankheitserregern nicht zu hemmen.

ÄRZTLICHE HILFE ERFORDERLICH

Bitte geben Sie sich in ärztliche Behandlung,
- wenn eine Austrocknung durch großen Flüssigkeitsverlust droht,
- wenn der Durchfall über mehrere Tage (bei Kleinkindern länger als sechs bis zwölf Stunden) anhält,
- wenn starke Schmerzen auftreten,
- wenn hohes Fieber oder Kreislaufschwäche hinzu kommt und
- wenn mehrere Stühle mit Blut vermischt sind.

DIE WICHTIGSTEN ARZNEIMITTEL

Arsenicum album

Hauptmittel bei der akuten Magen-Darm-Entzündung, die mit Erbrechen, meist kurz nach Mitternacht, beginnt. Großer Durst, aber jeder Schluck führt wieder zum Erbrechen. Gleichzeitig oder in der zweiten Phase häufige Durchfälle, oft mit Brennen im After. Auslöser können auch kalte Getränke, Eis oder verdorbenes Essen sein. Begleitsymptome: Große Schwäche, Blässe, Unruhe, Herumwälzen im Bett, Ängstlichkeit.

Bryonia

Der Stuhl ist gelblich oder schmutzig verfärbt oder unverdaut, auch das Erbrochene kann gallig (gelb verfärbt) sein. Auslöser sind Obst, kalte Getränke bei Überhitzung, warmes Wetter. Jede Bewegung schmerzt, morgens ist alles schlimmer. Begleitsymptome: Reizbarkeit, Wunsch nach absoluter Ruhe.

Camphora

Plötzlicher Durchfall nach Verkühlung, beginnt mit starkem Blähungsabgang. Entleerung unwillkürlich, Stuhl schwärzlich. Begleitsymptome: Kalter Schweiß oder trockene kalte Haut, will nicht zugedeckt sein. Angst, Unruhe, Muskelkrämpfe, Kollaps.

- Vermehrte Flüssigkeitszufuhr
- Klare Brühe oder Boullion

- Arsenicum album
- Bryonia
- Camphora
- Chamomilla
- China
- Colocynthis
- Ipecacuanha
- Phosphorus
- Podophyllum
- Veratrum album

Chamomilla

Wichtiges Mittel für Kinder, die immer wieder während der Zahnung Durchfall bekommen. Der Stuhl ist grünlich und riecht scharf. Das Kind ist ärgerlich und gereizt, man kann ihm nichts recht machen. Es streckt sich, biegt den Rücken nach hinten und strampelt mit den Beinen.

China

Länger anhaltende Durchfälle mit großer Erschöpfung, wiederkehrendes Fieber, geblähter Bauch. Begleitsymptome: Viele Ideen trotz der Erschöpfung (Luftschlösser), starkes Schwitzen, Berührungs- und Zugluft-Empfindlichkeit.

Colocynthis

Starke Bauchkrämpfe, die sich durch Zusammenkrümmen, Druck und Wärme bessern. Häufige Auslöser: Ärger und Verkühlung.

Ipecacuanha

Elend und flau im Magen, erbricht Essen, Galle, Blut und Schleim. Ekel vor allen Speisen, ohne Durst. Schneidende Bauchschmerzen von links nach rechts, um den Nabel. Durchfälle schaumig oder schleimig-wässrig, grasgrün oder mit Blutbeimengung. Begleitsymptome: Reine Zunge, Reizbarkeit.

Phosphorus

Gurgeln vom Magen bis zum Darm mit unwillkürlichem Stuhl. Schwäche- oder Leeregefühl im ganzen Bauch. Gefühl, der After bliebe offen und Feuchtigkeit sickert heraus. Stuhl halbflüssig, mit Schleimhautfetzen, weiß, gelb, blutig; wenn geformt, dann schmal und dünn (Bleistiftstuhl). Brennen, Krämpfe, Wundheit. Durst auf kaltes Wasser, das nach fünf Minuten wieder erbrochen wird. Anhaltende Schwäche nach Diarrhoe.

Podophyllum

Hauptmittel der Gastroenteritis, nach Baden, bei heißem Wetter, beim Zahnen, Beginn meist gegen 3 bis 5 Uhr morgens. Herausspritzender Stuhl, mit Blähungen gemischt, Stuhl wässrig, gelb, grün. Große Übelkeit, Würgen, grünliches Erbrechen. Koliken auch ohne Stuhlentleerung. Großer Durst. Auch bewährt bei leichteren Formen ohne Schmerzen.

Veratrum album

Gleichzeitig Erbrechen und Durchfall, mit starkem Schweiß, Kältegefühl und Ohnmachtsanfällen. Stuhl wie Reiswasser oder wie Spinat, scharf. Gewaltsames Erbrechen, mit grünlichem Schleim. Durst auf große Mengen, vor allem kalte Getränke. Kalter Atem, kalter Stirnschweiß, kalte Nase.

EITERUNGEN, ABSZESSE

Abszesse sind abgekapselte, meist bakteriell bedingte Eiteransammlungen unter der Haut und im Bereich der Schleimhäute (zum Beispiel an den Rachenmandeln oder am After). Meist weisen sie die typischen Entzündungszeichen Hitze, Rötung, Schwellung und Schmerz auf. Sie können ohne offenbare äußere Ursache auftreten, aber auch Folge einer Verletzung, Operation, Spritze oder eines Fremdkörpers sein. Ein Furunkel ist eine eitrige Entzündung eines Haarbalgs, fließen mehrere Furunkel zusammen, entsteht ein sehr schmerzhaftes, großes Karbunkel. In den meisten Fällen wird der Körper selbst mit der Infektion fertig. Der Abszess öffnet sich nach außen, so dass sich der Eiter entleeren kann und heilt schließlich ab. In manchen Fällen können Fieber und allgemeines Krankheitsgefühl auftreten. Sehr selten kann es auch zu einer gefährlichen Ausbreitung der Bakterien über die Lymph- und Blutbahnen kommen (»Blutvergiftung«).

ÄRZTLICHE HILFE ERFORDERLICH

Bitte begeben Sie sich in ärztliche Behandlung, wenn ein Abszess nicht innerhalb weniger Tage abheilt oder sich unter den hier angeführten homöopathischen Arzneimitteln keine Besserung oder gar eine Verschlechterung des Zustands einstellt!

DIE WICHTIGSTEN ARZNEIMITTEL

Hepar sulfuris

Jede kleine Wunde neigt zur Entzündung und Eiterung. Übelriechende Wunden und Absonderungen, wie alter Käse. Große Schmerzempfindlichkeit, wie von einem Splitter. Verschlimmerung durch Kälte, Besserung durch Wärme. Sehr reizbar, verträgt keinen Widerspruch. Empfindlich gegen Zugluft.

Bitte begeben Sie sich in ärztliche Behandlung, wenn die Beschwerden sich verschlimmern oder mehr als drei Tage andauern!

- Hepar sulfuris
- Ledum
- Mercurius solubilis
- Silicea

Ledum

Vor allem bei Insektenstichen und Stichverletzungen, die zur Infektion und Eiterung neigen. Die betroffene Stelle ist kalt, gleichzeitig werden die Schmerzen durch Kälte gebessert. Starker Juckreiz, der durch Kratzen schlimmer wird.

Mercurius solubilis

Wichtiges Eiterungsmittel. Reichlich übelriechender, wundmachender, gelbgrüner Eiter. Neigung zu schmerzhaften, blutenden Geschwüren. Schwitzt viel. Große Schwäche, zittert bei Anstrengung. Verschlimmerung nachts, durch Hitze, Kälte, Zugluft, Schwitzen. Besserung durch gemäßigte Temperaturen und Ruhe.

Silicea

Wie auch bei Hepar sulfuris besteht bei jeder Wunde die Neigung zu Entzündung und Eiterung. Im Gegensatz dazu sind die Patienten aber eher ruhig und sanftmütig, und nicht so empfindlich. Bei Abszessen durch Fremdkörper kann Silicea deren Ausstoßen beschleunigen.

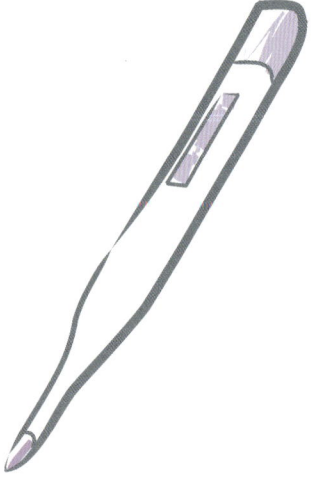

FIEBER, GRIPPALER INFEKT

Ein grippaler Infekt ist eine akute Krankheit, die durch Viren oder, selten, durch Bakterien ausgelöst wird und mit vorübergehender Schwäche, Schmerzen und Unwohlsein einhergeht. Es kann Fieber auftreten, was in der Regel die körpereigenen Abwehrvorgänge aktiviert und beschleunigt. Oft, aber nicht immer, ist ein solcher Infekt mit Absonderungen der Schleimhäute verbunden. Die Arzneimittel für die entsprechenden Symptome sind unter den Stichworten »Durchfall«, »Erbrechen«, »Husten« und »Schnupfen« aufgeführt. Vergleiche auch die Abschnitte »Halsschmerzen« und »Ohrenschmerzen«. Eine dramatisch beginnende und besonders schwere Form der »Grippe« ist die echte Influenza!

ALLGEMEINE MASSNAHMEN

Die wichtigste Maßnahme ist körperliche Schonung. Fieber sollte bei einfachen grippalen Infekten nicht gesenkt werden, besonders nicht im ersten Stadium des Fieberanstiegs mit Frösteln. In dieser Phase ist zusätzlich die Erwärmung durch heiße Getränke, warme Kleidung oder ein heißes Bad zu empfehlen. Auf vermehrte Flüssigkeitszufuhr sollte geachtet werden, weil der Bedarf durch Schwitzen und Ausscheidungen der Schleimhäute erhöht ist.

ÄRZTLICHE HILFE ERFORDERLICH

Bitte begeben Sie sich in ärztliche Behandlung,

- wenn das Fieber länger als drei Tage, bei kleinen Kindern länger als einen Tag anhält,
- wenn starke Schmerzen bestehen,
- wenn Muskelkrämpfe, Bewusstseinstrübung oder Ohnmacht auftreten,
- wenn die gesamte Krankheit länger als eine Woche dauert oder nach wenigen Tagen oder Wochen wieder erscheint oder
- wenn die Krankheit sehr rasch beginnt und schnell einen schweren Verlauf nimmt!

DIE WICHTIGSTEN ARZNEIMITTEL

Aconitum

Die Haut ist trocken und heiß, ohne Schweiß. Auslöser der Krankheit: Kalter, trockener Wind oder Zugluft, manchmal auch ein Schreck. Die Beschwerden kommen plötzlich, heftig, stürmisch; sie beginnen oft um Mitternacht. Schlimmer werden sie durch Kälte, Lärm, Licht, im warmen Zimmer. Gesellschaft hilft, vor allem beruhigendes Zureden, aber auch frische Luft. Begleitsymptome: Erschreckter Blick, enge Pupillen, das Gesicht ist im Liegen rot und wird beim Aufrichten blass; Herzklopfen, Husten und Atemnot können auftreten. Der Kranke ist unruhig und ängstlich, glaubt eine schlimme, vielleicht tödliche Krankheit zu haben und ist überempfindlich gegen Schmerzen.

Apis

Auslöser des Fiebers sind übermäßige Sonneneinwirkung, Insektenstiche und -allergien, manchmal auch Schreck oder Zorn. Die Beschwerden sind heftig, kommen schnell, lassen nach und kommen wieder. Oft erscheinen sie nach dem Schlafen. Frösteln tritt meist nachmittags gegen 15 Uhr auf, dabei hat der Kranke ausnahmsweise Durst, während er sonst während des Fiebers nicht trinken will. Wärme und Zudecken, aber auch Bewegung und Berührung verschlimmern. Abkühlen und frische Luft bessern. Begleitsymptome: Schwellung unter den Augen, in Mundhöhle und Rachen, stechende Schmerzen, Reizbarkeit, weinerliche Stimmung, quälende Gedanken.

- Körperliche Schonung
- Bei einfachen grippalen Infekten Fieber nicht senken
- Erwärmung durch heiße Getränke, warme Kleidung oder ein heißes Bad
- Vermehrte Flüssigkeitszufuhr

- Aconitum
- Apis
- Belladonna
- Bryonia
- China
- Eupatorium perfoliatum
- Ferrum phosphoricum
- Gelsemium
- Nux vomica
- Phosphor
- Pulsatilla
- Rhus toxicodendron

Belladonna

Der Kopf ist heiß, Hände und Füße kalt, der Schweiß dampft. Auslöser kann Aufenthalt in der Sonne sein, aber auch Unterkühlung durch Schwitzen oder Nässe – besonders am Kopf (Haarewaschen) – und Aufregung. Der Beginn ist, wie bei Aconitum, plötzlich und heftig, oft nachmittags ab 15 Uhr, mit Verschlimmerung nach Mitternacht. Die Beschwerden verstärken sich durch Licht, Sonne, Kälte, Zugluft, Erschütterung (allein schon das Auftreten beim Gehen) und durch Berührung. Hochlagerung bringt Erleichterung, wie auch Wärme, Ruhe, Abdunkeln, Einhüllen des Körpers. Begleitsymptome: Knallrotes Gesicht (auch beim Aufrichten, im Gegensatz zu Aconitum), weite Pupillen, glasige Augen, Schwitzen an bedeckten Körperstellen, Fieberträume. Der Kranke trinkt wenig, am liebsten Limonade, er kann sich leicht aufregen, sogar beißen und schlagen.

Bryonia

Der Kranke ist gereizt, verärgert und will seine Ruhe haben, er will nur in sein Bett. Schlimmer wird alles, besonders der stechende Schmerz, früh morgens, durch geringste Bewegung und Berührung. Gut tun absolute Ruhe, fester Gegendruck und Abkühlung. Begleitsymptome: Schmerzhafter Husten, Kopfschmerz, Nachtschweiß, Erbrechen und Durchfall mit Erschöpfung, trockene, rissige Lippen.

China

Das Fieber kommt und geht, oft jeden Tag zur selben Stunde, und ist immer von viel Schweiß begleitet, besonders nachts. Der Kranke ist schwach und entkräftet, meist infolge eines Durchfalls, einer Blutung oder Operation, auch nach Entbindung. Zugluft wird nicht vertragen, die leichteste Berührung ist unangenehm, während (wie bei Bryonia) harter Druck gut tut. Begleitsymptome: Blässe, Auftreibung des Bauches, Durstlosigkeit, lebhafte Phantasien, Pläne und Ideen.

Eupatorium perfoliatum

Das Mittel bei Muskel- und Knochenschmerzen, Zerschlagenheitsgefühl, alles tut weh. Auslöser ist feucht-kaltes Wetter. Das Fieber erscheint plötzlich, oft morgens zwischen 7 und 9 Uhr, und beginnt mit Übelkeit oder Erbrechen. Verschlimmerung durch Kleiderdruck, Besserung durch Knie-Ellenbogen-Lage, nach Schwitzen und bei Ansprache und Unterhaltung. Begleitsymptome: Gesicht heiß und rot, Schluckauf, Schmerzen der Lebergegend, Durst auf kaltes Wasser.

Ferrum phosphoricum

Typisch ist das relative Wohlbefinden bei hohem Fieber. Dem Kind merkt man es oft gar nicht an, es spielt wie immer. Das Fieber tritt meist plötzlich auf, die Haut ist trocken und heiß, mit Frösteln. Verschlimmerung am frühen Nachmittag und nachts von 4 bis 6 Uhr, durch Berührung, Bewegung, Sonnenhitze und schweres Essen (Eier, Fleisch, auch Kaffee). Kalte Umschläge und leichte Bewegung bessern. Begleitsymptome: Nasenbluten, das Gesicht ist wechselnd rot und blass.

Gelsemium

Der Kranke ist schwach, zittrig und schläfrig. Er will gehalten werden oder einfach nur liegen. Dumpfe Schmerzen ziehen vom Nacken über den Kopf bis zur Stirn, die Augen fallen zu. Auslöser ist oft Sommerhitze, feucht-warmes Wetter und Unterkühlung (manchmal erst Tage später), auch Schreck, Aufregung zum Beispiel vor einer Prüfung. Das Fieber beginnt am Nachmittag (15 bis 17 Uhr) und steigt langsam. Verschlimmerung durch Gewitter, Föhn, Bewegung, Tabakrauch; Besserung durch Schwitzen und Wasserlassen, Schließen der Augen, Vornüberbeugen. Begleitsymptome: Frösteln, Schüttelfrost, kränklicher Gesichtsausdruck, hängende Lider, Kinnzittern, Sehstörungen (trüb, doppelt).

Nux vomica

Auslöser sind Überarbeitung, Schlafmangel oder Verkühlung. Der Kranke friert viel, besonders an Rücken und Kopf, das Fieber wechselt häufig mit Frösteln ab. Verschlimmerung durch Kälte und Luftzug, Besserung durch Wärme und Ruhe, am besten unter vielen Decken. Begleitsymptome: Rotes, eventuell geschwollenes Gesicht, starke Kopfschmerzen, Übelkeit, Stuhlverstopfung. Stimmung reizbar, mürrisch, Verlangen nach Kaffee, Alkohol und Zigaretten.

Phosphor

Kältegefühl am ganzen Körper mit Hitze in Händen und Kopf, Frösteln auch in Wärme. Die Hitze steigt von unten nach oben, das Fieber kann sehr hoch werden. Auslöser sind Erschöpfung, Sturm, Föhn, Gewitter. Verschlimmerung morgens und abends, in der Dämmerung, nach Mitternacht, durch kalten Wind, Anstrengung, im vollen Zimmer. Besserung in Gesellschaft, durch Reiben und Massage, nach einem kurzen Schlaf. Begleitsymptome: ständiges Hüsteln, Schwindel im Gehen, Blutungen (Nase und Zahnfleisch), großer Durst auf Kaltes, Verlangen nach Gesellschaft.

Pulsatilla

Das Fieber schwankt, Frösteln und Hitze wechseln sich ab. Auslöser sind Durchnässung an Kopf und Füßen oder zu üppiges Essen. Verschlimmerung ab nachmittags, vor allem nachts, im warmen Zimmer, durch warme und fette Speisen, durch Alleinsein. Besserung durch

Trost und Gesellschaft, Bewegung im Freien, Reiben und Massage. Begleitsymptome: Blässe, Lecken der Lippen, Stöhnen, Jammern und Klagen, milder rahmiger Schnupfen, Husten abends, nachts und morgens, fehlender Durst, Launenhaftigkeit.

Rhus toxicodendron

Auslöser sind nasskaltes Wetter, Überanstrengung und Verkühlung. Das Fieber beginnt eher langsam und ist mit Zerschlagenheitsgefühl und reißenden Schmerzen verbunden. Verschlimmerung nachts, durch Kälte und Ruhe. Ungewöhnlich, aber typisch für dieses Mittel: Fortgesetzte Bewegung bessert, der Kranke läuft unruhig herum; Besserung auch durch Wärme. Begleitsymptome: Rotes Zungendreieck, starker Durst, Verlangen nach kalter Milch.

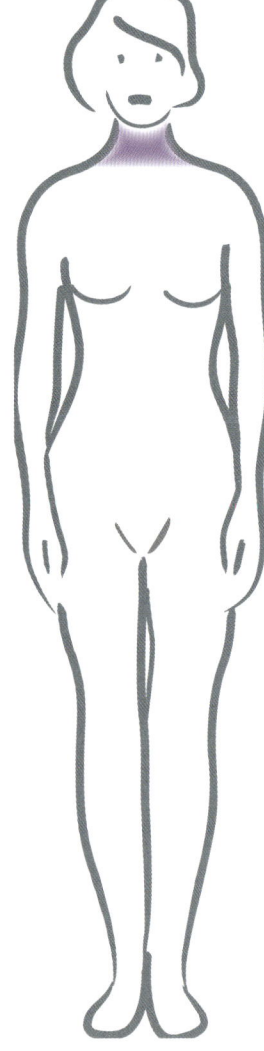

GEHIRNERSCHÜTTERUNG

siehe Hauptkapitel »Verletzungen, Wunden«, Seite 183

HALSSCHMERZEN, HALSENTZÜNDUNG

Halsschmerzen sind meistens durch eine Entzündung des Rachens oder der Rachenmandeln verursacht; auch eine Kehlkopfentzündung (siehe »Husten«) kann zum Halsschmerz führen. Erreger dieser Entzündungen sind zu circa 80 Prozent Viren, aber selbst bei den circa 20 Prozent bakteriell bedingten Halsentzündungen wird eine sofortige Antibiotikatherapie nach modernen Leitlinien nicht empfohlen. Zur ersten Wahl gehören immer homöopathische Arzneimittel.

Die Streptokokken-Angina, eine Mandelentzündung durch Scharlach-Bakterien, verläuft bei sonst Gesunden relativ leicht. Die Mandeln sind gerötet oder vereitert mit weißen Stippchen, der Mundgeruch süßlich und die Kieferwinkel-Lymphknoten geschwollen. Das Scharlach-Vollbild mit Fieber und Ausschlag ist selten geworden, ebenso die früher häufigen Folgekrankheiten Rheumatisches Fieber und Nierenentzündung; eine Penicillin-Therapie kann das Auftreten dieser Krankheiten nicht verhindern.

Das Pfeiffersche Drüsenfieber, die Mononukleose, wird durch das Eppstein-Barr-Virus ausgelöst und tritt vor allem bei Jugendlichen auf. Die Beläge auf den Mandeln sind nicht weiß, sondern gelblich, grau oder grün, oft ist auch die Nase verstopft, Bauchschmerzen und Übelkeit treten auf, der Kranke fühlt sich sehr schwach, was auch nach Abklingen der Entzündungsphase anhalten kann.

ALLGEMEINE MASSNAHMEN

Je nach Typ helfen kalte oder warme Umschläge, kalte oder warme Getränke, Salbei- oder Kamille-Spülungen. Schmerzstillende Lutschtabletten helfen nur sehr kurz und reichen zur Behandlung nicht aus.

ÄRZTLICHE HILFE ERFORDERLICH

Bitte begeben Sie sich in ärztliche Behandlung, wenn
- wenn die Schmerzen länger als ein bis zwei Tage anhalten,
- wenn die Mandeln sehr stark geschwollen oder belegt sind,
- wenn hohes Fieber und schwere Allgemeinsymptome auftreten,
- wenn die Halslymphknoten stark anschwellen und schmerzen und/oder
- wenn das Schlucken stark behindert ist. (Es könnte sich dann um einen beginnenden Abszess handeln.)

DIE WICHTIGSTEN ARZNEIMITTEL

Apis

Die Schwellungen sind wässrig-gedunsen und oft nur blassrot, das Zäpfchen ist meist stark aufgequollen. Der Schmerz ist stechend. Der Kranke hat wenig Durst.

Argentum nitricum

Typisch ist der Schmerz wie von einem Splitter, viel Schleim im Hals mit Räusperhusten und Heiserkeit.

Belladonna

Die entzündete Region ist hochrot, der Schmerz pochend, das Fieber oft hoch. Der Kranke ist matt, aber reizbar und neigt zu aggressiven Impulsen. Manchmal kann ein Pulsieren der Halsschlagadern gesehen werden.

- Kalte oder warme Umschläge
- Kalte oder warme Getränke
- Salbei- oder Kamille-Spülungen

- Apis
- Argentum nitricum
- Belladonna
- Hepar sulfuris
- Lachesis
- Lac caninum
- Lycopodium
- Mercurius solubilis
- Phytolacca

Hepar sulfuris

Der Halsschmerz tritt meist im Rahmen einer eitrigen Nasen-Rachen-Entzündung auf. Der Schmerz ist splitterartig (vergleiche Argentum nitricum), die Halslymphknoten meist geschwollen. Kälte wird nicht ertragen, aber warme Umschläge und Getränke tun gut.

Lachesis

Entzündung und Schmerzen sind typischerweise linksseitig und treten vor allem morgens, nach dem Schlafen auf. Die Verfärbung ist dunkel-rot, Berührung und warme Getränke verschlimmern. Der Hals muss frei sein, enge Kragen oder Schals werden nicht ertragen. Das Schlucken von festen Speisen geht leichter als von Flüssigkeiten und Speichel.

Lac caninum

Typisch ist der mehrfache Seitenwechsel der Beschwerden. Die entzündeten Stellen glänzen weiß oder rot, als seien sie lackiert.

Lycopodium

Entzündung und Schmerzen sind typischerweise rechtsseitig oder beginnen dort und verschlimmern sich nachmittags von 16 bis 20 Uhr. Sowohl warme als auch – noch häufiger – kalte Getränke können den Schmerz verschlimmern. Begleitend treten Oberbauchschmerzen, Blähungen und Nasenverstopfung auf.

Mercurius solubilis

Die rechte Mandel und der rechte Kieferwinkellymphknoten sind geschwollen, der Zungengrund weiß oder gelb belegt, der Mundgeruch süßlich. Nur laue Getränke werden ertragen, sowohl kalte wie heiße Temperaturen verschlimmern. Die Beschwerden sind nachts stärker, oft verbunden mit starkem Schwitzen.

Phytolacca

Die rechte Mandel ist dunkel oder bläulichrot verfärbt und geschwollen. Der Schmerz strahlt in das Ohr, den Nacken oder die Schulter aus. Die Empfindung im Hals ist heiß und brennend, heiße Getränke verschlimmern.

HAUTKRANKHEITEN

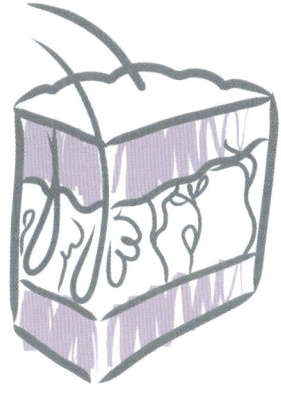

Die Haut des Menschen unterliegt zahlreichen äußeren und inneren Einflüssen und kann in ganz verschiedener Art und Weise reagieren. Während externe Schädigungen leicht und sicher erkennbar sind (Insektenstiche, Sonnenbrand, Verletzungen etc.) sind die internen Gründe für krankhafte Hautreaktionen vielfältiger Natur. So können allergische Reaktionen, internistische Erkrankungen, Stoffwechselstörungen, aber auch psychische Reaktionen zu Erscheinungen auf der Haut führen. In diesen Fällen ist also immer auch eine fachärztliche Diagnosestellung sinnvoll, nicht zuletzt deshalb, um auch Aussagen zur Prognose und vermutlichen Dauer der Krankheitssymptome machen zu können.
Bitte achten Sie darauf, die Haut vor allem bei Kindern, aber auch im Erwachsenenalter sehr sorgfältig vor längerer Sonnenbestrahlung durch entsprechende Kleidung und Sonnenschutzmittel mit hohem UV-Schutzfaktor zu schützen und damit die Gefahr der Entwicklung von Hautkrebs (Malignes Melanom) zu mindern!

ALLGEMEINE MASSNAHMEN

Die Haut ist schützenden und lindernden Maßnahmen leicht zugänglich. Neben dem erwähnten, äußerst wichtigen UV-Schutz bieten sich vielfältige naturheilkundliche Anwendungen zur Linderung entzündlicher und juckender Hauterscheinungen an. Sie finden diese Maßnahmen in dem Buch »Wickel, Tees und Globuli« aus derselben Ratgeber-Reihe des Deutschen Zentralvereins homöopathischer Ärzte detailliert beschrieben.
In vielen Fällen von trockenen, rissigen, gereizten oder juckenden Hautausschlägen hat sich das Auftragen von qualitativ hochwertigem Olivenöl bewährt; es verhindert übrigens auch nach Verbrennungen oder Verbrühungen eine unschöne Narbenbildung. Cremes, die hauptsächlich die Wirkstoffe der Virginischen Zaubernuss (Hamamelis) enthalten, können bei entzündlich gereizten und juckenden Hauterscheinungen zu einer deutlichen Linderung führen, ohne die Hautreaktion gänzlich zu unterdrücken. Bei kleineren Hautverletzungen oder schrundigen und rissigen Hauterscheinungen kann die Ringelblume (Calendula) als Tinktur oder Salbe zur Verbesserung des Haut-

- UV-Schutz
- Hochwertiges Olivenöl
- Cremes mit dem Wirkstoff der Virginischen Zaubernuss (Hamamelis)
- Salbe oder Tinktur aus Ringelblume (Calendula)

- Arsenicum album
- Causticum
- Dulcamara
- Rhus toxicodendron
- Sulfur
- Thuja

bildes und zu einer gestärkten Abwehr gegen bakterielle Entzündungen oder Eiterbildung wesentlich beitragen.

ÄRZTLICHE HILFE ERFORDERLICH

Bei großflächigen oder tiefen, möglicherweise verschmutzten Hautverletzungen und Platzwunden ist ärztliche Hilfe notwendig. Bitte prüfen Sie dabei auch, ob Ihr Schutz gegen Wundstarrkrampf (Tetanus) ausreichend ist! Wenn Hautreaktionen auf die Anwendung naturheilkundlicher oder homöopathischer Arzneien über längere Zeit nicht reagieren, dann müssen tiefliegende Ursachen, zum Beispiel aus dem Bereich der inneren Medizin gesucht beziehungsweise ausgeschlossen werden. Beispielsweise kann ein chronischer Juckreiz ohne entsprechende sichtbare Hauterscheinungen unter Umständen auf eine noch nicht diagnostizierte Zuckerkrankheit (Diabetes), aber auch auf eine schwerere Erkrankung des lymphatischen Systems hinweisen.

HOMÖOPATHIE BEI HAUTERKRANKUNGEN

Hauterkrankungen können aus kosmetischen Gründen oder auch wegen eines erheblichen Juckreizes äußerst störend und lästig sein, bis auf wenige Ausnahmen (zum Beispiel Wundrose, Autoimmunerkrankungen, Hautkrebs) sind sie jedoch nicht gefährlich oder gar lebensbedrohlich. Wenn es der Schulmedizin oder auch einer eher oberflächlich praktizierten Homöopathie gelingt, die Hautreaktion zum Verschwinden zu bringen, dann muss das nicht unbedingt bedeuten, dass der Kranke nun geheilt wäre. Es kann sich um eine gelungene Unterdrückung handeln, und das kann bedeuten, dass der in der Tiefe noch immer kranke Organismus sich nun einen neuen Bereich »suchen« muss, in dem er sein Kranksein präsentiert. Dies kann nun eine durchaus schwerwiegendere Erkrankung (zum Beispiel eine entzündliche Darmerkrankung) sein als es vordem die Hautkrankheit war. Hahnemann selbst sprach in diesem Zusammenhang von einem Gestaltwandel der Krankheit.

Vor diesem Hintergrund wird verständlich, dass die reflexartige Anwendung einzelner »bewährter« homöopathischer Arzneien für bestimmte Arten von Hautreaktionen unter Umständen zwar vordergründig und vorübergehend wirkungsvoll sein kann, auf Dauer aber in vielen Fällen einer Verschiebung der Krankheit Vorschub leistet, nämlich »weg von der Haut« und hin zu anderen, ernsteren Krankheiten. Dies ist der Grund, warum wir Ihnen in diesem Hautkapitel auch nur ganz wenige Hinweise zur Selbstbehandlung geben! Die Behandlung einiger akuter Krankheiten der Haut wird in anderen Kapiteln dieses Buches beschrieben (zum Beispiel Insektenstiche, Sonnenbrand, Verletzungen, Verbrennungen, Lippenherpes). Ein großer Teil der chronischen Hautkrankheiten (zum Beispiel allergische Ekzeme, chronisch wiederkehrende Nesselsucht) erfordert immer die Durchführung einer sorgfältigen und ausführlichen Anamnese, um diejenige homöopathische Arznei zu finden, welche zur eigentlichen Hautkrankheit, aber auch zu begleitenden anderen Gesundheitsproblemen sowie zur Gesamtkonstitution des Kranken möglichst genau passt!

WARZEN

Das Bestehen von Warzen ist aus homöopathischer Sicht und bei ansonsten sich vollkommen gesund fühlenden Menschen ein Hinweiszeichen, dass der Organismus »ein Problem hat«, das aber (noch) nicht zu anderen Krankheiten geführt hat. Dementsprechend sollte auch ein Mittel gegen Warzen immer sehr bewußt und sorgfältig ausgewählt werden.

Thuja

Eines der bekanntesten Mittel gegen Warzen! Es sollten immer auch andere bestehende Gesundheitsprobleme sowie die Gesamtkonstitution berücksichtigt werden! Andernfalls dient Thuja nur der »homöopathischen Kosmetik«.

Thuja-Warzen sind oft »fleischig«, groß und schnellwachsend; können bräunlich aussehen, eine rissige Oberfläche haben und manchmal schlecht riechen. Begleitend oft fettige Haut (besonders im Gesicht), viele braune Hautflecke, manchmal gleichzeitig Bildung von Polypen (Nase/Rachen, Genitalbereich) und eine Neigung zu übelriechenden Schweißen.

Causticum

Manchmal zahlreiche, harte, hornartige, gezackte Warzen, die sich auch entzünden können; leicht blutend. Eine typische Lokalisation ist die Umgebung der Fingernägel, aber auch die Fußsohlen und ausnahmsweise auch mal auf der Nasenspitze.

Dulcamara

Meist weiche, flache Warzen, zum Teil auch die sogenannten Dellwarzen bei Kindern. Oft ausgeprägte Überempfindlichkeit gegen feuchte Kälte und Nasswerden beziehungsweise Baden.

»Große Mittel« wie Calcium carbonicum, Lycopodium, Sepia oder Staphisagria können aufgrund des gesamten Symptomenmosaikes des Betroffenen selbstverständlich ebenso als passende Arznei in Frage kommen wie einige »kleine Mittel«, beispielsweise Antimonium crudum oder Cinnabaris.

EKZEME

Hier gilt das, was oben ausführlich besprochen wurde: Der allergische Ursprung dieser Erkrankungen deutet auf eine chronische Krankheit (zumindest Krankheitsbereitschaft) hin und sollte nicht dazu führen, ein »bewährtes« Mittel nach dem anderen auszuprobieren!

Sulfur

Diese Arznei soll hier Erwähnung finden, weil es sich um ein sehr wichtiges Ekzemmittel handelt. Passt für trockene, schuppige Ekzemformen ebenso wie für nässende Ekzeme, wenn ihre Absonderung eventuell übel riecht. Der Juckreiz kann massiv sein, selbst wenn die Ausbreitung des Ekzems eher gering ist! Er wird typischerweise schlimmer durch Erhitzung von innen oder von außen sowie im warmen Bett. Wasseranwendung beziehungsweise Duschen führt zur Verstärkung des Juckreizes und zum Brennen der Hautstellen. Das Jucken kann den Schlaf erheblich stören. Oft ist der Kranke ausgesprochen warmblütig, oft hat er heiße Füße, die nachts aus dem Bett gestreckt werden. Das Ekzem kann sich ebenfalls hitzig anfühlen. Bevorzugte Ekzemlokalisationen sind am Kopf die Haarränder im Bereich der Stirn und am Hinterkopf, die Ellenbeugen und Kniekehlen sowie die Füße. Oft sehen die Hautstellen, ebenso wie die Lippen oder Augenlidränder gerötet aus.

Vorsicht! Sulfur ist eine hochwirksame Arznei und kann zu massiven Erstverschlimmerungen führen, daher sollte das Mittel nie unkritisch und in zu hoher Potenz oder zu häufig wiederholt gegeben werden! Natürlich gilt dies auch für viele andere homöopathische Arzneien.

Arsenicum album

Das Jucken hat einen ausgeprägt brennenden Charakter. Der Kranke muss sich solange kratzen, bis die Haut wund ist oder sogar blutet, was den Juckreiz vorübergehend lindert. Überraschenderweise lässt das Jucken nach, wenn der Patient warmes oder sogar heißes Wasser über die Ekzemstelle laufen läßt. Die Haut kann pergamentartig-trocken aussehen.

Rhus toxicodendron

Das Ekzem beginnt oft mit winzig kleinen, wasserklaren Bläschen, die ausgeprägt jucken. Durch Kratzen entleert sich der Bläscheninhalt und es bilden sich dann Krusten und Risse in der Haut. Verschlimmerung einerseits durch Nässe, andererseits aber – ähnlich wie bei Arsenicum album – Linderung durch warmes bis heißes Baden der betroffenen Region.

Weitere wichtige Ekzemmittel wie Graphites, Petroleum, Mezereum, Psorinum und viele andere finden hier keine Erwähnung, weil sie alle nur nach einer ausführlichen Anamnese verschrieben werden sollten.

HUSTEN

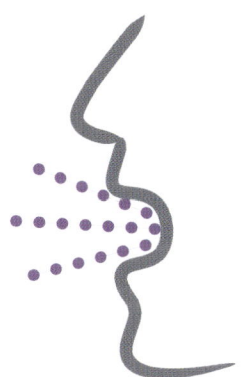

Husten ist keine Krankheit, aber ein mitunter äußerst lästiges und schwächendes Symptom. Ursache ist meist eine Reizung der Schleimhäute des mittleren und unteren Atemtraktes, ausgelöst durch entzündliche Reizung aufgrund eines Virusinfektes oder manchmal auch durch Bakterien im Rahmen von »Erkältungen« oder »grippalen Infekten«. Beim Bestehen einer allergischen Reaktionslage kann eine erhöhte Empfindlichkeit der Schleimhaut auf Reize wie Rauch, Staub, Trockenheit oder Kälte der Luft resultieren und sich als Reizhusten zeigen. Ein Keuchhusten kann zu einem über Wochen anhaltenden Husten führen, dessen Ursache in einer Reizung des Hustenzentrums im Gehirn durch Toxine der entsprechenden Bakterien besteht. Charakteristisch für den Krupphusten ist die gleichzeitig erschwerte Atmung, zum Teil mit Erstickungsanfällen und krampfartigen Beschwerden im Kehlkopf, wobei der Husten in Wellen auftritt und oft einen metallischen Klang hat. Nicht zuletzt kann Husten bei älteren Menschen auch Zeichen einer Herzschwäche durch Rückstau des Blutes in die Lungen sein.

ALLGEMEINE MASSNAHMEN

Inhalationen mit Wasserdampf, eventuell unter Zugabe von Kochsalz oder auch mit Teezubereitungen können zur Sekretverflüssigung in den Atemwegen beitragen und den Hustenreiz dämpfen. Generell ist in vielen Fällen auch eine ganz allgemeine Luftbefeuchtung sinnvoll, während überheizte und trockene Räume sich ungünstig auswirken. In dem Buch »Wickel, Tees und Globuli« aus dieser Reihe von Patienteninformationen des Deutschen Zentralvereins homöopathischer Ärzte finden Sie außerdem zahlreiche Hinweise zum Gebrauch von Heilpflanzen zur Inhalation, in Form von Teezubereitungen oder als Fertigarzneien aus der Apotheke. Ist der Husten bei allergischen Patienten durch hohe Pollenflugbelastung bedingt, so sollte die Kleidung nicht im Schlafzimmer liegen, die Haare müssen abends kurz mit Wasser ausgespült werden, das Gesicht sowie Nase und Augen sollten ebenfalls mit Wasser abgewaschen beziehungsweise gespült werden, die Fenster sollten zur Nacht geschlossen sein.

- Inhalationen mit Wasserdampf
- Luftbefeuchtung
- Kleidung nicht im Schlafzimmer ablegen
- Haare und Gesicht mit Wasser spülen
- Fenster nachts schließen

- Aconitum
- Antimonium tartaricum
- Belladonna
- Bryonia
- Causticum
- Drosera
- Hepar sulfuris
- Ipecacuanha
- Phosphorus
- Pulsatilla
- Rumex
- Spongia

ÄRZTLICHE HILFE ERFORDERLICH

In den meisten Fällen erfordert ein normaler Husten nicht unbedingt ärztliche Hilfe. Ausnahmen können der Keuchhusten und vor allem der Krupphusten sein, bei älteren Menschen auch der sogenannte »Herzhusten« bei chronischer Herzschwäche.

Besteht ein Husten bereits länger als drei Wochen, dann ist in jedem Fall eine genaue ärztliche Untersuchung erforderlich, um gefährlichere Ursachen nicht zu übersehen und zur Vermeidung eines chronischen Hustens!

WICHTIGE ARZNEIMITTEL

Wir können das Symptom Husten in zwei große Gruppen einteilen:

- Trockener Husten / Reizhusten
- Feuchter / lockerer / rasselnder Husten

Entscheidend für die Mittelauswahl sind außer diesem Kriterium unter anderem folgende zusätzlichen Aspekte:

- Schmerzhaft / schmerzlos
- Modalitäten der Besserung oder Verschlechterung (zum Beispiel Tageszeiten, Temperatur der Umgebung oder Temperaturwechsel, liegende oder aufrechte Körperhaltung, im Freien oder im Raum, Trinken, Luftfeuchtigkeit, Bewegung oder Ruhe)
- Begleitsymptome (zum Beispiel Fieber, Schwäche, unwillkürlicher Harnabgang, Übelkeit, Heiserkeit, Nasenbluten)

TROCKENER HUSTEN / REIZHUSTEN

Belladonna

Beschleunigte Atmung und trockener, bellender Husten, meist verbunden mit rascher Entwicklung von Fieber über 39 Grad. Leuchtend rotes Gesicht und Kopfschmerz bei jedem Husten. Kehlkopf schmerzhaft; hohe und pfeifende Stimme. Jeder Husten verstärkt den Hustenreiz. Trockene und heiße Haut. Der Schmerz kann auf der rechten Brustseite schlimmer sein.

Bryonia

Harter, trockener Husten, der mit Kopf- oder Brustschmerz verbunden sein kann; der Kranke hält sich den Kopf oder die Brust mit den Händen. Stechender Schmerz beim Husten und eventuell bei jedem tiefen Atemzug, weshalb der Patient nur ganz vorsichtig und oberflächlich atmet. Schlimmer in warmer (Zimmer-)Luft, besser am offenen Fenster oder im Freien. Durst auf große Mengen kalter Getränke.

Causticum

Trockener Kitzelhusten, der mit Heiserkeit verbunden sein kann. Schlimmer im Liegen und besser durch kaltes Trinken. Gefühl er müsse tiefer husten, um eine kleine Menge Schleim aus der Tiefe der Atemwege zu lösen. Eventuell verbunden mit unwillkürlichem Urinabgang beim Husten.

Drosera

Tiefer, heftiger, anfallsartiger und trockener Husten. Drückt zur Linderung die Hand fest gegen die Brust oder die Magengegend. Schlimmer nachts um oder nach Mitternacht oder sofort beim Hinlegen; schlimmer durch Trinken, Essen oder Sprechen. Eventuell mit kaltem Schweiß.

Phosphorus

Trockener, schmerzhafter Husten mit Hitze und Brennen in der Brust. Atemenge und beschleunigte Atmung mit rascher Erschöpfung. Verfroren, trotzdem großer Durst auf kalte Getränke. Kann nicht links liegen; schlimmer abends oder aus dem Schlaf weckend, durch Gerüche oder rauchige Luft, kalte Luft. Besser in der Wärme, in Rechtsseitenlage.

Rumex

Kitzelnder Reizhusten vor allem beim Einatmen von kalter Luft. Schlimmer bei Wechsel der Lufttemperatur, hält sich Hand oder Tuch vor Mund und Nase beim Einatmen. Husten verhindert den Schlaf. Manchmal festsitzender, zäher Schleim im Kehlkopf. Kann ähnlich wie Phosphorus wegen des Hustens nicht links liegen.

Spongia

Trockener, bellender, hackender Husten mit Enge im Kehlkopf. Trockenheit und Brennen im Kehlkopf. Krupphusten schlimmer beim Einatmen; besser durch Essen und Trinken, vor allem durch warme Getränke; besser durch Vorwärtsbeugen. Husten eventuell bis zum Gefühl des Erstickens mit bläulicher Verfärbung von Gesicht und **Lippen.**

FEUCHTER, RASSELNDER, LOCKERER HUSTEN

Antimonium tartaricum

Starkes und lautes Schleimrasseln in den Luftwegen, als wäre die Lunge voll von Schleim; ist aber zu schwach, um abzuhusten. Schnappt nach Luft, besser beim Aufsitzen. Passt oft für Kinder sowie für ältere Menschen mit fortgeschrittenem Lungenleiden.

Hepar sulfuris

Lockerer Husten, der zum Würgen führen kann. Dicker gelber Schleim. Der Kranke ist sehr verfroren und der Husten wird schlimmer durch den geringsten kalten Luftzug oder wenn er sich nur leicht abdeckt oder Kleidung ablegt. Besser im Warmen. Bei Krupp folgt diese Arznei oft nach Aconitum und Spongia. Besser bei feuchtwarmer Raumluft.

Ipecacuanha

Oft rasche Schleim- und Sekretbildung in den Atemwegen, führt zu starkem Rasseln in der Brust. Begleitende Übelkeit, der Kranke würgt und erbricht oft beim Husten. Starkes Gefühl der Zusammenschnürung in der Brust. Das Kind wird beim Husten manchmal blau.

Pulsatilla

Lockerer Husten morgens, mit Abhusten von dickem gelbgrünem Schleim. Husten schlimmer im warmen Raum und besser an der frischen Luft, möchte die Fenster offen haben. Manchmal schlimmer vor der Menstruation; besser bei sanfter Bewegung oder mit vielen Kissen unter dem Kopf. Abends kann der Husten auch trocken sein und das Einschlafen behindern. Tränenfluss beim Husten. Der Patient ist oft weinerlich und sucht Nähe und Trost; meist durstlos.

KRUPPHUSTEN

Aconitum

Trockener, harter Husten mit Erstickungsgefühl, nimmt mit jedem Atemzug zu. Meist plötzlicher Beginn nach Exposition im kalten Wind. Erwacht aus dem ersten Schlaf; mit ängstlicher Unruhe! Passt meist nur zu Beginn der Krankheit.

Spongia

Siehe oben! Sägender Husten. Die Enge im Kehlkopf führt zu einem lauten, pfeifenden Atemgeräusch. Meist um oder nach Mitternacht schlimmer.

Hepar sulfuris

Siehe oben! Mit Schleimbildung. Husten nachts zwischen 2 und 4 Uhr oder gegen Morgen. Schlimmer durch Kälte der Luft oder der gesamten Umgebung.

KEUCHHUSTEN

Zur Selbstbehandlung kommen je nach Stadium der Erkrankung die bereits oben erwähnten Arzneien Belladonna, Carbo vegetabilis, Drosera, Ipecacuanha, Nux vomica, Pulsatilla oder Rumex in Frage. Entscheidend ist wie immer die stadienabhängige und individuelle Symptomatik.

INSEKTENSTICHE, BISSE

siehe Hauptkapitel »Verletzungen, Wunden«, Seite 186

KOPFSCHMERZEN

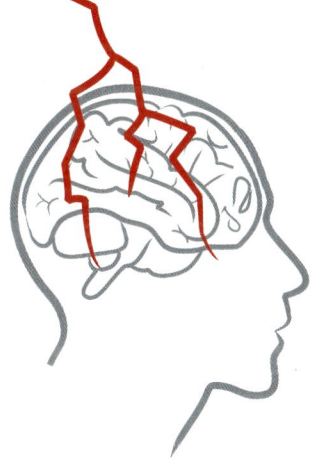

Kopfschmerzen sind keine Krankheit an sich, sondern Symptom verschiedenartiger Störungen und zum Teil gravierender Erkrankungen. Der Schmerz kann unterschiedliche Lokalisationen (Stirn, Hinterkopf, Schläfen, rechts- oder linksseitig etc.), verschiedene Qualitäten (stechend, bohrend, klopfend, hämmernd, nach innen oder außen drückend etc.) sowie ganz spezielle Modalitäten der Besserung oder Verschlechterung (im Freien, im Liegen, beim Bücken, in der Wärme, durch kalte Auflagen, bei Bewegung, durch körperliche oder geistige Anstrengung etc.) aufweisen. Er kann sehr unterschiedliche »Ursachen« (Schlafmangel, zu viel Alkohol, nach Sonnenexposition, infolge einer Kopfverletzung, im Rahmen eines fieberhaften Infektes etc.) haben und manchmal mit Begleitphänomenen auch außerhalb der eigentlichen Schmerzregion (Gesichtsblässe oder -rötung, Frösteln, Reizbarkeit, Harndrang, Müdigkeit oder Schlaflosigkeit, Verdauungsbeschwerden etc.) kombiniert sein. Sie sehen: auch hier geht es wieder in aller erster Linie darum, ein möglichst vollständiges Symptomenmosaik zu erfassen!

Kopfschmerzen sollten nur dann selbstständig homöopathisch behandelt werden, wenn sie aus plausibler, also unmittelbar nachvollziehbarer und zeitnaher Ursache entstanden sind und nicht mit gravierenden oder bedrohlichen anderen Symptomen zusammen auftreten. Besondere Vorsicht ist geboten, wenn
- der Schmerz sehr plötzlich und mit großer Heftigkeit beginnt,
- gleichzeitig massiver Schwindel auftritt,
- gleichzeitig Übelkeit und Erbrechen auftreten,
- der Schmerz mit Müdigkeit, Schläfrigkeit oder Kollapsneigung, beziehungsweise Bewusstlosigkeit einhergeht oder
- keine unmittelbare Ursache zu finden ist.

- Ruhige und geschützte Umgebung
- Unter Beobachtung bleiben

- Arnica
- Belladonna
- Bryonia
- Gelsemium
- Hypericum
- Ignatia
- Lachesis
- Lycopodium
- Natrium muriaticum
- Nux vomica
- Sepia
- Staphisagria

In diesen Fällen ist unter anderem zu denken an

- akute Hirnblutung,
- Hirntumor mit Drucksteigerung innerhalb des knöchernen Schädels,
- Gehirn- oder Hirnhautentzündung sowie
- Bluthochdruck.

ALLGEMEINE MASSNAHMEN

Der Kranke sollte in eine ruhige und geschützte Umgebung gebracht werden und unter Beobachtung bleiben! Aufgrund der vielfältigen möglichen Ursachen und der individuellen Symptomatik ist es schwer, allgemein gültige Verhaltensregeln oder Maßnahmen zu empfehlen.

ÄRZTLICHE HILFE ERFORDERLICH

In den oben genannten Fällen plötzlicher und heftiger Kopfschmerzen sowie im Fall der erwähnten auffälligen Begleitsymptomatik darf keine Zeit versäumt werden, eine korrekte Ursachenklärung mit Hilfe schulmedizinischer Diagnostik herbeizuführen!

Wenn Kopfschmerzen immer wieder beziehungsweise in mehr oder weniger regelmäßigen Intervallen oder in einem bestimmten Zusammenhang auftreten und ein ähnliches Muster des Schmerzes und seiner Modalitäten und Begleitsymptome aufweisen, dann handelt es sich vermutlich nicht um eine jeweils akute Erkrankung, sondern eine chronische Krankheit oder Krankheitsbereitschaft. In diesem Fall sollte nach sorgfältiger, auch fachärztlicher Untersuchung eine ausführliche homöopathische Anamnese bei einem erfahrenen homöopathischen Arzt oder einer Ärztin durchgeführt werden, um die Krankheit tatsächlich zu heilen und nicht nur zu unterdrücken, was ja auch mit Hilfe allopathischer Medikamente zu bewerkstelligen wäre.

Die im Folgenden genannten homöopathischen Arzneien sollten also immer nur nach sorgfältiger Abwägung einer möglichen Ursache sowie der gegebenen Begleitumstände zur Anwendung kommen!

WICHTIGE ARZNEIMITTEL

RECHTSSEITIGE KOPFSCHMERZEN

Belladonna

Der Schmerz wird als sehr heftig, klopfend oder hämmernd, nach auswärts drückend oder berstend empfunden. Er beginnt oft im rechten Hinterkopf und strahlt zur rechten Stirn beziehungsweise zum rechten Auge aus. Verschlimmerung oft nachmittags, durch jede Erschütterung, durch Licht, Sonne und Hitze. Bei Frauen kann diese Art von Kopfschmerz vor und während der Menstruation oder später auch im Klimakterium auftreten. Linderung erfährt der Kranke durch ruhiges Liegen im abgedunkelten, ruhigen Zimmer, Kältepackung auf die Schmerzregion oder festen Gegendruck mit den Händen. Meist werden der gerötete Kopf und die Augen als heiß empfunden, während Hände und Füße kalt sein können. Wenn dieses Bild auftritt, sollte man immer auch an einen Bluthochdruck denken! Dieser Schmerz kann aber auch durch einen »Sonnenstich« beziehungsweise »Hitzschlag« oder im Rahmen eines akuten, fieberhaften Infekts auftreten.

Lycopodium

Schmerz in der rechten Stirn beziehungsweise über dem rechten Auge. Manchmal klagt der Kranke über gleichzeitig bestehende Beschwerden im Oberbauch mit Sodbrennen, Blähungen oder anderen Verdauungsbeschwerden. Oft tritt der Schmerz erst am Spätnachmittag und gegen Abend auf oder wenn eine pünktliche Nahrungsaufnahme nicht möglich war (zum Beispiel auch beim Fasten). Bei Bewegung im Freien oder an kühler, frischer Luft lässt der Schmerz nach. Der Kranke ist oft ärgerlich gereizt und sehr empfindlich gegenüber Widerspruch.

Natrium muriaticum

Oft wird dieses Mittel als die wichtigste Arznei gegen Kopfschmerzen beschrieben; dies gilt jedoch nur, wenn auch das Mosaik der Symptome des Patienten zum Arzneimittelbild passt. Der bevorzugt rechtsseitige Schmerz wird als hämmernd oder auch berstend beschrieben und beginnt meist morgens bei oder nach dem Erwachen und steigert sich bis Mittag, um gegen Abend wieder abzuklingen (man sagt auch: »mit dem Lauf der Sonne«). Auslöser können Kummer und Trauer, aber auch Sonnenexposition oder Überanstrengung der Augen sein. Auch bei Schulkindern passt Natrium muriaticum, wenn wir großen Ernst und Leistungsehrgeiz finden und daraus Schulkopfschmerzen resultieren. Kalte Auflagen lindern ebenso wie fester Druck mit den Händen oder Schließen der Augen. Manchmal sind die Kopfschmerzen mit Sehstörungen und/oder Flimmern vor den Augen verbunden. Der Kranke zieht sich eher zurück und lehnt übermäßige Zuwendung ab.

LINKSSEITIGE KOPFSCHMERZEN

Lachesis

Der Kopfschmerz ist verbunden mit einem Gefühl der Blutfülle im Kopfbereich und wird oft als pulsierend oder nach außen drückend oder berstend beschrieben. Er beginnt oft auf der linken Seite und geht dann auch auf die rechte Seite über. Beginn meist morgens, »aus dem Schlaf heraus« und häufig nach zu viel Alkohol, nach übermäßiger Sonnenbestrahlung, durch emotionale Erregung, vor der Menstruation und auch im Klimakterium. Zur Linderung tragen auch hier kalte Auflagen, fester Gegendruck oder bei der Menstruation der Blutungsbeginn bei. Der Kopfschmerz reagiert also ebenso wie zahlreiche andere Beschwerden immer dann mit Besserung, wenn irgendwelche Ausscheidungen in Gang kommen. Ähnlich wie bei Belladonna sollte man auch beim Bild von Lachesis an Bluthochdruck denken. Lachesis ist meist ausgesprochen warmblütig.

Sepia

Hier sind die Kopfschmerzen oft von starker Übelkeit sowie Überempfindlichkeit gegenüber Gerüchen (zum Beispiel Essensgerüche) begleitet. Lokalisiert ist der Schmerz oft im Bereich der linken Stirn oder über dem linken Auge. Bei Frauen oft vor und während der Menstruation, aber auch im Klimakterium. Verschlimmerung durch Husten, Erschütterung, Licht oder geistige Anstrengung. Besser geht es dem Kranken entweder in absoluter Ruhe oder nach Schlaf, andererseits aber auch dann, wenn er sich körperlich »austoben« kann. Auch Erbrechen kann zur Besserung führen.

KOPFSCHMERZEN DURCH BESONDERE GRÜNDE

Arnica

Erstes Mittel nach Kopfverletzungen durch Unfall oder Sturz, wenn aufgrund des Unfallherganges auch eine äußere Blutung oder ein Bluterguss besteht, beziehungsweise eine innere Blutung nicht sicher auszuschließen ist. Unbedingt ärztliche Untersuchung!

Belladonna

Nach übermäßiger Sonnenhitze (siehe oben).

Bryonia

Kopfschmerz bei grippalem Infekt und/oder Fieber. Husten löst heftige, stechende Schmerzen aus. Der Kranke möchte absolut ruhig liegen und sich nicht bewegen! Trockenheit von Haut und Schleimhäuten (zum Beispiel Lippen) und starker Durst auf große Mengen Flüssigkeit. Linderung in kühler Luft oder durch kalte Auflagen. Bryonia kommt auch in Frage, wenn der Kopfschmerz möglicherweise mit hartnäckiger Verstopfung zusammenhängt.

Gelsemium

Auch dieses Mittel kommt bei Grippe und Fieber in Frage, wenn der Kranke sich sehr zittrig und schwach fühlt; er wirkt benommen, die Oberlider hängen herab, das Gesicht hat eine bläulichrote Färbung. Der Schmerz wird meist im Hinterkopf verspürt und ist manchmal mit Schwindelgefühl verbunden. Wenn der Kopfschmerz nach dem Urinieren nachlässt, ist dies ein relativ zuverlässiges Zeichen für Gelsemium.

Hypericum

Kopfschmerzen nach Gehirnerschütterung oder ähnlichen Kopfverletzungen; sinnvoll je nach Unfallhergang auch in Kombination oder im Wechsel mit Arnica.

Ignatia

Kopfschmerz durch Kummer oder emotionale Verletzung, Ärger oder nach Schreck, »als ob ein Nagel in den Kopf hineingeschlagen würde«. Oft mit verspanntem Nacken oder Kloßgefühl im Hals. Der Kranke seufzt vor Kummer oder Schmerz.

Lachesis

Nach übermäßiger Sonnenhitze (siehe oben).

Nux vomica

Kopfschmerz nach zu viel Alkohol oder Schlafmangel. Der Kranke ist ausgesprochen gereizt und klagt eventuell über Sodbrennen oder krampfhafte Verstopfung. Linderung durch Wärme und Einhüllen des Kopfes. Überempfindlich gegenüber allen äußeren Einflüssen (Licht, Lärm, Gerüche, Kälte, Störungen etc.).

Staphisagria

Als Kopfschmerzursachen kommen Kränkung (persönlich, am Arbeitsplatz, durch Eltern oder Vorgesetzte) und Ärger in Frage. Dem Kranken ist es nicht gelungen, seine Wut oder Empörung zu artikulieren, er hat seine Emotionen unterdrückt. Oft führen diese Ursachen auch zu Schlaflosigkeit.

KREISLAUFSTÖRUNGEN UND KREISLAUFKOLLAPS

Kreislaufstörungen und Kollapszustände sind meist die mittelbare oder unmittelbare Folge anderer, akuter oder auch länger bestehender Krankheiten. Anhand der folgenden Beispiele wird deutlich, dass eine homöopathische Selbstbehandlung immer mit besonderer Vorsicht erfolgen sollte, um keine eventuell lebensrettende Zeit zu verlieren! Auch wenn eine Ursache für die Kreislaufschwäche aufgrund der Umstände sehr wahrscheinlich ist, so muss doch immer

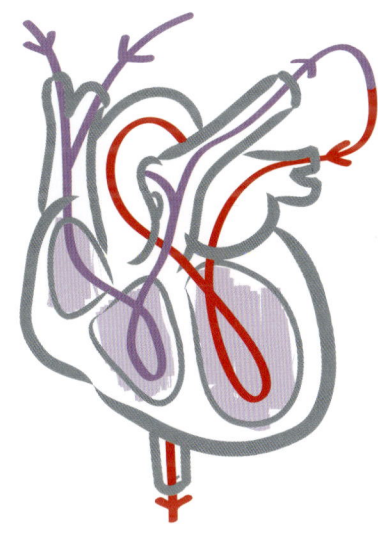

- Erste-Hilfe-Maßnahmen
- Ausreichende Flüssigkeits-
  zufuhr
- Ersatz von Blutsalzen
  (Elektrolyte)
- Meidung von körperlicher
  Anstrengung
- Geschützte Umgebung

- Aconitum
- Arnica
- Camphora
- Carbo vegetabilis
- Veratrum album

bedacht werden, dass sich daraus auch eine ernstere oder bedrohliche Erkrankung entwickeln kann.

Folgende Ursachen kommen in Frage:
- Flüssigkeitsverlust (zum Beispiel nach Brechdurchfall, starkem Schwitzen bei gleichzeitig zu geringer Trinkmenge, größeren Blut-verlusten)
- Hitzeeinwirkung (zum Beispiel Hitzschlag und Sonnenstich)
- Schmerz (zum Beispiel körperliche Verletzung durch Sturz, Unfall; Bauchkoliken)
- Schreck oder Schock (akute Störung der vegetativen Kreislauf-regulation)
- Akute Herzerkrankung (zum Beispiel Herzinfarkt, Herzrhythmus-störungen)
- Akute Lungenerkrankung (zum Beispiel Lungenembolie)
- Akute Hirnerkrankungen (zum Beispiel Schlaganfall, Gehirn-blutung)

Die Symptome können sich entweder langsam entwickeln oder sehr plötzlich auftreten:
- Benommenheit
- Schwindelgefühl
- Inneres Kältegefühl
- Blässe
- Atemnot
- Engegefühl am Herzen
- Bläuliche Verfärbung der Lippen
- Kalter Schweiß
- Ohnmacht

Die homöopathische Selbstbehandlung ist in diesen Fällen immer nur eine erste Notfallmaßnahme! Es sollte immer baldmöglichst ein Arzt zugezogen werden, vor allem dann, wenn die homöopathische Arznei-gabe nicht deutlich und kurzfristig Wirkung zeigt.

ALLGEMEINE MASSNAHMEN

Bitte denken Sie immer an die bekannten Maßnahmen der »Ers-ten Hilfe«, die Sie zusammengefasst am Ende dieses Buches finden. Hierzu gehört bei akutem Kreislaufkollaps mit (drohender) Ohnmacht immer die sogenannte »stabile Seitenlage«. Wenn Flüssigkeitsverlust die Ursache ist, dann muss selbstverständlich für ausreichende Flüs-sigkeitszufuhr gesorgt werden. Wenn im Falle von starken Schweißen oder im Zusammenhang mit Durchfällen auch Blutsalze (Elektrolyte) verlorengegangen sind, so müssen auch diese ersetzt werden. Hierzu eignen sich entsprechende apothekenübliche Konzentrate, welche in Wasser gelöst getrunken werden, ebenso gut aber auch dünne Suppen mit Kochsalzzugabe oder Bouillon. Im Übrigen sollte der Kranke jede körperliche Anstrengung strikt meiden und in geschützter Umgebung (Ruhe! Keine Hitze oder Kälte!) liegen.

ÄRZTLICHE HILFE ERFORDERLICH

Ein (Not-)Arzt sollte unverzüglich immer dann gerufen werden, wenn die Kreislaufschwäche »aus voller Gesundheit« heraus plötzlich auftritt, ohne dass plausible ursächliche Gründe bestehen! Dasselbe gilt, wenn bei dem Kranken chronische Herz-Kreislauf- oder Lungenerkrankungen, ein Bluthochdruck, eine chronische, schwächende Vorerkrankung, ein Tumorleiden, eine Zuckerkrankheit oder Ähnliches bekannt sind oder der Patient unter einer entsprechenden schulmedizinischen Dauertherapie steht.

DIE WICHTIGSTEN ARZNEIMITTEL

Aconitum

Plötzlicher Kreislaufkollaps. Ursache oft Schreck oder akute Angst. Der Kollaps entwickelt sich aus einer akuten Panikreaktion heraus. Der Patient kann vor dem Kreislaufzusammenbruch eventuell noch über inneres Kältegefühl oder ein Gefühl der Taubheit klagen. Richtet man den Patienten zum Sitzen auf, so wird er totenblass. In weniger ausgeprägten Fällen (bevor der Patient das Bewusstsein verliert) wird neben der Todesangst eventuell über Atembeklemmung oder starkes Herzklopfen, verbunden mit großer Unruhe geklagt.

Arnica

Schock durch akute körperliche Verletzung, durch Schlag oder Sturz. Meist besteht eine Blutgefäßschädigung mit Einblutung ins Gewebe. An Arnica sollte man auch immer denken bei Kopfverletzungen. Der Patient unterschätzt oft selbst den Ernst der Lage und sagt, dass er keine Hilfe braucht. Heißer, auch roter Kopf mit Benommenheit bis zur Bewusstlosigkeit. Sonne und Hitze verschlechtern den Zustand. Manchmal Schläfrigkeit mit Gähnen.

Camphora

Kollaps mit eisiger Kälte, aber – im Gegensatz zu Veratrum album – ohne wesentlichen oder kalten Schweiß. Auffallend ist, dass der Patient trotz seines Kältegefühls nicht zugedeckt werden will, weil meist gleichzeitig zur äußeren Kälte ein starkes inneres Brennen verspürt wird. Oft äußert der Patient ein Gefühl der Todesnähe.

Carbo vegetabilis

Man sagt, dass Carbo vegetabilis beinahe in der Lage sei, »Tote wieder zum Leben zu erwecken«. Die Arznei passt, wenn der Patient ein Gefühl eisiger Kälte verspürt und Haut und Schleimhäute eine bläuliche Verfärbung zeigen, weil die Blutzirkulation erheblich verlangsamt ist. Der Patient kann zwar noch einen heißen Kopf haben und über innerliche brennende Schmerzen klagen, der Atem ist aber kalt. Trotzdem möchte der Kranke, dass ihm frische, kühle Luft zugefächelt oder das Fenster geöffnet wird. Ursache des Zustandes kann die akute Verschlechterung einer chronischen Krankheit oder auch ein großer, akuter Flüssigkeits- und Blutverlust sein.

Veratrum album

Kreislaufkollaps oder Vorstufen davon mit extremem Kältegefühl, großer Schwäche und eventuell bläulicher Verfärbung der Haut. Der Patient hat meist reichlichen, kalten Schweiß auf der Stirn mit blassem Gesicht. Der Veratrum-album-Zustand entsteht meist sehr rasch. Ursächlich ist häufig ein großer Flüssigkeitsverlust zum Beispiel bei ausgeprägtem Brechdurchfall. Aber auch ein Blutverlust, eine Überanstrengung oder eine Verletzung können zu diesem Symptombild führen. Eiskalte Haut, verlangt aber trotzdem nach eiskalten Getränken, die ihm nicht bekommen und rasch wieder erbrochen werden. Veratrum album hilft oft auch dann noch, wenn bei einem Brechdurchfall Arsenicum album zu spät gegeben wurde.

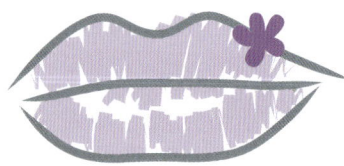

LIPPENHERPES, MUNDAPHTHEN

Der Lippenherpes wird von Viren verursacht und tritt wiederkehrend auf. Als Auslöser für die Rückfälle werden eine vorübergehende Schwäche (Grippeinfekte, Menstruation), Ekel, Sonnenbestrahlung und vieles andere genannt. Es entstehen Bläschen auf einem kleinen Bezirk der Ober- oder Unterlippe, die Viren enthalten und daher ansteckend sind. Nach einigen Tagen bildet sich Schorf und der Schub heilt ab. Die Entzündung kann sich über die Haut um den Mund ausbreiten oder es kommt zur zusätzlichen Eiterbildung.
Auch die Mundschleimhautaphthen sind häufig verursacht durch Herpesviren und treten bei vorübergehender Abwehrschwäche auf. Es bilden sich runde offene, sehr schmerzhafte Schleimhautgeschwüre, die nach einigen Tagen einen grauweißen Belag bekommen und wieder abheilen. Stomatitis aphthosa ist das gleichzeitige Auftreten von vielen Aphthen

mit hohem Fieber. Meist sind Kinder betroffen. Essen und Trinken ist während mehrerer Tage nur unter großen Schmerzen möglich.

ALLGEMEINE MASSNAHMEN

Lippenherpes kann durch zinkhaltige Cremes, zum Beispiel Zahncreme, gelindert werden, wenn das passende homöopathische Mittel nicht gefunden wird. Bei Mundaphthen bringen Kamillegel, Kamillespülungen oder auch das Lutschen von Traubenzucker Erleichterung.

ÄRZTLICHE HILFE ERFORDERLICH

Bitte begeben Sie sich in ärztliche Hilfe
- bei starken Schmerzen und hohem Fieber und
- bei häufigen Rückfällen, die eine chronische Behandlung erfordern.

DIE WICHTIGSTEN ARZNEIMITTEL

Arsenicum album

Brennende Schmerzen der Mundschleimhaut, Zahnfleischbluten. Viel Durst, Unruhe und Ängstlichkeit, allgemeine Linderung durch Wärme und warme Getränke.

Borax

Weiß belegte und blutende Aphthen, bitterer Geschmack. Wichtiges Mittel für Kinder, die beim abwärts Gehen oder Springen Angst bekommen.

Mercurius solubilis

Viele Aphthen, schwammiges Zahnfleisch, starker Speichelfluss, süßlich-eitriger Mundgeruch, geschwollene Halslymphknoten.

Natrium muriaticum (chloratum)

Aphthen der Zunge mit Brennen und Vibrieren, Verlust des Geschmacks. Lippenbläschen durch Sonneneinstrahlung.

Nux vomica

Kleine Aphthen, geschwollenes blutendes Zahnfleisch, rissige Zungenränder, Kiefer verkrampft, Zahnschmerzen durch Eis oder kalte Getränke.

Rhus toxicodendron

Lippenbläschen, geschwürige Mundwinkel, Zunge rissig und belegt, ausgenommen die Zungespitze. Allgemeine Besserung aller Beschwerden durch Bewegung.

- Zinkhaltige Creme
- Kamillegel, -spülungen
- Lutschen von Traubenzucker

- Arsenicum album
- Borax
- Mercurius solubilis
- Natrium muriaticum (chloratum)
- Nux vomica
- Rhus toxicodendron
- Sepia

Sepia

Lippenbläschen, Ausschlag um den Mund, gelbliche Flecken im Gesicht, Schwellung und Risse der Unterlippe.

MENSTRUATIONSBESCHWERDEN

Die Menstruation der Frau ist ein komplexes Geschehen, das nicht nur von hormonellen, sondern auch von konstitutionellen, vegetativen und psychischen Faktoren in vielfältiger Weise beeinflusst und gesteuert wird. Entsprechend stellt auch die Therapie diesbezüglicher Störungen hohe Anforderungen an den behandelnden Arzt, und zwar sowohl im schulmedizinischen wie im homöopathischen Sinne. Deshalb ist dieser Beschwerdebereich bis auf wenige Ausnahmen nicht zur Selbstbehandlung geeignet. Eine Ausnahme machen die oft erheblichen, krampfartigen Schmerzen (Dysmenorrhöe) vor und / oder während der Menstruation: Hier kann die Frau anhand der individuellen Symptomatik zwischen einigen wirkungsvollen und bewährten homöopathischen Einzelmitteln wählen. Aber auch dann sollte bei fortbestehenden Beschwerden oder nur unzureichender Beeinflussbarkeit der Schmerzen eine sorgfältige gynäkologische Untersuchung durchgeführt werden. Unter anderem können sich hinter der Schmerzsymptomatik folgende Krankheitsbilder verbergen:

- Lageveränderungen der Gebärmutter,
- Zysten an den Eierstöcken,
- Myome der Gebärmutter und
- Endometriose.

ALLGEMEINE MASSNAHMEN

Viele Frauen kennen die wohltuende und entspannende Wirkung eines warmen Vollbades, eventuell unter Zusatz von Melisse- oder Lavendelöl. Da Kaffee, Schwarztee oder auch Cola zu einer Blutgefäßverengung führen können, sollten Frauen während der kritischen Tage hierauf verzichten, da es sonst eventuell zu einer Schmerzverstärkung

kommen kann. Schließlich haben Magnesiumtabletten bekannterma-
ßen eine krampflösende Wirkung, die auch im Falle schmerzhafter
Menstruation hilfreich sein kann. Von manchen Frauen werden spezielle Yoga-Übungen oder auch eine besondere Atemtechnik als hilfreich
empfunden.

ÄRZTLICHE HILFE ERFORDERLICH

In manchen Fällen können die Schmerzen derart heftig sein, dass ver-
schreibungspflichtige schulmedizinische Arzneien notwendig werden.
Ansonsten muss ein Arzt normalerweise nur dann hinzugezogen werden, wenn mit den Schmerzen weitere Komplikationen wie ausgeprägte Blutverluste (zum Beispiel beim Bestehen von Myomen) oder
schmerzbedingte Kreislaufschwäche bis hin zum Kollaps auftreten.

DIE WICHTIGSTEN ARZNEIMITTEL

Belladonna

Die Unterleibsschmerzen gehen mit einem Schweregefühl oder einer
herabdrängenden Empfindung einher, die Beckenorgane werden als
überhitzt empfunden, die Blutung ist meist hellrot, reichlich und tritt
oft verfrüht ein. Aber auch dunkles Blut mit Klumpen sowie Ausstrahlung der Schmerzen in den Rücken finden in Belladonna eine passende
Arznei. Die Frau ist äußerst empfindlich gegenüber Berührung und
Erschütterung. Die Schmerzen werden durch Rückwärtsbeugen oft
gelindert.

Calcium phosphoricum

Die Menstruation kommt meist bis zu 14 Tage zu früh und damit
auch zu häufig. Sie ist dann eher hellrot. Gleichzeitig bestehen heftige
Rückenschmerzen. Vor der Regel kann die Libido gesteigert sein. Die
Gebärmutter fühlt sich schwer an. Die Frau ist meist sehr empfindlich
auf Kälte, vor allem feuchtkalte Witterung.

Chamomilla

Das meist dunkle, geronnene Blut geht unter wehenartigem Schmerz
ab. Wegen ihrer generell großen Überempfindlichkeit gegen Schmerz
ist die Frau äußerst gereizt, unleidlich, ruhelos und streitsüchtig.
Jeder kleine Ärger verstärkt den Schmerz, dasselbe gilt für Kaffee. Die
Beschwerden können mit einem lokalen Taubheitsgefühl kombiniert
sein. Abends und nachts sind die Schmerzen stärker.

Colocynthis

Die Unterleibsorgane fühlen sich an »wie zwischen Steinen eingequetscht« oder haben kolikartigen oder schneidenden Charakter und
sind von Übelkeit, manchmal auch von Erbrechen begleitet. Die Frau

- Warmes Vollbad
- Yoga-Übungen
- Atemtechnik

- Belladonna
- Calcium phosphoricum
- Chamomilla
- Colocynthis
- Pulsatilla

erfährt Linderung durch Zusammenkrümmen und Wärme sowie durch äußeren Druck; auch nach Stuhlgang oder Abgang von Blähungen kann Linderung eintreten. Emotionen wie Zorn und Ärger können zu einer Verschlechterung der Situation führen.

Pulsatilla

Die Menstruation ist hinsichtlich Blutungsstärke und Rhythmus oft sehr veränderlich, meist eher zu spät, oft spärlich oder auch ganz aussetzend. Begleitet kann sie zudem sein von Frösteln, Übelkeit oder auch Durchfall. Oft sind die Beschwerden mit Weinerlichkeit oder trostsuchender Traurigkeit kombiniert. Sanfte Bewegung, Kühle oder aufrechte Haltung haben eine lindernde Wirkung, während Liegen, Bettwärme oder schwere Mahlzeiten sich ungünstig auswirken. Meist hat die Frau keinerlei Durst.

NASENBLUTEN

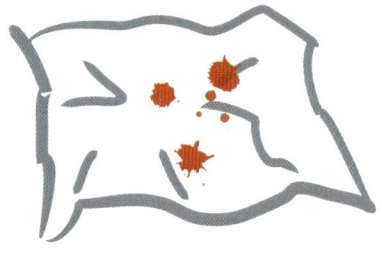

Nasenbluten (Epistaxis) ist in der Regel ein harmloses Geschehen. Vor allem bei Kindern tritt es als »wiederkehrendes Nasenbluten« ohne erkennbare Ursache auf. Es wird durch Einreißen der Gefäße der Nasenschleimhaut, vor allem eines Venengeflechts am Naseneingang (Locus Kisselbachii), ausgelöst. Auch bei Verletzungen kann es zu Nasenbluten kommen. Nasenbluten kann aber auch Zeichen einer Allgemeinerkrankung sein (zum Beispiel Bluthochdruck, Gerinnungsstörung, Leukämie). Dies sollte ärztlich abgeklärt werden.

ALLGEMEINE MASSNAMEN

Beim Auftreten von Nasenbluten sollten Sie angelehnt, mit leicht nach vorne gebeugtem Kopf sitzen und beide Nasenflügel mit den Fingern zusammendrücken. Lassen Sie nach fünf Minuten los, schnäuzen Sie sich und beobachten Sie, ob es erneut zu bluten beginnt. In diesem Fall den Vorgang wiederholen.

ÄRZTLICHE HILFE ERFORDERLICH

Bitte begeben Sie sich in ärztliche Behandlung, wenn das Nasenbluten nicht innerhalb von zehn bis 15 Minuten zum Stehen gekommen ist. Ebenso bei einem Sturz auf die Nase, eventuell mit zusätzlicher Schwellung oder Verformung des Nasenrückens.

DIE WICHTIGSTEN ARZNEIMITTEL

Arnica

Sehr gut geeignet für Nasenbluten nach Schlägen oder Sturz auf die Nase. Aber auch nach körperlicher Überanstrengung, nach zu heftigem Schnäuzen oder bei Husten, vor allem Keuchhusten, muss man an Arnica denken.

Ferrum phosphoricum

Wenn das Nasenbluten im Zusammenhang mit fieberhaften Infekten auftritt, ist Ferrum phosphoricum ein sehr bewährtes Mittel. Auch wenn Arnica das Nasenbluten, nach einem Schlag auf die Nase, nicht beseitigen konnte, ist ein Versuch mit diesem Arzneimittel unter Umständen hilfreich.

Phosphorus

Blutungen und Nasenbluten sind ein Leitsymptom von Phosphorus, typischerweise kräftige, anhaltende und leuchtend-rote Blutungen. Die Blutung geht mit Erschöpfung einher und ist von heftigem Schwitzen begleitet.

- Angelehnt, mit leicht nach vorne gebeugtem Kopf sitzen
- Beide Nasenflügel mit den Fingern zusammendrücken

- Arnica
- Ferrum phosphoricum
- Phosphorus

OHRENSCHMERZEN

Ohrenschmerzen sind meist Ausdruck einer akuten Entzündung des Mittelohrs. Ursache ist in der Regel eine virale oder bakterielle Infektion, die aus dem Nasen-Rachen-Raum (Schnupfen) über die Ohrtrompete in das Mittelohr aufgestiegen ist. Durch eine Schleimhautschwellung oder vergrößerte Rachenmandel (die den Ausgang der Ohrtrompete verlegt) kommt es schließlich zur Belüftungsstörung im Mittelohr. Sekret kann sich stauen, auf das Trommelfell drücken und starke Schmerzen verursachen. Gleichzeitig können hohes Fieber, Schwerhörigkeit und eine Verschlechterung des Allgemeinzustandes auftreten. Bei einem Trommelfelldurchbruch lassen die Schmerzen sehr rasch nach. Säuglinge und Kleinkinder sind besonders häufig betroffen. Mittelohrentzündungen haben eine hohe Selbstheilungsrate, es kann aber auch gelegentlich zu Komplikationen wie Knocheneiterung, Innenohrentzündung oder Hirnhautentzündung kommen.

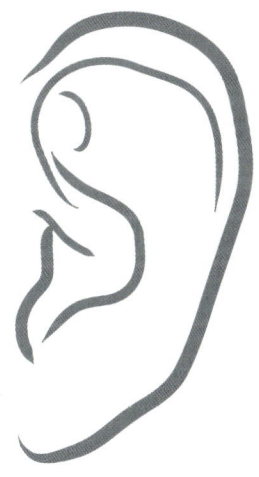

- Begeben Sie sich bei Verdacht auf Mittelohrentzündung bitte unmittelbar in ärztliche Behandlung!

- Aconitum
- Apis
- Belladonna
- Bryonia
- Chamomilla
- Ferrum phosphoricum
- Mercurius solubilis
- Pulsatilla

Auch eine Entzündung des äußeren Gehörgangs durch Infektion oder eine kleine Verletzung kann starke Ohrenschmerzen hervorrufen. Die Haut des Gehörgangs ist sehr empfindlich und besitzt kein Unterhautfettgewebe, sondern liegt direkt dem Knochen beziehungsweise Ohrknorpel auf.

ÄRZTLICHE HILFE ERFORDERLICH

Die homöopathische Behandlung von Ohrenschmerzen ist letztlich nur unter ärztlicher Kontrolle vertretbar. Bitte begeben Sie sich bei Verdacht auf eine Mittelohrentzündung unbedingt in ärztliche Behandlung, um das Risiko schwerer Komplikationen zu verringern!

DIE WICHTIGSTEN ARZNEIMITTEL

Aconitum

Plötzliche Ohrenschmerzen, häufig nach Einwirkung von Kälte oder kaltem Wind. Hohes Fieber. Nächtliche Verschlimmerung. Rotes Gesicht, das beim Aufsetzen blass wird. Unruhe und große Angst.

Apis

Trommelfell, Gehörgang und Ohrmuschel entzündet, gerötet und stark geschwollen. Stechende Schmerzen. Verschlimmerung durch Wärme, Berührung, Schlucken. Besserung durch Kälte, frische Luft. Typischerweise rechtsseitige Beschwerden. Durstlosigkeit. Nervöse Unruhe.

Belladonna

Hohes Fieber mit heißem Kopf und kalten Extremitäten. Gerötetes Gesicht. Erweiterte Pupillen, lichtempfindliche Augen. Typischerweise rechtsseitige Beschwerden. Ohrenschmerzen verschlimmert durch Berührung, Erschütterung (zum Beispiel beim Gehen), Luftzug, nachmittags oder vor Mitternacht. Heftige Gemütserregung mit Wutanfällen.

Bryonia

Insbesondere bei Gehörgangsentzündung angezeigt. Meist stechender Schmerz. Verschlimmerung durch die geringste Bewegung, Wärme, Berührung. Besserung durch Ruhe, Liegen auf der schmerzhaften Seite. Großer Durst. Reizbarkeit.

Chamomilla

Ausgeprägte Empfindlichkeit gegen Schmerzen. Verschlimmerung der Schmerzen durch kalte Luft. Reizbarkeit mit Zornausbrüchen, die durch die Schmerzen ausgelöst werden können. Will ständig herumgetragen werden. Einseitige Wangenröte.

Ferrum phosphoricum

Frühes Stadium der Erkrankung, wenn nur wenige Hinweise auf ein anderes Arzneimittel vorhanden sind. Meist nur mäßiges Fieber. Nasenbluten. Erbrechen. Gesicht abwechselnd blass und rot.

Mercurius solubilis

Starke Schweißneigung, vor allem nachts. Speichelfluss und übler Mundgeruch, Zahneindrücke auf der Zunge. Trommelfelldurchbruch mit übelriechender, wundmachender, gelbgrüner Eiterung. Zittrige Schwäche. Verschlimmerung nachts, durch Hitze, Kälte, Zugluft, Schwitzen. Besserung durch Ruhe.

Pulsatilla

Das Kind ist weinerlich, verlangt nach Zuwendung und möchte in den Arm genommen werden. Besserung in frischer Luft, verträgt keine Wärme. Trockener Mund, aber durstlos. Typischerweise linksseitige Entzündung oder Schmerzen. Die Schmerzen treten in Intervallen auf. Bei Trommelfelldurchbruch (und auch generell) milde, dickflüssige, gelbe Eiterung. Die Ohrmuscheln sind rot und heiß.

REISEKRANKHEIT

Schwindel, Übelkeit und Erbrechen beim Fahren im Wagen oder auf einer Schiffsreise entsteht bei einer Überempfind-lichkeit des Gleichgewichtsorgans auf passive Bewegungen. Typischerweise sind die Beschwerden bei Blick in Fahrtrich-tung und Erfassen der kommenden Bewegung verringert und hören sofort auf, wenn man festen Boden unter den Füßen hat.

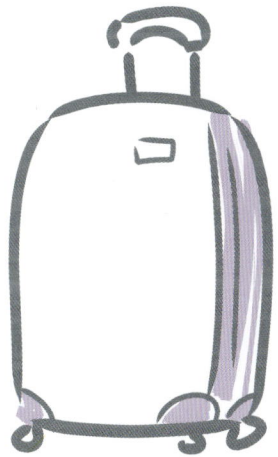

ALLGEMEINE MASSNAHMEN

Frische Luft (offenes Fenster) bringt Erleichterung, oft nützt auch das Kauen eines Kaugummis.

ÄRZTLICHE HILFE ERFORDERLICH

Bitte begeben Sie sich in ärztliche Hilfe,
- wenn die Beschwerden häufig wiederkehren und
- wenn eine normale Autofahrt nicht möglich ist.

- Frische Luft
- Kaugummi kauen

- Cocculus
- Petroleum
- Sepia

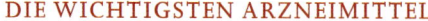

DIE WICHTIGSTEN ARZNEIMITTEL

Cocculus

Die Übelkeit verstärkt sich durch Essensgerüche oder Denken ans Essen, allerdings ist der Appetit nicht verringert. Stimmung träumerisch, macht sich Sorgen, vor allem auch um andere.

Petroleum

Die Beschwerden kommen und gehen schnell. Typischerweise bessert ständiges Kauen und Essen die Übelkeit. Die Haut ist berührungsempfindlich, enge Kleidung wird nicht vertragen.

Sepia

Verlangen nach aktiver Bewegung, Laufen, Sport. Selbst am Steuer sitzen ist kein Problem, nur das Mitfahren. Abneigung gegen Fleisch, Milch und Essensgerüche. Frische Luft tut gut.

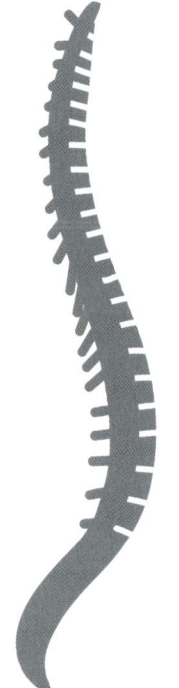

RÜCKENSCHMERZEN, HEXENSCHUSS, ISCHIAS

Eine sorgfältige Diagnostik durch erfahrene Ärzte und gegebenenfalls auch Physiotherapeuten und Osteopathen ist hier besonders wichtig! Die ganz unterschiedlichen Diagnosen beinhalten auch sehr verschiedene Wahrscheinlichkeiten des Ansprechens einer homöopathischen Therapie. Da sich aber auch die Dynamik der Krankheitsentwicklung bei den genannten Diagnosen unterscheiden kann, resultiert eine große Bandbreite im Tempo der Symptomlinderung, so dass auch vom Kranken selbst unter Umständen viel Geduld aufgebracht werden muss. In vielen Fällen wird die Homöopathie auch nur ein Teil des Behandlungskonzeptes sein können und muss durch physikalische, physiotherapeutische, arbeitsmedizinische, diätetische, schulmedizinische sowie psychologisch-psychotherapeutische Ansätze ergänzt werden.

Folgende Ursachen kommen für derartige Beschwerden in Frage:
- Unbewusste Fehlhaltungen (zum Beispiel aus psychosomatischen Gründen, falsche Sitzhaltung am Arbeitsplatz)
- Überlastungen durch Übergewicht

- Fehlbelastung durch organische Veränderungen, zum Beispiel Wirbelsäulenverkrümmungen
- Degenerative Veränderungen im Sinne des Verschleißes von Knorpel und knöchernen Strukturen
- Bandscheibendegenerationen im Sinne von Vorwölbungen oder Vorfall
- Entzündliche Veränderungen
- Osteoporose
- Tumoröse Knochenveränderungen

ALLGEMEINE MASSNAHMEN

In den meisten Fällen wird Wärmeanwendung hilfreich sein, weil sie zu einer Lockerung der schmerzbedingt verspannten Rückenmuskulatur beiträgt. Bei Fehlhaltungen kommen selbstverständlich Krankengymnastik sowie »Rückenschule« zur Optimierung von Haltung und Bewegungsabläufen in Betracht. Bei Verdacht auf einen Bandscheibenvorfall kann eine sogenannte »Stufenbett-Lagerung« hilfreich sein. Dabei liegt der Kranke auf dem Rücken, die Oberschenkel sind in der Hüfte um 90 Grad angewinkelt, die Unterschenkel liegen auf einer dicht ans Gesäß geschobenen Matratze oder auf einem entsprechend hohen Polster, sodass auch in den Kniegelenken wieder ein 90-Grad-Winkel zustande kommt.

ÄRZTLICHE HILFE ERFORDERLICH

Wenn bei akut aufgetretenen Schmerzen im Bereich der Lendenwirbelsäule der Schmerz über das Gesäß ins Bein ausstrahlt, dann müssen Sie an die Möglichkeit eines Bandscheibenvorfalles denken. Kommt es dabei auch zu Taubheitsgefühlen oder einer muskulären Schwächesymptomatik, dann sollte umgehend eine entsprechende Diagnostik eingeleitet werden; es besteht die Gefahr einer irreversiblen Nervenschädigung! Auch bei bekannter Osteoporose und plötzlich zunehmenden Rückenschmerzen sollte sofort ein Arzt zugezogen werden!

DIE WICHTIGSTEN ARZNEIMITTEL

Die im Folgenden dargestellten Einzelmittel dienen zumeist nur einer Linderung akuter Schmerzen. Bei fehlender Wirksamkeit sollte immer so bald als möglich eine fundierte Diagnostik angeschlossen werden.

Arnica

Rückenschmerzen nach Verletzungen oder körperlicher Überanstrengung mit muskelkaterartigem Schmerz der Rückenmuskulatur.

Belladonna

Plötzlicher, heftiger, meist rechtsseitiger Ischiasschmerz. Steifer Nacken rechtsseitig. Schlimmer bei jeder Bewegung und Erschütterung.

- Wärmeanwendung
- Krankengymnastik
- »Stufenbett-Lagerung«

- Arnica
- Belladonna
- Calcium carbonicum
- Colocynthis
- Lachesis
- Nux vomica
- Rhus toxicodendron
- Ruta
- Sepia

Schlimmer nach längerem Sitzen, kann sich nicht mehr aufrichten, der Rücken fühlt sich wie gebrochen an.

Calcium carbonicum

Hexenschuss bereits durch relativ geringe körperliche Anstrengung, oft durch Verheben. Trifft vor allem Menschen mit eher schwachem Bindegewebe, eventuell mit mäßigem Übergewicht. Oft bereits seit Kindheit Verkrümmung der Wirbelsäule (Skoliose). Gefühl der Schwäche im Rücken. Schlimmer bei feuchter Kälte und durch ungewohnte körperliche Belastungen.

Colocynthis

Ischiasschmerz nach Ärger oder Kränkung. Scharfe, einschießende Schmerzen. Besserung durch Liegen auf der betroffenen Seite beziehungsweise durch Druck auf die Schmerzregion. Besser auch durch Anziehen der Beine.

Lachesis

Ischiasschmerz mit großer Überempfindlichkeit des Beines gegen Berührung. Beginn der Schmerzen oder Verschlimmerung derselben nachts beziehungsweise morgens beim Erwachen. Der Kranke will ruhig liegen bleiben.

Nux vomica

Ischiasschmerz, dabei ausgeprägte Reizbarkeit und Ärgerlichkeit mit Ungeduld. Schlimmer nachts im Liegen, kann nicht auf der schmerzhaften Seite liegen, sich aber auch fast nicht im Bett umdrehen. Besserung durch lokale Wärmeanwendung und Druck. Krampfartige Stuhlverstopfung.

Rhus toxicodendron

Hexenschuss und Ischiasschmerz mit großer motorischer Unruhe. Möchte sich ständig bewegen, dehnen, strecken oder herumgehen. Gefühl der Steifigkeit im Rücken. Oft nach Heben oder Tragen von schweren Gegenständen. Schlimmer nachts, beim ruhigen Liegen, in der Kälte, besonders bei feuchter Kälte oder nach Nasswerden beziehungsweise wenn auf einen verschwitzten Rücken kalte Luft trifft; besser durch kontinuierliche Bewegung, durch Wärme und vor allem durch heißes Baden. Oft eher die linke Seite betroffen.

Ruta

Oft nach Verletzungen, Zerrungen, Verrenkungen oder auch nach Halswirbelsäulen-Schleudertrauma mit Überdehnung von Sehnen und Bändern. Verbunden mit dem Gefühl der Schwäche und Steifigkeit. Möchte sich ähnlich wie bei Rhus toxicodendron ständig bewegen.

Sepia

Rückenschmerzen mit Schwächegefühl im »Kreuz«. Bei Frauen oft wiederkehrend vor der Menstruation oder in der Schwangerschaft (Achtung: in der Schwangerschaft besondere Vorsicht bei der homöopathischen Selbstbehandlung!). Besser durch festen Gegendruck im Kreuz (zum Beispiel Stuhllehne, harte Matratze).

SCHLAFSTÖRUNGEN

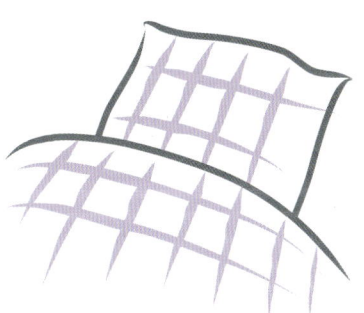

Wir müssen unterscheiden zwischen solchen Schlafstörungen, deren Ursache plausibel ist und zeitnah zu einer Störung des Schlafes geführt hat, und solchen, denen eine eher chronische innere oder äußere Störung zugrunde liegt, welche genau geklärt werden muss. Wenn äußere Gründe für Schlafprobleme wie zum Beispiel Lärmbelastung oder Sommerhitze nicht beseitigt werden können, dann kann auch die Homöopathie daran nichts ändern. Andererseits gibt es auch zahlreiche innere Gründe, warum unser Organismus seinen gesunden und erholsamen Schlaf nicht mehr finden kann. Es handelt sich dann meist um ganz unterschiedliche Krankheiten, bei denen die Schlafstörung entweder ein ganz zentrales Hauptsymptom oder aber nur ein Begleitphänomen neben anderen Krankheitserscheinungen sein kann.

Wenn ein gestörter Schlaf mit all seinen Folgen zu einem länger bestehenden, also chronischen Problem geworden ist, dann müssen wir unter anderem an folgende Krankheitsbilder denken:
- Schilddrüsenüberfunktion
- Blutarmut
- Durchblutungsstörungen im Gehirn
- Entzündliche Erkrankungen
- Vergiftungen
- Depression

In diesen Fällen ist also immer zunächst diese Grunderkrankung (und nicht isoliert nur die Schlafstörung) beziehungsweise deren Ursache zu behandeln. Hier kann die Homöopathie in unterschiedlichem Maß

- Möglichst ruhig gelegenen Schlafplatz wählen
- Ausreichende Lüftung
- Raumtemperatur nicht höher als 18 Grad
- Kleine und leichte Mahlzeiten vor dem Schlafen gehen
- Vermeidung von Alkohol
- Meditation oder Autogenes Training
- Pflanzliche Wirkstoffe in Tees oder Fertigarzneien

- Aconitum
- Argentum nitricum
- Arnica
- Bryonia
- Chamomilla
- Cocculus
- Ignatia
- Nux vomica
- Staphisagria
- Sulfur

helfen, ihre Anwendung setzt aber einen erfahrenen homöopathischen Arzt und eine ausführliche Anamnese zur Erhebung sämtlicher Mosaiksteinchen der Symptomatik voraus.

Bei Kindern mit Schlafstörungen sollte man immer auch an psychologische Ursachen denken, zum Beispiel:
- Spannungen und Zerwürfnisse im Elternhaus
- Schulprobleme
- Mobbing unter Gleichaltrigen

Es versteht sich von selbst, dass in diesen Fällen oft erst eine Lösung und Beseitigung der Problemsituation zur Verbesserung des Schlafes führen wird.

Es gibt freilich auch Schlafstörungen, die durch eine besondere aktuelle Situation ausgelöst werden und einen Menschen betreffen, der sich ansonsten völlig gesund fühlt. Für solche Fälle bieten wir Ihnen unten einige bewährte homöopathische Arzneien an.

ALLGEMEINE MASSNAHMEN

Der Schlafplatz sollte möglichst ruhig gelegen sein. Vor dem Einschlafen und während der Nacht ist ausreichende Lüftung sinnvoll, die Raumtemperatur sollte 18 Grad nicht überschreiten. Abends und vor der Nacht sollten nur noch kleine und leichte Mahlzeiten eingenommen werden. Alkohol am Abend macht zwar zunächst auch müde, fördert aber keinen gesunden Nachtschlaf. Vor dem Einschlafen können eine Meditation oder Autogenes Training zu tiefer innerer Ruhe beitragen. Nicht zuletzt werden pflanzliche Wirkstoffe in Tees oder Fertigarzneien zumindest das Einschlafen fördern können; bekannt sind hierfür Baldrian und Hopfen, in vielen Fällen bewährt sich auch die Passionsblume.

ÄRZTLICHE HILFE ERFORDERLICH

Wenn eine Schlafstörung trotz der genannten allgemeinen Maßnahmen über längere Zeit unverändert und regelmäßig fortbesteht, dann sollte zunächst eine Grunderkrankung diagnostiziert oder ausgeschlossen werden. Dies gilt vor allem dann, wenn aus der Schlaflosigkeit Folgeerscheinungen wie Konzentrationsstörungen, Einschränkungen der schulischen oder beruflichen Leistungsfähigkeit, körperliche Begleitphänomene oder eine Depression resultieren.

DIE WICHTIGSTEN ARZNEIMITTEL

Aconitum

Die Schlafstörung ist nach einem akuten traumatischen Erlebnis entstanden, das mit großem Schreck oder mit Angst verbunden war (zum Beispiel Verkehrsunfall, Erdbeben, Gebäudebrand). Der Betroffene ist vor allem nachts sehr ruhelos, wirft sich im Bett umher, ist von qual-voller Angst erregt und getrieben und erwacht immer wieder durch Albträume, in denen die auslösende Ursache auftaucht. Gleichzeitig besteht oft auch heftiges Herzklopfen. Diese Art der Schlaflosigkeit kann auch nach Operationen auftreten.

Argentum nitricum

Schlaflosigkeit durch Aufregung vor wichtigen Terminen oder Prüfungen. Es besteht die Befürchtung, man könne versagen, weil man sich vielleicht zu wenig vorbereitet habe. Der Betroffene möchte dann mit Eltern oder Freunden sprechen und weckt diese womöglich auf. Oft tritt auch Durchfall auf, oder er fühlt sich zu warm im Bett und muss kühlere Stellen suchen oder überhaupt wieder aufstehen und sich kühlen.

Arnica

Der Betroffene findet nach schwerer, eventuell ungewohnter körperlicher Überanstrengung (zum Beispiel große Bergtour) nicht in den Schlaf hinein. Er ist zu müde und erschöpft, um einschlafen zu können und verspürt vielleicht gleichzeitig noch muskelkaterartige Gliederschmerzen als Folge der Anstrengung. Manchmal hat er das Gefühl, als wäre die Matratze zu hart und er muss sich ständig eine neue oder bessere Schlafposition suchen.

Bryonia

Die Schlaflosigkeit entsteht durch ständige Gedanken an sein Geschäft und was er tun muss, damit er nicht womöglich Konkurs anmelden muss und ruiniert ist, oder wie er seine Mitarbeiter optimal einsetzt, um das wirtschaftliche Gesamtergebnis seines Betriebes weiter zu verbessern. Oder der Betroffene denkt ständig über Sachprobleme nach, mit denen er am Abend zuletzt beschäftigt war. Meist handelt es sich um Menschen mit einem starken Bezug zum Materiellen. Sie müssen nachts auch immer wieder aufstehen um etwas zu trinken, da sie immer einen großen Durst haben. Manchmal überkommt den Schlaflosen auch das Gefühl, er sei weit weg von zuhause und möchte zurück in den »heimischen Hafen«, wo er sich auskennt und sicher fühlt.

Chamomilla

Die Arznei für Schlafstörungen bei zahnenden Kindern: Sie sind sehr unruhig, äußerst gereizt und launisch, wollen aus dem Bett steigen und möchten herumgetragen werden (was dann aber oft auch nicht hilft). Die Schmerzen im Bereich der Kiefer und Zähne können – ähnlich wie bei Belladonna – mit Zuckungen verbunden sein. Das Mittel passt umso besser, je unausstehlicher das Kind ist.

Cocculus

Die Schlafstörung kommt durch zurückliegenden Schlafmangel zustande, zum Beispiel infolge von Nachtwachen beziehungsweise häuslicher Versorgung pflegebedürftiger Angehöriger, vor allem wenn damit Sorge, Kummer oder Angst um diese Menschen verbunden ist. Die Betroffenen sind erschöpft und gleichzeitig überempfindlich gegen jede Störung und können trotz Müdigkeit nicht in den Schlaf finden.

Ignatia

Schlaflosigkeit durch akuten Kummer, zum Beispiel Liebeskummer oder nach menschlicher Enttäuschung. Er hat das Gefühl, seine Ideale seien abrupt zerstört worden, er kann »es« einfach nicht fassen, seufzt und stöhnt, leidet still vor sich hin und kann nicht mehr einschlafen. Auf der körperlichen Ebene stellt sich manchmal ein Kloßgefühl im Hals ein oder die Empfindung einer schweren Last, die auf den Brustkorb drückt.

Nux vomica

Nach einem stressigen Tag und großer geistiger Anstrengung kann der Betroffene seine Gedanken nicht mehr abschalten, was das Einschlafen verhindert. Aber auch nach zuviel Kaffee, Alkohol oder Rauchen kann der Organismus aufgewühlt sein. Wenn der Patient dann eingeschlafen ist, erwacht er häufig gegen 3 bis 4 Uhr viel zu früh, kann eventuell nicht wieder einschlafen, verspürt vielleicht Sodbrennen nach einer zu opulenten Abendmahlzeit. Am nächsten Morgen ist er dann gereizt, unausstehlich und überempfindlich gegen jede Störung.

Staphisagria

Nach Ärger, Kränkung, Empörung oder bei Kindern nach ungerechter Zurechtweisung folgt Schlaflosigkeit. Der Betroffene ist auf derartige Einflüsse oft ohnehin sehr empfindlich, nimmt sich alles sehr zu Herzen und kann mit der entstehenden Wut nicht umgehen, sondern unterdrückt seinen Zorn. Manchmal »spielt er die Situation in Gedanken nochmals durch« und fragt sich, was er hätte sagen oder wie er hätte reagieren können. Er überlegt was er beim nächsten Mal alles sagen und anders machen wird und kann darüber stundenlang nicht einschlafen.

Sulfur

Menschen mit einer »Sulfur-Konstitution« können oft von Natur aus schlecht schlafen. Sie schwitzen, es ist ihnen im Bett viel zu warm, sie strecken die Füße nachts aus dem Bett, wälzen sich hin und her und denken über »Gott und die Welt« nach, wachen oft ähnlich wie Nux vomica zwischen 3 und 5 Uhr wieder auf, vielleicht durch Juckreiz oder auch Hunger und haben ihren besten Schlaf in den frühen Morgenstunden und können (wenn es geht) bis mittags schlafen. Bitte Vorsicht bei der Wahl dieser Arznei! Sie kann vieles unterdrücken aber auch vieles zum Ausbruch bringen.

SCHNUPFEN

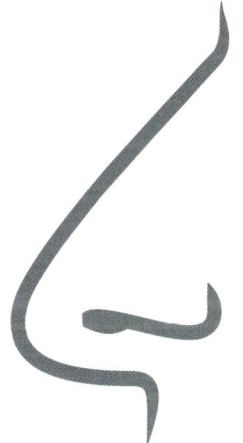

Absonderungen der Nasenschleimhaut sind fast immer entweder infektbedingt oder allergisch. Der allergische Schnupfen kann durch Selbstbehandlung gelindert werden, eine Allergie wie der Heuschnupfen ist aber eine chronische Krankheit, deren Behandlung sich auf eine gründliche Anamnese und eine sorgfältige Verlaufskontrolle stützen muss.
Der Schnupfen bei Infekten ist viral (meist wässrige oder helle Absonderung) oder bakteriell (meist gelbliche oder grünliche Absonderung) bedingt. Zur Mittelwahl führen die besondere Konsistenz und Farbe der Absonderungen sowie die begleitenden Symptome.

ALLGEMEINE MASSNAHMEN
Beim Infekt ist körperliche Schonung und ausreichende Flüssigkeitszufuhr angesagt, bei einer Allergie möglichst die Vermeidung von Allergenen. Das Inhalieren von Wasserdampf kann Erleichterung bringen. Von klassischen Nasentropfen, die die Blutgefäße verengen und die Schleimhäute austrocknen, ist abzuraten.

ÄRZTLICHE HILFE ERFORDERLICH
Bitte begeben Sie sich in ärztliche Hilfe,
- wenn starke Schmerzen oder Schwellungen im Gesicht auftreten,
- wenn zum Schnupfen anhaltendes Fieber oder ein starker Husten kommt und
- wenn der Schnupfen länger als zehn Tage anhält oder häufiger als drei- bis viermal Mal im Jahr auftritt.

DIE WICHTIGSTEN ARZNEIMITTEL

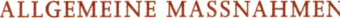

Arsenicum album

Der Schnupfen ist wässrig und brennt. Im warmen Zimmer wird er besser, in kalter Luft schlimmer. Die Nase ist verstopft, Niesen bringt

- Körperliche Schonung und ausreichende Flüssigkeitszufuhr
- Vermeidung von Allergenen
- Inhalieren

- Arsenicum album
- Euphrasia
- Hepar sulfuris
- Kalium bichromicum
- Lycopodium
- Mercurius solubilis
- Nux vomica
- Pulsatilla
- Sambucus nigra
- Silicea

keine Erleichterung. Auch die Augen sind rot und tränen. Stimmung: ruhelos, ängstlich, ungeduldig.

Euphrasia

Der Schnupfen ist wässrig, mild und fließt reichlich. Die Augen sind fast noch stärker betroffen, mit beißendem Tränenfluss und Lichtempfindlichkeit. Heftiger Husten und Atemnot können sich beim Heuschnupfen ebenfalls zeigen.

Hepar sulfuris

Immer ist der Schnupfen gelblich-eitrig, verschlimmert sich in Kälte und bessert sich in Wärme. Der Kranke ist gereizt und zornig bei Schmerzen, die vor allem in den Nebenhöhlen auftreten.

Kalium bichromicum

Der Schnupfen ist zäh, grün-gelb und bildet Krusten, die sich schwer von der Nasenschleimhaut lösen. Schmerzen treten typischerweise an kleinen Stellen auf, sie können mit dem Zeigefinger markiert werden. Kälte verschlimmert und ist unerträglich, Wärme, Einhüllen und heiße Dampfbäder helfen.

Lycopodium

Der Schnupfen stockt, der Kranke ist ständig am Schniefen. Wenn Absonderungen erscheinen, sind sie scharf, grün oder grau und verkrusten. Typisch für das Mittel ist die Rechtsseitigkeit, die Neigung zu Blähungen und die Verschlimmerung von 16 bis 20 Uhr.

Mercurius solubilis

Die Nasenöffnungen sind wund, der Schnupfen grünlich und eitrig riechend, der Nasenrücken geschwollen, mit Druck auf der Nasenwurzel. Niesen tritt häufig auf, typisch ist das Niesen im Sonnenschein. Nachts schwitzt der Kranke stark, Kälte und Hitze verträgt er gleichermaßen nicht.

Nux vomica

Nachts ist die Nase verstopft, tagsüber läuft sie. Auch im Zimmer stockt der Schnupfen, während er im Freien fließt. Häufig sind drückende Kopfschmerzen und ein empfindlicher Magen. Auslöser für den Schnupfen: Verkühlung, Schlafmangel, Überarbeitung.

Pulsatilla

Der Schnupfen ist gelblich-rahmig, der Geruchssinn oft vermindert oder verändert. Das rechte Nasenloch ist verstopft, die Nasenwurzel schmerzt. Typisch ist das Klagen und Jammern mit schneller Besserung durch Trost und Zuspruch und die Durstlosigkeit.

Sambucus nigra

Das typische Mittel für den Schnupfen der Säuglinge, die wegen der verstopften Nase nicht richtig trinken können. Sie schniefen, schwitzen nachts und bekommen erstickenden Husten.

Silicea

Ein Mittel für die reaktionsträge Entzündung ohne Fieber, mit wenig gelblich-eitriger Schleimabsonderung, Verstopfung der Nase, Juckreiz und Niesen. Der Kranke friert leicht, isst wenig und mag vieles gar nicht essen.

SCHOCK, SCHRECK, ANGST

Akute psychische Beschwerden können nur sehr eingeschränkt selbst behandelt werden. In der Regel ist ärztliche Hilfe nötig. Für die erste Hilfe nach einem Schreck oder Schock zum Beispiel durch Erleben eines Unfalls oder durch Kränkung und Zurückweisung haben sich einige homöopathische Mittel bewährt. Die belastende Angst vor einer Prüfung, einem Auftritt oder einem anderen wichtigen Termin kann meist mit einem der unten stehenden Mittel erleichtert werden.

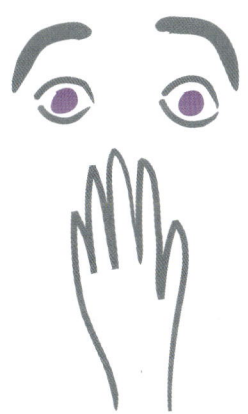

ALLGEMEINE MASSNAHMEN
Beruhigender oder ablenkender Zuspruch, Mitgefühl ohne Bedauern.

ÄRZTLICHE HILFE ERFORDERLICH
Bitte begeben Sie sich in ärztliche Hilfe,
- wenn nicht nach kurzer Zeit eine Beruhigung eintritt,
- wenn der Alltag nicht bewältigt werden kann oder
- wenn die Angst wiederholt auftritt.

DIE WICHTIGSTEN ARZNEIMITTEL

Aconitum

Das wichtigste Mittel nach Erleben eines Schocks mit Todesangst, zum Beispiel das Ansehen eines schweren Unfalls oder die Verwicklung darin. Es tritt eine ängstliche Unruhe auf mit Herzklopfen, angsterfüll-

- Zuspruch
- Mitgefühl

- Aconitum
- Argentum nitricum
- Gelsemium
- Ignatia
- Opium

tem Blick und Blässe. Beruhigung wird durch Zuspruch, Ablenkung und frische Luft erreicht.

Argentum nitricum

Eines der besten Mittel bei Erwartungsangst, vor einer Prüfung oder einem gefürchteten Ereignis. Es treten Zittern und Durchfall auf, Druck im Magen, Aufstoßen, Schwindel. Die innere Unruhe führt zu hastigem Handeln, man hat das Gefühl, die Zeit vergeht zu langsam und kommt zu jedem Termin zu früh.

Gelsemium

Die Erwartungsangst führt zu einer zittrigen Lähmung, man ist zu schwach, um noch irgendetwas vorzubereiten. Die Knie zittern, die Lider werden schwer. Durchfall kann auftreten, ebenso Schwindel, Benommenheit. Besser geht es in frischer Luft und nach Entleerung der Blase.

Ignatia

Das wichtigste Mittel nach Erleben einer schweren Enttäuschung oder Kränkung. Das Gefühl, beleidigt worden zu sein, führt zu Wut und Tränen, unkontrollierten Ausbrüchen, Magenkrämpfen und Auftreibung des Bauches. Tiefes Einatmen, Seufzen und Weinen erleichtert, Kaffee, selbst der Geruch von Kaffee, wird nicht vertragen.

Opium

Der Schreck ist in die Glieder gefahren, aber Bewusstsein und Gefühl sind eingeschränkt. Schmerzen werden nicht mehr empfunden, die Situation wird nicht verstanden. Die Glieder sind taub, heißer Schweiß und Muskelzucken können auftreten. Selbst ein zeitweiliges Aussetzen der Atmung kann eintreten. Der Bauch ist hart und gebläht mit Stuhlverstopfung.

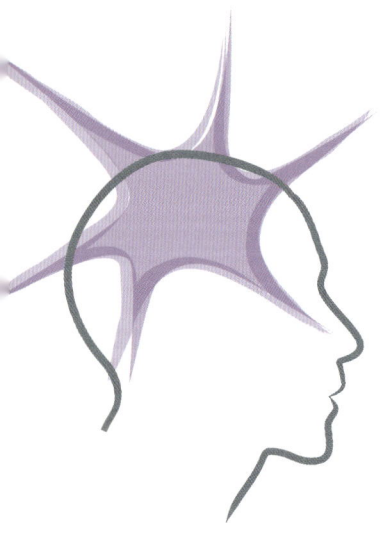

SONNENBRAND, SONNENSTICH

Der Sonnenbrand ist ein Hitzeschaden der Haut, es entstehen Rötung (Grad 1), Blasenbildung (Grad 2) und Abschälung, was sehr schmerzhaft sein kann. Der Sonnenstich ist ein Hitzeschaden an Kopf und Kreislauf. Symptome sind starke Kopfschmerzen, Schwindel, Erbrechen, Schwäche, Zittern und Ohnmacht.

ALLGEMEINE MASSNAHMEN

Die Vorbeugung ist leicht möglich und hier die wichtigste Maßnahme. Wenn es doch zur Erkrankung kommt, helfen bei Sonnenbrand kühlende und fettende Hautmittel, bei Sonnenstich Liegen im Schatten mit angehobenem Kopf, warme oder heiße Getränke zum Anregen der Schweißproduktion und sanfte äußere Abkühlung.

ÄRZTLICHE HILFE ERFORDERLICH

Bitte begeben Sie sich in ärztliche Hilfe,

- wenn beim Sonnenbrand größere Flächen betroffen sind oder die Haut eitert oder
- wenn beim Sonnenstich eine Ohnmacht auftritt oder die Kopfschmerzen länger als eine Stunde anhalten.

DIE WICHTIGSTEN ARZNEIMITTEL

Aconitum

Sonnenstich mit trockener Haut, großer Unruhe und Angst. Das Gesicht ist rot und wird beim Aufrichten blass.

Belladonna

Sonnenstich mit rotem, heißem Kopf, pulsierenden Adern, hämmernden Kopfschmerzen, die sich bei leichter Erschütterung verschlimmern. Die Pupillen sind weit, die Augen glasig. Sonnenbrand ersten Grades, hochrot, mit Fieber.

Bryonia

Sonnenbrand mit Hautrötung ohne Blasen, mit starkem Berührungsschmerz, Stimmung gereizt und ruhebedürftig.

Cantharis

Sonnenbrand zweiten Grades, mit Blasenbildung, Unruhe und Brennen, das sich durch kaltes Wasser bessert.

Causticum

Sonnenbrand zweiten Grades, schmerzende, nicht heilende Blasen und Wunden, fast verheilte Narben, die wieder aufbrechen.

Gelsemium

Sonnenstich mit Schwäche, Benommenheit und Schläfrigkeit, Zittern, Nackenkopfschmerzen.

Lachesis

Sonnenbrand zweiten Grades, mit bläulichen, dunklen Blasen, starke Berührungsempfindlichkeit, verträgt keine Kleidung darauf.

- Aufenthalt in der Sonne begrenzen
- Kühlende und fettende Hautmittel
- Liegen im Schatten
- Warme oder heiße Getränke
- Sanfte äußere Abkühlung

- Aconitum
- Belladonna
- Bryonia
- Cantharis
- Causticum
- Gelsemium
- Lachesis
- Pulsatilla
- Veratrum album

Pulsatilla

Sonnenbrand ersten Grades, der Kranke beklagt sich, weint leicht und sucht Trost. Kein Durst, grundsätzliche Besserung bei Bewegung und im Freien.

Veratrum album

Sonnenstich mit Übelkeit, Erbrechen, kaltem Schweiß auf der Stirn, Schwäche und Kollaps.

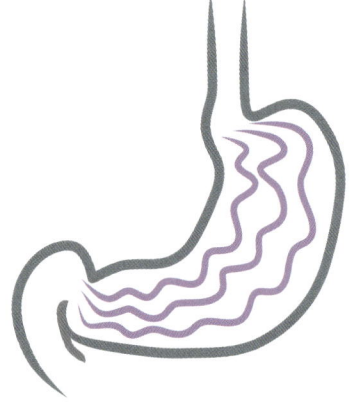

ÜBELKEIT UND ERBRECHEN

Die Ursachen können vielfältig sein. Sie sind oft nicht leicht zu erkennen. Häufig aber handelt es sich um Infektionen oder Reaktionen auf schlecht vertragenes Essen oder Trinken. Auch die Reisekrankheit und die Frühschwangerschaft gehen mit diesen Beschwerden einher. Es kann sich auch um Medikamentennebenwirkungen, Störungen des Gleichgewichtsorgans einschließlich der oberen Halswirbelsäule und die verschiedensten inneren Krankheiten handeln. Daher müssen Übelkeit und Erbrechen, wenn sie sehr heftig sind oder über mehrere Tage anhalten, immer ärztlich abgeklärt werden.

ALLGEMEINE MASSNAHMEN

Eine ruhige Stellung und Vermeidung von starken Bewegungen ist meist hilfreich. Oft tut auch ein warmer Wickel oder eine Wärmflasche gut. Der Flüssigkeitsverlust muss ersetzt werden, am besten durch Kräuter- und Früchtetee oder eine warme Suppe (klare Brühe, siehe auch unter Durchfall). Mit dem Essen sollte man zurückhaltend sein, vermieden werden sollten fette, gebratene und blähende Speisen sowie Rohkost.

ÄRZTLICHE HILFE ERFORDERLICH

Bitte begeben Sie sich in ärztliche Hilfe,
- wenn starke Kreislaufstörungen bestehen,
- wenn das Erbrechen nach vier bis fünf Mal beziehungsweise nach mehreren Stunden nicht nachlässt,
- wenn starke Schmerzen oder hohes Fieber auftreten oder
- wenn mehrere Personen im Umkreis betroffen sind (mögliche Lebensmittelvergiftung).

DIE WICHTIGSTEN ARZNEIMITTEL

Arsenicum album

Hauptmittel bei der akuten Magen-Darm-Infektion (siehe Durch-fall), die mit Erbrechen, meist kurz nach Mitternacht, beginnt. Großer Durst, aber jeder Schluck führt wieder zum Erbrechen. Gleichzeitig oder in der zweiten Phase häufige Durchfälle, oft mit Brennen im After. Übelkeit und Erbrechen können aber auch durch kalte Getränke, Eis und verdorbene Nahrung (besonders Fleisch, Fisch oder Pilze) her-vorgerufen werden. Begleitbeschwerden: Große Schwäche, Blässe, Unruhe, Herumwälzen im Bett, Ängstlichkeit.

Cocculus

Wichtigste Einsatzgebiete: Reisekrankheit und Schwangerschaftsübel-keit. Die Übelkeit wird durch Essensgerüche oder Denken ans Essen sowie durch äußere Bewegung (Schaukeln, Fahren im Wagen oder auf einem Schiff) ausgelöst. Der Appetit ist allerdings nicht beeinträchtigt. Begleitbeschwerden: Kopfschmerzen, Schwindel, ängstliche Stimmung.

Ipecacuanha

Elend und flau im Magen, erbricht Essen, Galle, Blut und Schleim. Ekel vor allen Speisen, ohne Durst. Schneidende Bauchschmerzen von links nach rechts, um den Nabel. Verschlimmerung abends und nachts. Begleitsymptome: Durchfälle schaumig, schleimig-wässrig, grasgrün oder mit Blutbeimengung. Reine Zunge, Speichelfluss, Reizbarkeit.

Nux vomica

Die Übelkeit wird ausgelöst durch zu viel Essen, üppige, fette Speisen, viel Alkohol und Zigaretten, manche Medikamente, seelische Über-reizung, zu viel Arbeit, zu wenig Schlaf. Der Magen verkrampft sich, es können Sodbrennen und das Gefühl wie von einem Stein auftre-ten. Der Gürtel muss gelockert werden. Besser wird die Übelkeit nach Erbrechen, die Krämpfe durch warme Auflagen und Ruhe. Begleitbe-schwerden: Widerwille gegen Essen, schlechter Geschmack, Verstop-fung, drückende Kopfschmerzen, ärgerliche, reizbare Stimmung.

Petroleum

Neben Cocculus und Sepia das wichtigste Mittel bei Reisekrankheit. Typische Besonderheit: Ständiges Essen (sogar schon Kauen von Kau-gummi) bessert die Beschwerden. Die Symptome können schnell auftreten und schnell wieder verschwinden. Verschlimmerung durch Fahren, durch Kohl und Sauerkraut, während Gewitter, generell im Winter. Begleitbeschwerden: Die Haut ist berührungsempfindlich, die Kleidung muss gelockert werden. Hitze und Brennen von Fußsohlen und Handflächen.

- Ruhige Stellung und Vermeidung von starken Bewegungen
- Warmer Wickel oder Wärmflasche
- Ersatz des Flüssigkeits-verlustes
- Zurückhaltung beim Essen

- Arsenicum album
- Cocculus
- Ipecacuanha
- Nux vomica
- Petroleum
- Phosphorus
- Podophyllum
- Sepia
- Tabacum
- Veratrum album

Phosphorus

Schwäche durch geistige und körperliche Überforderung, besonders auch nach Fieber, Krankheit, Entbindung. Gurgeln vom Magen bis zum Darm mit unwillkürlichem Stuhl. Schwäche- oder Leeregefühl im ganzen Bauch. Brennende Magenschmerzen. Durst auf kaltes Wasser, das nach fünf Minuten wieder erbrochen wird. Begleitbeschwerden: Gefühl, der After bliebe offen und Feuchtigkeit sickert heraus. Stuhl halbflüssig, mit Schleimhautfetzen, weiß, gelb, blutig; wenn geformt, dann schmal und dünn (Bleistiftstuhl). Brennen, Krämpfe, Wundheit.

Podophyllum

Hauptmittel der Magen-Darm-Grippe, nach Baden, bei heißem Wetter, beim Zahnen. Übelkeit, Würgen und Erbrechen – oft grünlich – beginnen meist gegen 3 bis 5 Uhr morgens, verstärken sich nach jedem Essen. Großer Durst. Begleitbeschwerden: Herausspritzender Stuhl, mit Blähungen gemischt, Stuhl wässrig, gelb, grün. Koliken auch ohne Stuhlentleerung.

Sepia

Wichtiges Mittel für die Reiseübelkeit und das Schwangerschaftserbrechen. Es besteht eine Abneigung gegen Fleisch und Milch. Essensgerüche werden schlecht vertragen. Allgemein aber bessert Essen sowie das Liegen auf der rechten Seite. Auch körperliche Bewegung an frischer Luft tut gut.

Tabacum

Die Symptome sind wie nach einer starken Zigarette: Flauheit im Magen, sterbensübel, kalter Schweiß auf der Stirn. Typisch ist der Wunsch, den Bauch abzudecken oder zu entblößen.

Veratrum album

Gleichzeitig Erbrechen und Durchfall, mit starkem Schweiß, Kältegefühl und Ohnmachtsanfällen. Stuhl wie Reiswasser oder wie Spinat, scharf. Gewaltsames Erbrechen, mit grünlichem Schleim. Durst auf große Mengen, vor allem kalte Getränke. Begleitbeschwerden: Kalter Atem, kalter Stirnschweiß, kalte Nase.

VERBRENNUNGEN, VERBRÜHUNGEN

siehe Hauptkapitel »Verletzungen, Wunden«, Seite 186

VERLETZUNGEN, WUNDEN

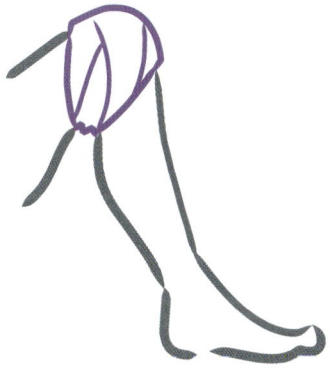

Generell kommen alle homöopathischen Arzneimittel auch als »Verletzungs- und Wundmittel« in Frage. In der Praxis zeigt sich aber, dass bestimmte Arzneimittel – vorzugsweise einige pflanzliche – bei bestimmten Verletzungen besonders häufig zur Anwendung kommen. Folgende Aspekte müssen bei der Arzneimittelwahl berücksichtigt werden:

Art der Verletzung/Wunde
- Stumpfe oder spitze Verletzung
- Zerreißung, Quetschung
- Zerrung, Verstauchung, Verrenkung
- Knochenbruch
- Kopf- und Wirbelsäulenverletzung
- Gehirnerschütterung
- Stich, Biss
- Blutung, Bluterguss
- Verbrennung, Verbrühung
- Überlastung
- Operation

Ort der Verletzung/Wunde
- Haut
- Schleimhaut
- Drüsengewebe
- Knochen
- Muskeln
- Bänder
- Sehnen
- Nervengewebe

Auswirkungen
- Geistes-/Gemützustand (Schock, Schreck, Bewusstlosigkeit u. a.)
- Kreislaufzustand
- Schmerzen
- Juckreiz

Modalitäten
- Kälte/Wärme/Zugluft
- Liegen/Sitzen/Stehen
- Bewegung/Ruhe
- Berührung/Druck

- Bitte begeben Sie sich bei allen schweren Verletzungen umgehend in ärztliche Behandlung!

- Aconitum
- Apis
- Arnica
- Arsenicum album
- Bellis perennis
- Bryonia
- Calcium phosphoricum
- Calendula
- Camphora
- Cantharis
- Carbo vegetabilis
- Causticum
- Gelsemium
- Hypericum
- Lachesis
- Ledum
- Opium
- Phosphorus
- Rhus toxicodendron
- Ruta
- Staphisagria
- Symphytum
- Veratrum album

Im Folgenden werden verschiedene Verletzungsarten aufgelistet und die jeweils wichtigsten und bewährtesten Arzneimittel kurz besprochen. Um unnötige Wiederholungen zu vermeiden, wird jedes Mittel nur einmal beschrieben, im Weiteren wird dann auf diese Beschreibung verwiesen.

Für die Arzneimittelwahl ist die Symptomatik entscheidend, die im Vordergrund steht. Je nachdem, ob das beispielsweise bei einer Verletzung die Blutung, der Schmerz oder gar ein Verletzungsschock ist, muss das Arzneimittel vor allem diese »Hauptsymptomatik« abdecken. Ändern sich dann während einer Behandlung die Symptome oder treten andere in den Vordergrund, so muss das Mittel gewechselt werden. Die homöopathische Selbstbehandlung von Verletzungen kann die Heilung unterstützen und Verletzungsfolgen verhindern helfen, dennoch ersetzt sie nicht in allen Fällen eine ärztliche Behandlung.

ÄRZTLICHE HILFE ERFORDERLICH

Bitte begeben Sie sich bei allen schweren Verletzungen umgehend in ärztliche Behandlung!

DIE WICHTIGSTEN ARZNEIMITTEL

SCHLAGVERLETZUNGEN, PRELLUNGEN

Arnica

Arnica ist das wichtigste und am häufigsten angewandte »Verletzungsmittel« in der Homöopathie. Die »blinde« Anwendung bei jeder Verletzung ist aber sicher nicht korrekt und wird auch nicht immer zum Erfolg führen.

Entsprechend der Ähnlichkeitsregel wird Arnica bei denjenigen Verletzungen besonders gut helfen, bei denen es durch Schlag, Prellung oder Sturz zu starken Schmerzen, Schwellung und Bluterguss gekommen ist. Auch äußere Blutungen können bestehen. Die verletzten Körperteile schmerzen wie wund und zerschlagen. Es besteht eine Empfindlichkeit gegen Erschütterung und Berührung. Bewegung verschlimmert, Ruhe und Liegen bessern die Schmerzen.

Bei Kopfverletzungen und Schock durch Verletzung sollte man auch immer an Arnica denken. Der Patient ist unruhig und schätzt die Situation falsch ein. Obwohl er unter Umständen schwer verletzt ist, sagt er, dass es ihm gut geht und er keine Hilfe braucht. Er kann aber auch schon benommen sein, antwortet dabei zwar korrekt auf Fragen, verfällt danach aber wieder in einen ausdruckslosen und benommenen Zustand. Dabei kann er manchmal zusätzlich einen heißen Kopf haben (und dennoch frösteln). Auch nach Operationen und zahnärztlichen Eingriffen, wenn es zu Nachblutung, Schwellung und Schmerzen kommt, ist Arnica bewährt.

Bellis perennis

Bellis perennis ist in seinem Arzneimittelbild ähnlich zu Arnica. Im Vordergrund stehen Verletzungen tiefliegender Gewebe und innerer Organe (Weichteile der Bauch- und Beckenorgane, Brustdrüse). Aber auch bei Verstauchungen und nach Bauch- und Unterleibsoperationen (bei Frauen zum Beispiel auch nach einer »Ausschabung«) ist es bewährt. Die Schmerzen sind wie gequetscht oder gezerrt, teilweise auch klopfend.
Schwellungen, Verhärtungen und Blutergüsse, die anhalten oder durch Arnica nicht gebessert werden können, reagieren häufig gut auf Bellis perennis.

Hypericum

Wird bei Verletzungen und Schmerzen nervenreicher Körperteile und der Nerven angewandt: Kopf- und Wirbelsäulenverletzungen, Steißbeinprellung, Fingerquetschung, Verletzungen an Handflächen und Fußsohlen, offene Knochenbrüche, Zahnverletzungen.
Es bestehen unerträglich starke, schießende oder stechende Schmerzen, die typischerweise entlang des Nerven in die Peripherie ausstrahlen. Die Schmerzen können mit Taubheits- oder Kribbelgefühlen einhergehen. Nach Kopfverletzungen oder Gehirnerschütterung kann es zu Kopfschmerzen oder gar Krampfanfällen kommen.
Auch bei schmerzhaften Nervenentzündungen oder Zahnschmerzen durch Verletzung, Wurzelentzündung oder nach zahnärztlicher Behandlung ist Hypericum das Mittel der ersten Wahl.

Ruta

Bei Schlagverletzungen der Knochen und Knochenhaut muss man in erster Linie an Ruta denken. Aber auch bei Zerrungen der Sehnen und Bänder (zum Beispiel auch durch Halswirbelsäulen-Schleudertrauma), Verstauchungen der Gelenke und Schleimbeutelentzündungen kommt dieses Arzneimittel in Frage.
Die betroffenen Körperteile schmerzen wie geprellt, zerschlagen oder zerbrochen, es bestehen Unruhe, Schwäche und ein Schweregefühl. Herabhängenlassen des betroffenen Körperteils und (feuchte) Kälte verschlimmern die Beschwerden, sanfte Bewegung und Wärme lindern.
Bei Kopf- und Augenschmerzen nach Überanstrengung der Augen, beispielsweise durch Lesen, Handarbeit oder längeres Arbeiten am Computer, ist Ruta häufig angezeigt. Die Augen sind dabei gerötet und brennen.
Die Ausheilung von Knochenbrüchen – wenn sie verzögert abläuft oder mit Schmerzen einhergeht – kann durch Calcium phosphoricum, Ruta und Symphytum unterstützt werden.

Symphytum

Wird in erster Linie bei Verletzungen der Knochen und Knochenhaut eingesetzt, insbesondere bei Schlägen und Abschürfungen an vorspringenden Knochen wie Jochbeinen, Ellenbogen, Knien, Wirbelsäule und Schultern. Aber auch bei Augenprellungen durch stumpfe Gegenstände (Ellenbogen, Faust, Sektkorken, Ball) ist dieses Arzneimittel angezeigt. Es bestehen generell sehr starke Schmerzen und Berührungsempfindlichkeit. Auch Beschwerden, insbesondere stechende Schmerzen durch lange zurückliegende Knochenbrüche können mit Symphytum geheilt werden.

ZERRUNG, VERSTAUCHUNG, VERRENKUNG

Arnica (siehe oben)

Bryonia

Bryonia wird bei allen Verletzungen von Gelenken, Bändern, Sehnen und Muskeln angewandt, bei denen typischerweise stechende Schmerzen bestehen, die durch die geringste Bewegung schlimmer und durch absolute Ruhe, festen Druck und örtliche Kälte besser werden.
Die Patienten haben Durst auf große Mengen kalten Wassers. Meistens reagieren sie empfindlich auf jede Störung, sind reizbar, wollen »nach Hause« und ihre Ruhe haben oder sprechen von der Arbeit und finanziellen Angelegenheiten.

Ledum

Ledum ist ein sehr wichtiges Arzneimittel bei Stichwunden und Insektenstichen. Es besteht ein heftiger Juckreiz, der durch Kratzen noch schlimmer wird. Obwohl sich die betroffene Stelle kalt anfühlt und zum Teil blau verfärbt ist, werden die Beschwerden (Schmerz, Schwellung, Juckreiz) durch Kälte gebessert.
Der Heilungsprozess kann gestört sein. Sowohl Stichverletzungen als auch Insektenstiche und Tierbisse, die zu Entzündungsreaktionen, Infektion und Eiterung führen, können erfolgreich behandelt werden. Auch bei Verletzungen von Muskeln, Sehnen, Bändern und Gelenken, wie zum Beispiel Verstauchungen und Zerrungen ist Ledum bewährt. Wie bei den Stichwunden lindert auch hier Kälte (und verstärkt Wärme) die Schmerzen.

Rhus toxicodendron

Rhus toxicodendron kann bei vielen Verletzungen von Gelenken, Bändern, Sehnen und Muskeln angezeigt sein, insbesondere bei Verstauchungen, Überdehnungen und Zerrungen.
Charakteristisch für dieses Arzneimittel ist, dass die Schmerzen in Ruhe schlimmer werden und den Patienten dazu zwingen, die betroffene

Stelle zu bewegen um Linderung zu erfahren. Besonders nachts kann der Patient nicht ruhig liegen und muss ständig seine Lage ändern. Nach einer Ruhephase kommt es zu einem Steifigkeitsgefühl. Die Schmerzen werden bei Beginn der Bewegung schlimmer und bessern sich bei fortgesetzter Bewegung wieder. Wärme bessert, Nässe und Kälte verschlimmern die Beschwerden.

Bei Verbrennungen kann Rhus toxicodendron, wenn auch seltener, angezeigt sein, wenn intensiv brennende und juckende, kleinere Brandbläschen vorherrschen, wobei der Juckreiz durch Kratzen verschlimmert wird. Auch hier ist eine ausgeprägte allgemeine Bewegungsunruhe des Patienten zu beobachten.

Ruta (siehe oben)

Symphytum (siehe oben)

KNOCHENBRÜCHE

Arnica (siehe oben)

Calcium phosphoricum

Die Ausheilung von Knochenbrüchen – wenn sie verzögert abläuft oder mit Schmerzen einhergeht – kann durch Calcium phosphoricum, Ruta und Symphytum unterstützt werden.

Ledum (siehe oben)

Ruta (siehe oben)

Symphytum (siehe oben)

KOPF- UND WIRBELSÄULENVERLETZUNGEN, GEHIRNERSCHÜTTERUNG

Arnica (siehe oben)

Gelsemium

Bei Kopfverletzungen oder Gehirnerschütterung bei denen Gelsemium angezeigt ist, sind die Schmerzen auf den Hinterkopf konzentriert und es besteht eine ausgeprägte Schwäche des Patienten bis hin zu Lähmungserscheinungen. Die Augenlider sind so schwer, dass sie halb herabgesunken sind beziehungsweise die Augen kaum offengehalten werden können. Arme und Beine fühlen sich schwer an und zittern bei der geringsten Anstrengung.

Hypericum (siehe oben)

WUNDEN

Calendula

Sowohl potenziert als auch als Pflanzentinktur oder Essenz (zum Beispiel als einprozentige Lösung) ist Calendula ideal zur Behandlung jeglicher Art von Wunden geeignet: Schürf-, Riss-, Platz- und Schnittwunden; nässende, verschmutzte und eiternde Wunden; Blutungen; oberflächliche Verbrennungen und Verbrühungen. Nicht nur die Einnahme als Globuli, sondern auch die örtliche Anwendung dieses Arzneimittels in Form von Umschlägen hat eine lange Tradition. Calendula unterstützt die Wundreinigung und Blutstillung, lindert die Schmerzen, beugt Infektionen vor und fördert die Heilung und Narbenbildung. Auch bei Muskel- und Sehnenrissen findet es Anwendung.

Hypericum (siehe oben)

Ledum (siehe oben)

Staphisagria

Staphisagria wird vor allem bei Stich- und Schnittverletzungen durch scharfe, schneidende Gegenstände (Glasscherben, Blechdosen, Messer) oder Operationswunden eingesetzt, besonders wenn die Schmerzen auch nach dem Nähen noch fortbestehen. Die Schmerzen werden als brennend, stechend oder schneidend empfunden, die verletzte Haut ist sehr berührungsempfindlich. Wärme bessert die Schmerzen. Auch bei Verletzungen der Harnröhrenschleimhaut nach einem Blasenkatheter muss in erster Linie an dieses Mittel gedacht werden.

BLUTUNGEN

Arnica (siehe oben)

Calendula (siehe oben)

Hypericum (siehe oben)

Lachesis

Blutungen, die Lachesis bedürfen sind typischerweise von dunkelblauer Farbe und passiv (»Sickerblutung«). Die Blutung tritt auch ohne eine größere Verletzung auf und die Gerinnung findet nicht statt. Auch bei Bisswunden ist Lachesis ein bewährtes Arzneimittel. Die verletzten Körperpartien sind geschwollen und blaurot bis violett verfärbt. Bei schwereren Verletzungen kann das Gewebe sogar absterben und sich schwarz verfärben. Die Wunden neigen zu Entzündungen, die sich zu einem Abszess oder einer Wundrose ausbreiten können und unter Umständen auch zu »Blutvergiftung« führen. Es bestehen in der Regel starke Schmerzen, die durch Wärme und Berührung schlimmer werden.

Phosphorus

Phosphorus ist bei kräftigen, anhaltenden und leuchtend-roten Blutungen angezeigt. Die Blutungsquellen sind vielfältig: Verletzungen, Magen-Darm-Trakt, Lunge, Nase, Zahnfleisch, Haut. Auch kleine Wunden können stark bluten. Die Schmerzen sind in der Regel brennend und können mit einem Hitzegefühl einhergehen. Durch den Blutverlust kommt es rasch zu körperlicher und geistiger Erschöpfung mit Herzklopfen, die nicht selten von Ängstlichkeit und Empfindlichkeit gegen äußere Reize begleitet sind. Die Patienten haben häufig Durst auf kalte oder gar eiskalte Getränke. Das Liegen auf der linken Seite ist ihnen unangenehm.

VERLETZUNGSSCHOCK

Aconitum

Plötzlich und heftig auftretende, panikartige körperliche und geistige Unruhe prägen das Aconitum-Bild. Die Patienten bitten verzweifelt um Hilfe und wollen auf keinen Fall alleine gelassen werden, da sie größte Angst haben, sterben zu müssen. Aus dieser akuten Situation heraus kommt es zum Kreislaufzusammenbruch mit innerer Kälte, Atembeklemmung und Herzrasen. Setzt man den Patienten auf, so wird er im Gesicht leichenblass, er kann auch ohnmächtig werden. Er muss häufig seine Lage wechseln, wirkt wie gehetzt, erschrickt leicht und ist äußerst schmerzempfindlich.

Arnica (siehe oben)

Camphora

Bei Schockzuständen mit raschem Kräfteverfall und eiskalter Körperoberfläche angezeigt. Der Patient verträgt es trotz der Kälte nicht, zugedeckt zu werden, da er in der Regel eine brennende, innere Hitze verspürt. Das Gesicht ist blass und kalt, die Augen sind starr und die Pupillen erweitert. Der Puls ist schwach. Das Bewusstsein kann getrübt sein und der Patient kann Todesängste haben.

Carbo vegetabilis

Ein bewährtes Arzneimittel bei Schockzuständen mit ausgeprägter Schwäche. Körper, Extremitäten und Atem sind kalt, gleichzeitig besteht kalter Schweiß und dennoch verlangt der Patient typischerweise nach frischer, kühler Luft (die er vorzugsweise zugefächelt bekommen möchte). Die Hautfarbe ist bläulich, weil der Kreislauf darniederliegt. Die Ursache dafür ist häufig ein akuter Blut- oder Flüssigkeitsverlust. Sowohl körperliche Anstrengung als auch geistige Tätigkeit führen schnell zu Mattigkeit.

Opium

Schockzustände, bei denen Schmerzunempfindlichkeit, Bewusstseinstrübung und röchelnde bis hin zu aussetzender Atmung vorliegen. Das Gesicht ist durch Blutandrang rot und mit lauwarmem Schweiß bedeckt und die Augen sind nur halb geöffnet. Auch wenn Schreck und Angst zu einer gefühllosen, tiefen Benommenheit führen – der Patient ist schweigsam in sich versunken, beklagt sich nicht und verlangt nach nichts – kann dieses Arzneimittel wertvolle Dienste leisten.

Veratrum album

Auch bei Veratrum album herrschen Kälte, Schwäche, Blässe oder bläuliche Verfärbung und kalter Schweiß (auf der Stirn) vor. Blut- oder Flüssigkeitsverlust sind häufig Auslöser dieses Zustands. Die Patienten sind völlig erschöpft und können in Ohnmacht fallen. Es besteht unstillbarer Durst auf große Mengen sehr kalten Wassers und ein Verlangen nach Saurem, Erfrischendem und Salzigem. Es kann auch zu sehr heftigen Wutausbrüchen und sogar Gewaltausbrüchen kommen.

VERBRENNUNGEN, VERBRÜHUNGEN

Arsenicum album

Für großflächige, schwerwiegende und sehr schmerzhafte Verbrennungen geeignet. Charakteristisch sind große Unruhe und Angst, der brennende Schmerz und die Besserung durch Wärme.

Calendula (siehe oben)

Cantharis

Eines der wichtigsten Arzneimittel zur Behandlung von Verbrennungen und Verbrühungen. Entsprechend seinem Arzneimittelbild mit Blasenbildung, heftigen stechenden oder brennenden Schmerzen und Berührungsempfindlichkeit, eignet es sich hervorragend zur Schmerzlinderung und positiven Beeinflussung des Heilungsverlaufs.

Causticum

Eignet sich ebenfalls sehr gut zur Schmerzlinderung bei Verbrennungen. Die Empfindung, das Fleisch läge bloß, ist ein Leitsymptom dieses Arzneimittels. Besonders bei schwereren Verbrennungen, die Flüssigkeit absondern und nur langsam heilen, hat es sich sehr bewährt. Es unterstützt die Heilung und vermindert die Narbenbildung.

Rhus toxicodendron (siehe oben)

INSEKTENSTICHE, BISSE

Apis

Bei Insektenstichen mit ausgeprägter blassroter ödematöser Schwellung, brennenden Schmerzen und Juckreiz sollte Apis gegeben werden. Die betroffene Stelle fühlt sich heiß an, ist äußerst berührungsempfindlich und die Beschwerden werden durch Kälte gebessert. Nicht selten besteht eine allgemeine nervöse Unruhe.

Cantharis (siehe oben)
Hypericum (siehe oben)
Lachesis (siehe oben)
Ledum (siehe oben)

WINDPOCKEN

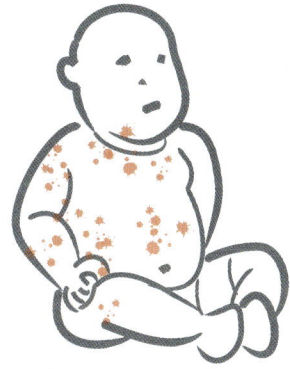

Die Windpocken gehören zu den klassischen Kinderkrankheiten und verlaufen nach einem typischen Muster. Es kommt zu roten Flecken, die in Knötchen und dann in Bläschen übergehen. Gleichzeitig besteht mehr oder weniger starker Juckreiz. Die Bläschen platzen, trocknen, verkrusten und heilen schließlich ab. Da es innerhalb einiger Tage zu mehreren Schüben kommt, treten verschiedene Stadien nebeneinander auf und ergeben das Bild eines »Sternenhimmels«. Die Bläschen sind vor allem am Kopf, am Rumpf und an den Schleimhäuten (Mundhöhle, Bindehaut der Augen, Genitale) lokalisiert. Der Allgemeinzustand ist mit und ohne Fieber in der Regel gut. Der Erreger, das Varizella-Zoster-Virus aus der Familie der Herpes-Viren, wird durch Tröpfchen übertragen. Die Ansteckung beginnt ein bis zwei Tage vor Ausbruch des Ausschlags und endet etwa fünf Tage nach dem Auftreten der letzten Bläschen beziehungsweise wenn alle Bläschen verkrustet sind. Etwa zwei Wochen nach dem Kontakt kommt es zum Ausbruch der Krankheit. Nach ein bis zwei Wochen ist die Krankheit überstanden. Es besteht dann eine lebenslange Immunität. Da die Viren im Körper bleiben, kann es im späteren Leben unter Umständen zu einer Gürtelrose kommen. Komplikationen, unter anderem bakterielle Hautinfektion, Mittelohrentzündung, Lungenentzündung und Hirnentzündung sind selten. Gefährlich sind die Windpocken für ein Neugeborenes, wenn die Mutter im Zeitraum von fünf Tagen vor bis zwei Tage nach der Geburt selbst erkrankt.

- Kinder mit Verdacht auf Windpocken müssen zuhause bleiben, um Ansteckungen zu vermeiden. Bitte gehen Sie unbedingt zu einem Arzt, wenn die Windpocken sich entzünden!

- Belladonna
- Mercurius solubilis
- Pulsatilla
- Rhus toxicodendron
- Sulfur

ÄRZTLICHE HILFE ERFORDERLICH
Bitte bringen Sie Ihr Kind bei hohem Fieber oder beunruhigenden Symptomen in ärztliche Behandlung!

DIE WICHTIGSTEN ARZNEIMITTEL

Belladonna

Hohes Fieber mit heißem Kopf und kalten Extremitäten. Gerötetes Gesicht. Starke Kopfschmerzen. Das Kind ist müde, aber trotzdem unfähig zu schlafen.

Mercurius solubilis

Wenn die Bläschen eitern.

Pulsatilla

Das Kind ist weinerlich, verlangt nach Zuwendung und möchte in den Arm genommen werden. Besserung in frischer Luft. Trockener Mund, aber durstlos.

Rhus toxicodendron

Intensiver Juckreiz der Bläschen, bis hin zu schmerzhaftem Brennen.

Sulfur

Starker Juckreiz, der vor allem nachts und in der Bettwärme schlimmer wird und dadurch den Schlaf stört, zeichnen dieses Arzneimittel aus. Wenig Appetit mit viel Durst. Auch bei nur sehr gering ausgeprägtem Windpockenausschlag und schlechtem Allgemeinzustand des Kindes oder wenn sich die Windpocken nur langsam »dahinschleppen«.

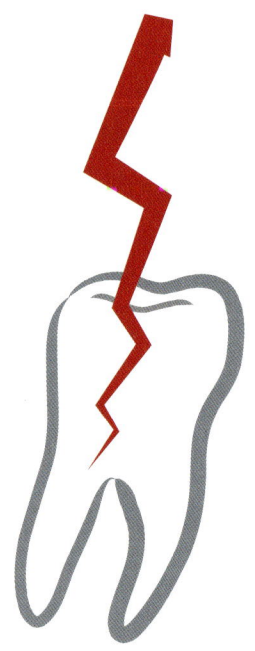

ZAHNSCHMERZEN

Entzündungen | Verletzungen | Zahnziehen | Zahnfleischbluten

Zahnschmerzen können, ähnlich wie Kopfschmerzen, ein Begleitsymptom von grippalen Infekten (siehe dort) oder die Folge von nächtlichem Zähneknirschen sein. Sie können aber auch durch Entzündungen des Zahnfleischs, der Zahngrundsubstanz (Pulpa) oder einer Zahnwurzel samt umgebenden Knochen hervorgerufen werden. Ursachen sind Verletzungen oder bakterielle Beläge mit Zahnkaries und Zahnfleischtaschenbildung.

ALLGEMEINE MASSNAHMEN

Die gründliche Reinigung der Zähne und ihrer Zwischenräume ist die wichtigste Vorbeugung. Beim Entzündungsschmerz helfen oft kalte Auflagen (Eisbeutel).

ÄRZTLICHE HILFE ERFORDERLICH

Bitte begeben Sie sich in ärztliche Hilfe

- wenn der Zahnschmerz länger als einen Tag anhält oder wiederholt auftritt,
- wenn ein Zahn verletzt ist oder
- wenn Zahnfleischbluten wiederholt auftritt.

DIE WICHTIGSTEN ARZNEIMITTEL

Aconitum

Pulsierender Zahnschmerz während einer Erkältung. Häufiger Auslöser: kalter Wind. Die Zunge brennt oder ist taub. Auch bei unsinniger Angst vor dem Zahnarzt mit schlimmen Vorahnungen hilfreich.

Arnica

Schmerzen nach einer Verletzung oder Zahnoperation, mit Blutungen, Schwellung, Zerschlagenheitsgefühl.

Belladonna

Pochender, berstender Zahnschmerz während einer Erkältung oder durch Entzündung des Zahns, schlechter durch Erschütterung und nachts.

Bryonia

Stechende Zahnschmerzen, schlimmer durch Kauen und Bewegen, besser durch Liegen, Spülen mit kaltem Wasser, festen Druck auf den Schmerzpunkt.

Chamomilla

Schmerzen während Zahnung (auch der bleibenden Zähne) und bei Entzündungen, vor allem auch in der Schwangerschaft, mit Ungeduld, Reizbarkeit und Ärger über den Schmerz.

Hepar sulfuris

Eitrige Entzündungen mit Verschlimmerung durch Kälte, Wärmeverlangen, Reizbarkeit.

Hypericum

Wichtigstes Mittel bei Verletzungen von Zahnnerven durch Unfall oder Operation, mit ziehenden, ausstrahlenden Schmerzen.

Phosphorus

Blutungen des Zahnfleischs oder einer Zahnoperationshöhle, Nachblutung auch aus kleinen Wunden.

- Vorbeugung durch regelmäßige und gründliche Reinigung der Zähne
- Kalte Auflagen gegen Entzündungsschmerz

- Aconitum
- Arnica
- Belladonna
- Bryonia
- Chamomilla
- Hepar sulfuris
- Hypericum
- Phosphorus
- Staphisagria

Staphisagria

Zahnschmerzen nach Stich- oder Schnittverletzungen und Operationen, Reizbarkeit, wenn die Betäubung nachlässt.

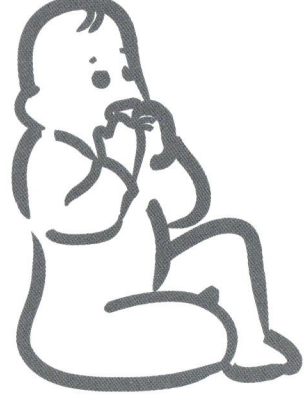

ZAHNUNGSBESCHWERDEN

Die Zahnentwicklung ist sehr variabel. Die ersten Zähne erscheinen meist im Alter von etwa sechs Monaten (dritter bis zwölfter Monat). Typischerweise brechen zunächst die unteren Schneidezähne durch, denen die oberen Schneidezähne und danach die Mahl- und Eckzähne folgen. Mit etwa drei Jahren ist das Milchgebiss mit 20 Zähnen vollständig. Der Zahnwechsel beginnt im Alter von etwa sechs Jahren und ist mit etwa zwölf Jahren abgeschlossen.

Während der Zahnung können verschiedene Beschwerden auftreten:
- Schmerzen
- Verstärkter Speichelfluss
- Vermehrtes Fingerlutschen, Herumbeißen auf Fingern oder anderen Dingen
- Schwellung und Rötung des Zahnfleisches
- Rötung der Wangen
- Fieber
- Reizbarkeit, Unruhe
- Durchfall
- Wunder Po
- Schlafstörungen

Da Kleinkinder gerade in dieser Zeit auch häufig Infektionen durchmachen, können Fieber und andere Beschwerden zeitlich mit dem Durchbruch eines Zahnes zusammentreffen und es ist nicht immer leicht, diese voneinander zu unterscheiden.

ÄRZTLICHE HILFE ERFORDERLICH

Bitte begeben Sie sich bei hohem Fieber oder wenn sich unter den hier angeführten homöopathischen Arzneimitteln keine Besserung oder gar eine Verschlechterung des Zustands einstellt, in ärztliche Behandlung!

DIE WICHTIGSTEN ARZNEIMITTEL

Calcium carbonicum

Eher bei dicken, blonden und hellhäutigen Kindern mit großem Kopf. Neigung zu Schweiß, insbesondere Kopfschweiß im Schlaf. Milchschorf und Hautausschläge während der Zahnung. Husten, Durchfall und Erbrechen während der Zahnung. Saurer Schweiß, saurer Durchfall.

Calcium phosphoricum

Im Gegensatz zu Calcium carbonicum, sind die Kinder eher mager und hochgeschossen, die Kopfschweiße fehlen. Die Zahnung ist verzögert. Durchfälle während der Zahnung mit grünen, spritzenden Stühlen.

Chamomilla

Sehr schmerzhafte Zahnung, Überempfindlichkeit gegenüber Schmerzen. Reizbarkeit und üble Laune, das Kind beruhigt sich nur wenn es herumgetragen wird. Eine Wange rot und heiß, die andere kalt und blass. Durchfall und Bauchschmerzen während der Zahnung, mit grünen Stühlen, die nach verfaulten Eiern riechen.

Phytolacca

Viel fadenziehender Speichel. Feuerrote Zungenspitze. Zähneknirschen, festes Zusammenbeißen der Zähne. Durchfall und Erbrechen während der Zahnung.

Sulfur

Hitzeempfindlichkeit, deckt sich ständig ab. Rote Körperöffnungen (Po, Lippen, Augenlider, Nasenlöcher). Heiße Handflächen und Fußsohlen. Wundmachender, scharfer Stuhl.

■ Bei Fieber und Verschlechterung des Zustandes konsultieren Sie bitte unbedingt Ihren Kinderarzt!

■ Calcium carbonicum
■ Calcium phosphoricum
■ Chamomilla
■ Phytolacca
■ Sulfur

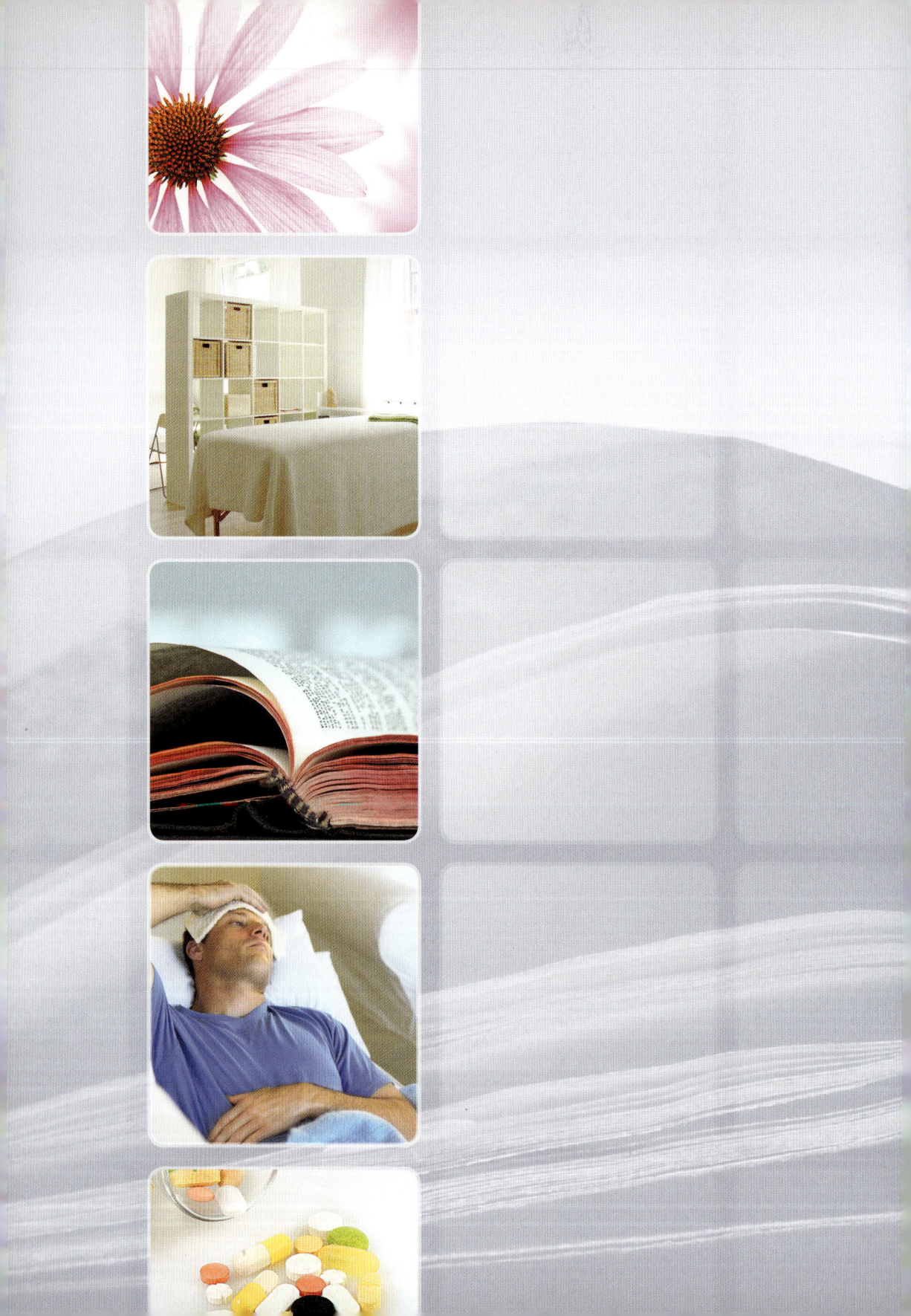

Teil 3

Homöopathie
in der Praxis

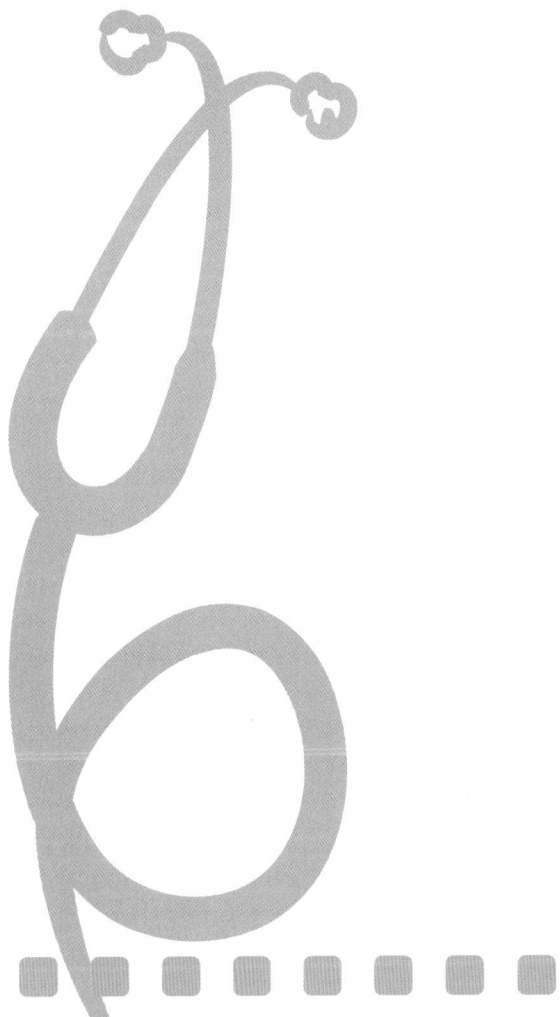

Wenn die Selbstmedikation an ihre Grenzen stößt, muss professionelle Hilfe in Anspruch genommen werden. Die Homöopathie in der Praxis funktioniert im Grunde genauso wie zu Hause. Wer die Abläufe kennt und sich auf seine ärztliche Behandlung gut vorbereitet, wird den homöopathischen Arzt bei der Arzneifindung gut unterstützen können.

FALLAUFNAHME UND MITTELFINDUNG

ZEICHENSPRACHE DES ORGANISMUS

Wenn unser Organismus in seiner Lebenskraft gestört oder geschwächt ist, entsteht Krankheit. Diese macht sich in sehr unterschiedlichen Symptomen und Erscheinungen bemerkbar. Ein Teil der entstehenden Symptome ist für die spezielle Krankheit typisch, das heißt, dass diese Symptome bei fast allen Patienten in ähnlicher oder gleicher Weise bei dieser Krankheit auftreten. Wir nennen sie die pathognomonischen Symptome. So geht beispielsweise ein Halsinfekt mit Streptokokken zumeist mit Eiterbildung auf den Rachenmandeln und Fieber oder ein Insektenstich mit Schwellung einher.

Ein anderer Teil der entstehenden Symptome und Erscheinungen ist eher für den Patienten typisch. Grundlage für diese Gruppe von Symptomen ist die Konstitution des Patienten, und diese wiederum bedingt die besonderen Schwachstellen des einzelnen Patienten oder seine immunologischen, vegetativen, psychischen und geistigen Reaktionsmöglichkeiten. Diese Merkmale stellen die für die Homöopathie besonders wichtigen individuellen Symptome dar. Hierin unterscheiden sich verschiedenartige Menschen bei gleicher schulmedizinischer Diagnose oft sehr deutlich! Ein Patient mit typischer Streptokokken-Angina kann beispielsweise über großen Durst klagen oder überhaupt keinen Durst haben, seine Halsschmerzen können als brennend, stechend oder drückend wahrgenommen werden, er kann in dieser Krankheit sehr gereizt oder auch still und zurückgezogen reagieren.

Verschiedenartige Menschen unterscheiden sich bei gleicher schulmedizinischer Diagnose oft deutlich in ihrer Symptomatik!

Beide Gruppen von Symptomen gehören im Einzelfall zu dieser Krankheit, objektive Befunde, wie etwa ein positiver Rachenabstrich-Befund und subjektives Befinden, beispielsweise eine stechende Schmerzcharakteristik, gehören zusammen. Sie stellen die objektive und subjektive Wahrheit der Krankheit dar und müssen dementsprechend auch wahrgenommen werden!

Wir können uns die einzelnen Krankheitssymptome wie die verschiedenen Teile eines Puzzles vorstellen: Das Bild des Puzzles wird erst dann vollständig erkennbar, wenn alle Teilchen sorgfältig zusammengesucht und entsprechend geordnet werden. Wir können uns eine Krankheit mit ihren Symptomen aber auch wie die Melodie eines Liedes oder Musikstückes vorstellen: Die einzelnen Töne, ihre Abfolge und deren Rhythmus lassen meist unverwechselbar erkennen, um welches Stück es sich handelt. Auf diese Weise entwickelt jeder Mensch im Krankheitsfall seine besondere und individuelle Melodie. Diese zu erkennen bedarf es der homöopathischen Anamnese. Sie ist damit zentrales Kernstück jeder erfolgreichen homöopathischen Therapie!

AUFGABEN DES
HOMÖOPATHISCHEN ARZTES

Homöopathen lernen in ihrer Ausbildung eine große Zahl homöopathischer Arzneien kennen. Dabei legen sie besonderes Augenmerk auf die markanten Einzelheiten jedes homöopathischen Arzneimittelbildes, das heißt auf das, was diese Arznei im Sinne ihrer Heilwirkung besonders gut kann.

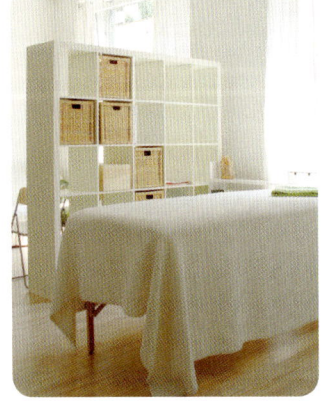

Das Studium der Arzneimittelbilder kann man vergleichen mit dem, was ein Musiker macht, wenn er sich die Noten oder die Partitur des Musikstückes genau einprägt, bis er das Stück im Kopf hat und vielleicht auswendig spielen oder dirigieren kann.

Hört der Musiker nun eine bestimmte Melodie, so kann er oft schon nach wenigen Tönen oder Takten erkennen, um welches Stück es sich handelt. Ähnlich muss der Homöopath beim Hören oder Wahrnehmen des Symptomenmusters des Patienten mehr oder weniger sicher die Melodie eines bestimmten Arzneimittels erkennen, das sein Patient aktuell zur Heilung benötigt.

In der homöopathischen Anamnese laufen bei Ihrem homöopathischen Arzt oder Ihrer homöopathischen Ärztin zahlreiche gedankliche Prozesse nebeneinander ab:

- Zuhören, was Sie sagen.
- Heraushören, was Sie vielleicht (noch) nicht gesagt haben oder was Sie mit Ihren Worten vielleicht gemeint haben. Dabei ist natürlich größte Vorsicht im Spiel, damit nichts in Ihre Schilderung hineininterpretiert wird, was gar nicht stimmt!
- Sehen, Riechen und Tasten mit allen zur Verfügung stehenden Sinnen, um alle Mosaiksteinchen der Krankheit auch tatsächlich wahrzunehmen.
- Aufschreiben, was Sie gesagt haben.
- Übersetzen Ihrer Schilderung in die Sprache der homöopathischen Bücher und ihrer Rubriken.
- Nachfragen mit dem Ziel, in allen Krankheitsbereichen ein jeweils vollständiges Symptom zu erhalten.
- Erkennen einer oder mehrerer in Frage kommender Arzneien anhand der roten Fäden in Ihrer Symptomatologie, die dementsprechend auch von dem richtigen Arzneimittel als Mosaiksteinchen bekannt sein müssen.
- Differenzieren, welches der in Frage kommenden Arzneimittel vermutlich das am besten Passende sein wird. Dies setzt eventuell auch

das Nachlesen in den Büchern voraus, in denen die zahlreichen Arzneimittelbilder ausführlich beschrieben sind.

▩ Finden der passendsten Arznei!

Neben diesen für die homöopathische Arzneifindung wichtigen Schritten wird sich Ihr homöopathischer Arzt oder Ihre homöopathische Ärztin noch folgende weitere Gedanken machen:

▩ Um was für eine Krankheit handelt es sich im schulmedizinischen Sinne?

▩ Welche diagnostischen Schritte sind noch erforderlich, um die Krankheit sicher einordnen zu können?

▩ Wie wäre der Spontanverlauf dieser Krankheit im Falle fehlender wirksamer Behandlung?

▩ Welche Komplikationen könnten im Verlauf auftreten?

▩ Welche Prognose hat die Erkrankung aus schulmedizinischer Sicht, was lässt sich lindern, was kann geheilt werden?

▩ Welche Nebenwirkungen hätte im Einzelfall eine schulmedizinische Therapie?

Zum Schluss wird Ihr Arzt versuchen, die homöopathischen und die schulmedizinischen Gedanken zusammenzufügen mit dem Ziel, eine möglichst individuelle und erfolgreiche Therapie festzulegen:

▩ Wie sicher bin ich mir mit der homöopathischen Arzneiwahl?

▩ Was kann die homöopathische Arznei besser als die ebenfalls in Frage kommende allopathische Behandlung?

▩ Wie schnell kann das homöopathische Mittel seine Wirkung vermutlich entfalten?

▩ Wie vollständig wird die Homöopathie können, was wir von ihr erwarten?

▩ Ist in kritischen Situationen eventuell eine Kombination aus Schulmedizin und Homöopathie notwendig?

▩ Kann ich mit der einen oder der anderen Behandlungsweise die Krankheit tatsächlich heilen, oder wird man sich mit einer Linderung von Beschwerden zufrieden geben müssen?

Für den Patienten ist in jedem Falle von größter Wichtigkeit, dass seine Krankheit sicher und effektiv behandelt wird. Es nutzt im Einzelfall wenig, sich eine homöopathische Therapie zu wünschen oder auch empfohlen zu bekommen, wenn die ausgewählte Arznei nicht das erfüllen kann, was Patient und Therapeut von ihr erwarten: der Patient ist dann de facto ohne wirksame Therapie!

Gewissenhafte homöopathische Ärztinnen und Ärzte erbringen also eine äußerst komplexe Leistung, die selbstverständlich Wissen, Erfahrung und Zeit kostet: Wenn es im Einzelfall nicht darum geht, eine einfache und akute Erkrankung, sondern ein womöglich schon chronisch gewordenes Leiden homöopathisch zu behandeln, dann wird die erste Anamnese mindestens eine Stunde, in den meisten Fällen zwei Stunden und manchmal auch noch länger dauern. Je nach Zeitdauer und Schwierigkeitsgrad der Arzneifindung bemessen sich auch die Kosten der Anamnese.

WAS MÜSSEN SIE ALS PATIENT ZUR MITTELFINDUNG BEITRAGEN?

Zunächst sollten Sie sich selbst genau beobachten: Wo genau haben Sie Ihre Beschwerden, was spüren Sie am Ort der Krankheit genau, was hat sich vielleicht an anderen Stellen Ihres Körpers auch noch verändert, seitdem Sie krank sind? Haben Sie eine Idee, warum Sie gerade jetzt und gerade in dieser Form krank geworden sind?

■ Alle diese Symptome und Erscheinungen sollten sie ernst nehmen und nichts unter den Tisch fallen lassen, nur weil Sie vielleicht denken, dass das eine oder andere Symptom Ihren Homöopathen vielleicht gar nicht interessieren könnte.

ANAMNESE-FRAGEBOGEN

Manche homöopathischen Ärztinnen und Ärzte händigen Ihren Patientinnen und Patienten mehrseitige Fragebögen aus, die sie dann zum Anamnesetermin ausgefüllt mitbringen sollen. Dies hat den Vorteil, dass Schritt für Schritt alle wichtigen Organbereiche sowie psychische und geistige Phänomene abgefragt werden können und keine Teilaspekte versehentlich vergessen werden. Das eigentliche Anamnesegespräch ist dann möglicherweise kürzer.

Diese Methode hat aber auch einen Nachteil: Einzelne Antworten sind wohlüberlegt, ihnen fehlen möglicherweise die Spontaneität und begleitende emotionale Reaktionen. Letztere aber können durchaus eine große Bedeutung haben beim Erkennen eventueller Wurzeln und Hintergründe für das aktuelle Kranksein. Das Auftreten von Tränen oder zornigen Reaktionen bei bestimmten Fragestellungen kann einen hohen Stellenwert für die Arzneifindung haben.

- Schließlich müssen Sie versuchen, Ihre Beobachtungen und Empfindungen so genau wie möglich in Worte zu fassen. Erst dadurch ermöglichen Sie Ihrem Homöopathen, die Melodie Ihrer Krankheit zu hören und auf das genau passende Arzneimittel zu schließen.

- Bitte bemühen Sie sich, ein möglichst vollständiges Bild Ihrer Symptomatik zu geben! Verschweigen Sie keine Symptome, die Ihnen vielleicht peinlich sind oder die Ihnen möglicherweise als belanglos erscheinen!

- Denken Sie bitte daran, dass Ihr Homöopath Ihre Schilderung nicht bewertet, sondern genau wie Sie selbst die auftauchenden Phänomene ernst nehmen wird, weil er sie als Material für die Arzneifindung dringend benötigt!

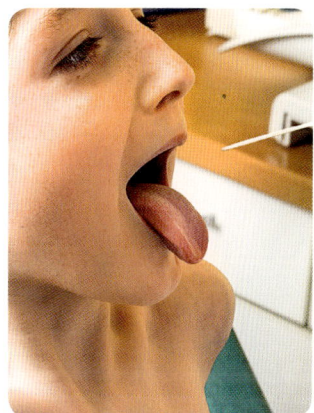

- Es kann vorkommen, dass es Ihnen im ersten ausführlichen Anamnesegespräch noch nicht gelingt, über einen tiefen Kummer zu sprechen oder unangenehme Wahrheiten zur Sprache zu bringen. Bitte holen Sie dies jederzeit nach, wenn Sie das Gefühl haben, dass die Zeit reif ist und Sie das notwendige Vertrauen zu Ihrem Arzt aufgebaut haben.

- Manchmal fallen Ihnen vielleicht wichtige Symptome erst nach dem Anamnesegespräch ein oder wenn Sie sich mit einem Bekannten oder einer Freundin nochmals über das Gespräch unterhalten. Bitte setzen Sie sich dann mit Ihrem Behandler nochmals in Verbindung und ergänzen Sie, was Ihnen noch eingefallen ist.

DAS VOLLSTÄNDIGE SYMPTOM

Ziel jeder Anamnese muss es sein, möglichst alle Mosaiksteinchen eines Puzzles zusammenzutragen, damit ein klares Bild der Krankheit erkennbar wird. Die folgenden Aspekte tragen zur Vollständigkeit bei:

- Wo ist die Krankheit genau lokalisiert, wo wird sie genau empfunden, wohin erstrecken sich die Krankheitsempfindungen?

> **Beispiel:** *Der Kopfschmerz hat sein Zentrum im Bereich der rechten Stirn, von dort breitet er sich nach hinten zum Hinterkopf aus, wenn es besonders schlimm wird.*
>
> **Beispiel:** *Der Hautausschlag, zum Beispiel ein Ekzem, begann ursprünglich hinter den Ohren und hat später von hier aus auf die Gelenkbeugen der Arme oder den ganzen Körper übergegriffen.*

- Wie nehmen Sie Ihre Krankheit oder deren Symptome wahr, welche Qualität haben die Beschwerden für Sie, können Sie die Art der Empfindung umschreiben?

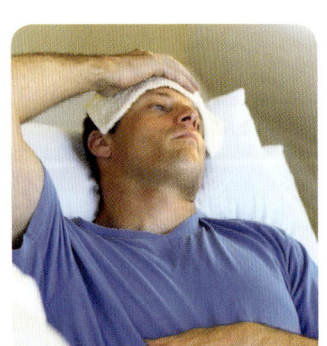

> **Beispiel:** Der Kopfschmerz wird als stechend empfunden; oder so, als ob der Schädel in einen Schraubstock eingezwängt wäre; oder so, also ob der Kopf platzen würde.

> **Beispiel:** Das Ekzem juckt stark, es ist ein beißendes oder stechendes Jucken; vielleicht besteht gleichzeitig ein Hitze- oder Kältegefühl an der betroffenen Hautstelle; oder der Juckreiz ist eher gering, dafür besteht eine starke Spannung oder ein Gefühl des Dickerseins in der Haut.

▨ Wodurch werden die Symptome gelindert oder verschlimmert, unter welchen Umständen treten die Beschwerden besonders häufig oder besonders deutlich auf, welche Einflüsse können die Symptome typischerweise verändern?

> **Beispiel:** Der Kopfschmerz wird schlimmer beim Liegen auf der schmerzhaften Seite; er wird merklich besser beim Gehen an der frischen Luft; der Kopfschmerz tritt immer während der Menstruation auf; er beginnt immer am Spätnachmittag.

> **Beispiel:** Der Juckreiz wird durch Kratzen deutlich schlechter; oder er wird durch ganz heißes Wasser wesentlich erträglicher; oder der Juckreiz lässt durch Kratzen nach, aber dafür entsteht ein brennender Schmerz; oder das Ekzem tritt immer im Winter auf.

▨ Warum ist die Krankheit – gerade jetzt – bei mir ausgebrochen? Lässt sich ein plausibler und zeitnaher Auslöser für mein Krankwerden ausfindig machen?

> **Beispiel:** Der Kopfschmerz besteht seit einer Gehirnerschütterung; oder seit einem Hitzschlag; oder seit dem Tod eines geliebten Menschen; oder seit ich diesen cholerischen Chef habe.

> **Beispiel:** Das Ekzem ist in der Pubertät zur Zeit der ersten Menstruation aufgetreten; oder seit dem Wechsel aufs Gymnasium; oder seit der antibiotischen Behandlung der eitrigen Mandelentzündung.

▨ Gibt es Begleitsymptome der Krankheit in ganz anderen Körperbereichen oder auf der psychischen Ebene, die immer dann auftreten, wenn meine Haupterkrankung wieder in Erscheinung tritt oder schlechter wird?

> **Beispiel:** *Wenn ich meine Kopfschmerzen habe, tritt immer auch eine Stuhlverstopfung auf; oder ich verspüre bei den Kopfschmerzen ein starkes Kältegefühl am ganzen Körper; oder ich gerate in eine depressive Gemütsverfassung, wenn ich die Kopfschmerzen habe; oder ich verspüre einen starken Harndrang auf dem Höhepunkt des Schmerzes.*

> **Beispiel:** *Wenn mein Ekzem schlimmer wird, bekomme ich immer auch Gerstenkörner am Auge; oder ich habe verstärkt Blähungen und Durchfälle, seitdem sich das Ekzem so stark ausgebreitet hat.*

■ Ändert sich meine Stimmungslage in typischer Weise im Rahmen meiner Krankheit, bin ich anders drauf im Vergleich zu früher, als ich meine Beschwerden noch nicht hatte?

> **Beispiel:** *Ich brauche immer ganz besonders viel Zuneigung, wenn ich Kopfschmerzen habe; oder ich entwickle immer eine ganz starke Angst, wenn die Schmerzen wiederkommen; oder ich werde ganz kratzbürstig und will nur meine Ruhe haben.*

> **Beispiel:** *Seit ich das Ekzem habe, bin ich viel weinerlicher geworden als früher; oder meine Hauterscheinung geht mit starken Gefühlen von Eifersucht einher, obwohl ich gar keinen Grund dazu habe und das früher auch nie so war.*

ANAMNESE BEI AKUTEN KRANKHEITEN

Hierbei handelt es sich um Krankheiten, die aus heiterem Himmel oder aus voller Gesundheit heraus kurzfristig neu auftreten und bei adäquater Behandlung folgenlos abheilen. Die Anamnese kann hier relativ kurz sein und richtet sich nur auf die Symptome, die aktuell neu aufgetreten sind.

 Wenn akute Erkrankungen immer wieder in ähnlicher Form auftreten zeigt dies eine bestehende Schwäche im betroffenen Organbereich an, und wir gehen davon aus, dass hier bereits eine chronische Krankheitsbereitschaft vorliegt.

> **Beispiel:** *Bei einem akuten Darminfekt bedeutet die Suche nach dem vollständigen Symptom, dass wir zum Beispiel klären müssen, welche Konsistenz der Stuhl hat, wie er riecht, welche Farbe er hat, ob er mit viel Luft explosiv oder eher gussartig abgeht, ob Blut oder Schleim beigemengt ist, ob der Entleerung Darmkrämpfe vorausgehen oder ob der Stuhlgang schmerzlos ist, ob begleitend ein Fieber besteht, ob sehr rasch Schwäche auftritt, ob die Stuhlgänge zu einer bestimmten Tageszeit auffallend gehäuft auftreten, ob zum Beispiel die Zunge belegt ist oder ein auffallender Mund- oder Schweißgeruch auftritt, ob auffallende Veränderungen in der Stimmungslage bestehen und so weiter.*

ANAMNESE, AUSWERTUNG UND MITTELFINDUNG

Anamnese

Ein 54-jähriger Finanzbeamter leidet seit vielen Jahren unter wiederkehrenden Magenschmerzen und Sodbrennen. Mehrfache Magenspiegelungen ergaben jeweils entweder eine ausgeprägte Magenschleimhautentzündung oder aber Geschwüre in der Nähe des Magenausganges. Er sei wiederholt mit entsprechenden schulmedizinischen Medikamenten behandelt worden. Die schlimmen Schmerzen seien zwar immer deutlich besser geworden, von Mal zu Mal habe er aber beobachten müssen, dass nach dem Essen über Stunden ein ausgeprägtes Völlegefühl im Magen zurückbleibe, und zwar zunehmend häufig schon nach kleinen Mahlzeiten.

Der Patient beschreibt seinen Magenschmerz im Akutstadium als scharf und schneidend, »wie mit einem Messer«, und diese Schmerzen würden dann oft nach oben in den Brustraum ausstrahlen. Die Schmerzen können auch krampfartig sein, sodass er sich richtig krümmen muss. Häufig stellen sich die Schmerzen nachts gegen 1.30 bis 2.30 Uhr ein, sodass er davon erwacht. Er wird dann unruhig und kocht sich einen Tee, wobei er festgestellt hat, dass dieser ihm die beste Linderung bringt, wenn er ihn auf »genau 50 Grad« abkühlen lässt. Kaltes Essen oder kalte Getränke verschlimmern, eine kalte Apfelschorle im Sommer habe ihm wiederholt heftige Schmerzattacken, zum Teil über Tage eingebracht. Nach dem Essen habe er oft einen ganz aufgetriebenen Bauch, er könne aber gut aufstoßen, was sehr deutlich erleichtere.

Seit Jahren habe er eine zunehmende Erektionsschwäche bei eher stärker ausgeprägtem sexuellem Verlangen. Geschlechtsverkehr erschöpfe ihn aber sehr, manchmal brauche er »zwei volle Tage«, bis er wieder bei Kräften sei. Das lasse er sich aber nicht anmerken.

Er sei ausgesprochen zugluftempfindlich. Ihm sei rasch zu kalt, immer suche er Wärme. Häufig schwitze er nachts, der Schweiß habe keinen besonderen Geruch. Er müsse auch dann schwitzen, wenn er geistig sehr beansprucht sei oder bereits bei etwas größerer körperlicher Anstrengung. Zur Zeit lebe er in Scheidung. Die Trennung gehe auf seine Frau zurück und sei für ihn unbegreiflich. Es sei eine Welt für ihn zusammengebrochen.

Er habe sich in der Ehe »nie etwas zu Schulden kommen lassen«, er sei immer verlässlich und korrekt gewesen, aber das sei für seine Frau wohl zu viel Korrektheit gewesen, aber so sei er einfach, er brauche »absolut geordnete Verhältnisse«. Das sei auch mit ein Grund für seine berufliche Laufbahn gewesen; im Finanzbereich brauche man einfach absolute Gewissenhaftigkeit, und die habe er immer zu 100 Prozent eingebracht. Er sei leicht zu kränken, das schlucke er dann hinunter.

Auswertung

Der Patient leidet unter einer chronischen Magengeschwürkrankheit. Er kann klar beschreiben, wo seine Schmerzen sind und wohin sie ausstrahlen, er schildert, wie er die Schmerzen empfindet und wodurch diese Beschwerden üblicherweise schlimmer werden.

Er hat aber noch einen zweiten Symptombereich, nämlich seine Erektionsschwäche sowie die auffallende allgemeine Schwächung durch Geschlechtsverkehr.

Der Homöopath sucht also eine Arznei, die in der Lage ist, derartige Beschwerden zu heilen. Unter den in Frage kommenden Arzneien muss es eine sein, die folgende Symptome abdeckt:

- Magenschmerz, strahlt zum Brustraum aus
- Magenschmerz, schneidend
- Magenschmerz, schlimmer durch kalte Getränke
- Magenschmerz, nachts um circa 2 Uhr
- Bauch, Auftreibung nach dem Essen
- Erektion, schwach
- Schwäche nach Geschlechtsverkehr

Die Arznei sollte aber auch zu seinen sonstigen, konstitutionellen Auffälligkeiten passen, nämlich:

- Empfindlich gegen Zugluft
- Kälteempfindlichkeit
- Nachtschweiße
- Schweiße bei geringer körperlicher Anstrengung
- Schweiße bei geistiger Anstrengung

Und nicht zuletzt sollte die Arznei auch zu seiner psychischen Konstitution passen, zumindest sollte sie dieser nicht widersprechen:

- Gewissenhaft und korrekt

Mittelwahl

Die einzige homöopathische Arznei, die sämtliche Modalitäten der zu behandelnden Krankheit abdeckt und zudem auch noch die Temperatur- und die Schweißsymptome in ihrem Arzneimittelbild enthält, ist Kalium carbonicum. Von diesem Mittel ist überdies bekannt, dass es besonders häufig bei sehr korrekten, eventuell zum Dogmatismus neigenden Menschen seine heilende Wirkung entfaltet. Selbstverständlich wird Kalium carbonicum aus einem korrekten Menschen keinen »Schlamper« machen, das heißt, die Arznei wird nur Krankheiten heilen, aber nicht die betroffenen Menschen in ihrem Charakter oder Temperament wesentlich verändern können! Der Patient erhält Kalium carbonicum LM 6, täglich fünf Tropfen, wobei er das Fläschchen vor jeder Ein-

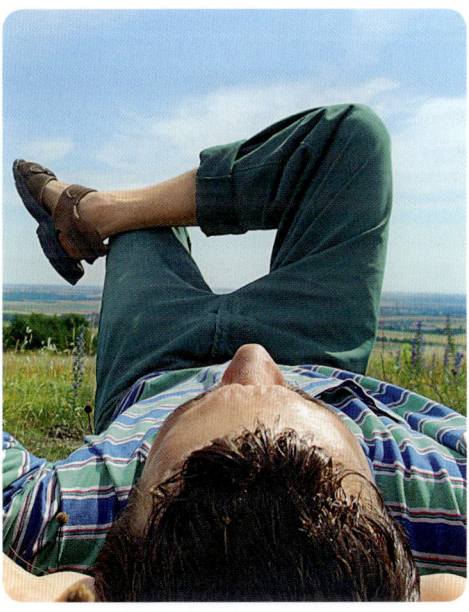

nahme nochmals circa zehnmal kräftig schüttelt oder gegen elastischen Widerstand klopft, um die Lösung jeweils neu nachzupotenzieren, also in ihrer Wirkungsintensität zu verstärken. Die aktuell bestehenden Schmerzen lassen rascher und vollständiger nach, als es der Patient bisher mit schulmedizinischen Medikamenten gewohnt war. Er nimmt die Arznei längerfristig nur noch in größeren zeitlichen Abständen, zuletzt etwa einmal die Woche und hat in den folgenden fünf Jahren kein einziges Mal mehr seine Magenschmerzen oder ein Magengeschwür.

Grenzen der Homöopathie

Das Völlegefühl im Oberbauch nach Mahlzeiten bleibt in etwas geringerer Stärke bestehen. Vermutlich ist es dadurch ausgelöst, dass der Magenausgangsbereich durch die wiederholten Geschwüre vernarbt und eingeengt ist, sodass die Magenentleerung deutlich verzögert ist und logischerweise ein Völlegefühl nach dem Essen entsteht. Die narbigen Veränderungen können durch Kalium carbonicum bestimmt nicht vollständig rückgängig gemacht werden, neuerliche Geschwüre aber wurden sicher verhindert. Die verbleibenden Restbeschwerden müssen durch entsprechende Diätmaßnahmen, eventuell zusammen mit symptomlindernden pflanzlichen Präparaten behandelt werden.

Das »Völlegefühl im Bauch nach dem Essen« bleibt als Restsymptom übrig, obwohl es ein Symptom aus dem Arzneimittelbild von Kalium carbonicum ist, das diese Beschwerde heilen könnte, wenn sie nicht Ausdruck der fortgeschrittenen narbigen Organveränderungen wäre.

ANAMNESE BEI CHRONISCHEN KRANKHEITEN

Hier besteht ein mehr oder weniger stark anhaltendes, eventuell auch schubweise auftretendes Krankheitsbild, das unbehandelt meist an Schwere zunimmt und zu Komplikationen führen kann.

In diesem Fall ist es erforderlich, nicht nur die Symptome der eigentlichen Krankheit genau zu erkunden, sondern auch die konstitutionellen Merkmale des Kranken, seine anlagebedingten oder erworbenen Schwachstellen sowie seine vegetativen, immunologischen, hormonellen, psychischen und geistigen Reaktionsmuster genau zu erfragen. Hierzu gehören beispielsweise Phänomene im Bereich von

- Essensgelüste, -abneigungen und -unverträglichkeiten
- Temperaturregulation und Schweißverhalten
- Menstruation
- Sexualität
- Empfindlichkeiten für klimatische Einflüsse
- Schlafverhalten und Träume
- Früher durchgemachte Erkrankungen oder Anfälligkeiten
- Effekte allopathischer Vorbehandlungen, Impfungen, Operationen, Verletzungen

BEHANDLUNGSVERLAUF

Entsprechend der Ähnlichkeitsregel wird eine homöopathische Arznei ausgewählt, deren Arzneimittelbild dem Symptommosaik der Krankheit bestmöglich entspricht. Dieses homöopathische Einzelmittel, das durch schrittweise Verdünnung und Verreibung oder Verschüttelung immer energievoller wurde (siehe potenzierte Arznei), tritt nun in Resonanz mit dem Patienten oder der mehr oder weniger stark gestörten oder geschwächten Lebenskraft.

DIE ARZNEIWIRKUNG

Im Zeitalter der Kybernetik können wir uns die Arzneiwirkung als eine Art individuell ausgewählter, positiver Information vorstellen, die dem lebendigen Organismus übermittelt wird, um ihn in die Lage zu versetzen, mit Hilfe dieser spezifischen Handlungsanweisung wieder in sein gesundes Lot zurückzufinden.

Bei aller sprachlichen Bemühung, die homöopathische Mittelwirkung zu veranschaulichen, bleiben wir freilich immer noch im Bereich der Bilder und Hypothesen. Dies ist genau der Punkt, an dem Kritiker der

Homöopathie ansetzen und meinen, die tatsächliche Wirksamkeit der Homöopathie in Frage stellen zu müssen, weil ein naturwissenschaftliches Erklärungsmodell (noch!) nicht entdeckt werden konnte.

Vielleicht kann hier der Hinweis Abhilfe schaffen, dass im Zeitalter der Quantenphysik Materie und Energie im Grunde nur zwei unterschiedliche Erscheinungsformen derselben Wirklichkeit sind. Wir dürfen davon ausgehen, dass Materie in Energie umgewandelt werden kann, folglich auch Energie mit Materie in Wechselwirkung treten kann. Vielleicht erkennen wir eines Tages, dass durch den Prozess der Dynamisation der homöopathischen Arzneien deren Energie entfaltet wird und sodann mit dem materiellen Organismus in Wechselwirkung tritt?

WIE SCHNELL WIRKT HOMÖOPATHIE?

Je früher im Verlauf einer Krankheit eine passende homöopathische Arznei aufgrund des sich entwickelnden Symptombildes gefunden wird, umso rascher kann Heilung eintreten. Akute Krankheiten können innerhalb von Stunden bis zu wenigen Tagen in Heilung übergehen. Bei chronischen Krankheiten ist das Tempo der Besserung abhängig von der Dauer der bisherigen Erkrankung und kann Tage bis Wochen, unter Umständen auch Monate dauern. Aber auch andere Faktoren spielen hier eine Rolle: Die Potenzhöhe der gewählten Arznei und eine eventuell erforderliche Wiederholung der Gabe haben Einfluss auf Besserung und Heilung.

Manche schwereren Erkrankungen machen (zunächst) eine allopathische Dauertherapie erforderlich, die wegen der Gefahr von Komplikationen auch nicht abrupt abgesetzt werden kann und darf. Auch in diesen Fällen dauert es entsprechend länger, bis der Patient die Wirkung der Homöopathie eindeutig spüren kann.

WANN UND WIE VOLLSTÄNDIG WIRKT HOMÖOPATHIE?

Wir können aus Sicht der Homöopathie drei Gruppen von Krankheiten unterscheiden:

 Wenn eine chronische Erkrankung über längere Zeit schulmedizinisch behandelt wurde oder behandelt werden musste, so kann dies dazu führen, dass die homöopathische Arznei mehr Mühe hat, ihre Wirkung zu entfalten.

- Funktionelle Erkrankungen, denen am ehesten Regulationsstörungen zugrunde liegen. Zum Beispiel: Schlafstörungen, Migräne, Menstruationsbeschwerden, vegetative Beschwerden und ähnliches. Hier finden wir keine oder wenige organische Befunde, es ist oft ausschließlich die Funktion gestört. Diese Erkrankungen lassen sich besonders gut behandeln und vollständig heilen.

- Entzündliche und allergische Erkrankungen sind meist durch sichtbare und im Labor messbare Befunde charakterisiert, sie haben sich also im Vergleich zur ersten Gruppe stärker materialisiert. Zum Beispiel: Nasennebenhöhlen-Entzündungen, Blasenentzündungen, Heuschnupfen, Ekzeme … Homöopathie ist hier oft ebenfalls sehr erfolg-

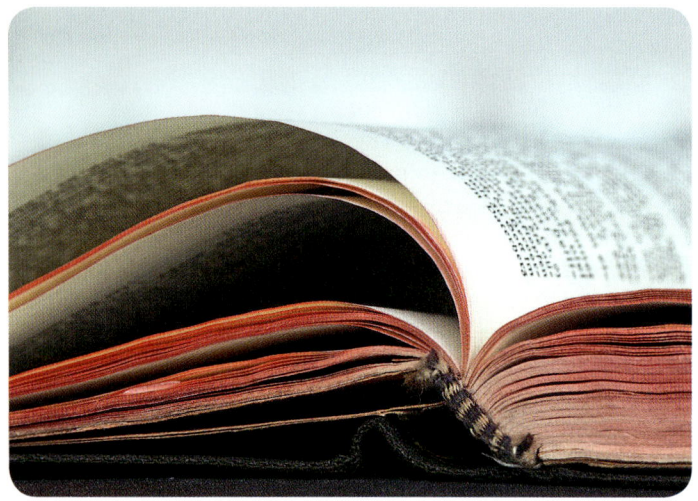

reich, und meist wird eine sehr gute Linderung der Beschwerden oder eine Reduzierung der Rückfallhäufigkeit erreicht, in vielen Fällen auch tatsächliche Ausheilung.

■ Chronische Organerkrankungen haben durch die Tiefe, Schwere und Dauer des Krankheitsprozesses oft bereits zu Schädigungen der Gewebe sowie zu Narbenbildungen geführt. Zum Beispiel: chronisch-entzündliche Darmerkrankungen mit Fistelbildungen, wiederholte Magengeschwüre mit Vernarbungen des Magenausganges, Multiple Sklerose mit Narbenbildungen im Bereich des Zentralen Nervensystems, Chronische Polyarthritis mit sichtbaren Veränderungen im Bereich der betroffenen Gelenke. In diesen Fällen ist also bereits die Struktur der Organe und Gewebe zum Teil irreversibel zerstört. Hier kann die Homöopathie nicht mehr heilen im Sinne der Wiederherstellung des gesunden Ausgangszustandes vor Beginn der Erkrankung. Mehr oder weniger deutliche Linderungen der Beschwerden lassen sich aber oft erreichen, ebenso ein weiteres Fortschreiten des Krankheitsprozesses verhindern.

! Schwere psychische Erkrankungen oder Tumorerkrankungen sollten nur von solchen homöopathischen Ärztinnen und Ärzten behandelt werden, die in diesem Bereich auch aus fachärztlicher oder anderweitig fundierter Ausbildung und Erfahrung eine besondere Kompetenz besitzen; zumindest sollte eine sehr enge Kooperation mit solchen Fachärzten bestehen. Häufig ist hier eine Kombination aus allopathischer und homöopathischer Therapie sinnvoll und notwendig.

BEOBACHTUNGEN IM BEHANDLUNGSVERLAUF

Zu Beginn der Behandlung kann es zum Auftreten einer sogenannten Erstreaktion oder auch Erstverschlimmerung kommen. Sie macht deutlich, dass die gewählte Arznei tatsächlich mit dem kranken Organismus in heilende Resonanz tritt. Diese Reaktion ist meist darauf zurückzuführen, dass die gewählte Höhe der Potenz des Arzneimittels über der idealen Wirkstärke liegt, auf welche der Patient im Moment der Einnahme problemlos reagieren kann.

Oft beschreiben Patientinnen und Patienten unter der Wirkung ihrer Arznei auch zunächst ein Gefühl tiefer Müdigkeit, gerade so, als würde sich der Organismus in sich selbst zurückziehen, um dann mit gesammelten Kräften die Wende zur Heilung einzuleiten. Wie bei der Arzneifindung selbst ist Ihr homöopathischer Arzt in den Stunden, Tagen und Wochen darauf angewiesen, dass Sie als Patientin oder Patient genau beobachten, ob und wie sich Ihr Symptombild und Befinden verändert. Hier gibt es grundsätzlich vier Reaktionsmöglichkeiten:

IHRE KRANKHEITSSYMPTOME UND IHR BEFINDEN ODER IHRE ENERGIE WERDEN BESSER.

Dies ist natürlich das, was Sie selbst gewünscht und erwartet haben. Im Idealfall spüren Sie eine Stärkung Ihrer Energie, Sie fühlen sich frischer, Sie schlafen vielleicht besser, Sie sind psychisch besser drauf und auch die konkreten Symptome der Krankheit werden nacheinander besser und verschwinden schließlich vollständig. Dabei erfolgt die Besserung oft entsprechend der sogenannten Heringschen Regel, nämlich »von oben nach unten, von innen nach außen und in der umgekehrten Reihenfolge der Entstehung der Symptomatik«: Ein Hautausschlag kann zum Beispiel zuerst im Gesicht besser werden, während die sichtbaren Erscheinungen an den Beinen noch am längsten bestehen bleiben.

Eine asthmatische »innere« Symptomatik wird als erstes besser, während der Hautausschlag »außen« vielleicht sogar vorübergehend noch etwas schlimmer wird, dann aber später auch verschwindet.

Die jüngste Symptomatik, zum Beispiel ein Ekzem, wird als erstes besser, während die bereits viel länger bestehenden Menstruationsbeschwerden erst nach längerer Zeit ebenfalls deutlich nachlassen.

ES ZEIGT SICH KEINE VERÄNDERUNG IN DER SYMPTOMATIK.

Vorausgesetzt, der Entfaltung der Mittelwirkung wurde ausreichend Zeit gelassen und das Arzneimittel war korrekt hergestellt: Sie müssen leider davon ausgehen, dass die Arznei nicht richtig gewählt war.

Dies kann unter anderem daran liegen, dass das Mosaik der Symptome am Anfang nicht vollständig war, um das besser passende Mittel zu finden. Bitte beobachten Sie nochmals sehr genau die Einzelheiten Ihrer Beschwerden entsprechend der Aspekte des vollständigen Symptoms, damit Sie Ihrem Arzt noch weitere wichtige Mosaiksteinchen nachliefern können!

EIN TEIL DER BESCHWERDEN WIRD BESSER, EIN ANDERER TEIL BLEIBT UNVERÄNDERT ODER WIRD SCHLECHTER.

Dies bedeutet, dass die gewählte Arznei dem Mosaik Ihrer Symptome zwar recht ähnlich war, dass es aber vermutlich noch ein besser passendes Einzelmittel geben muss, welches dann die ganze Krankheit zur Heilung führt. Ihr Homöopath muss jetzt besonders genau überlegen, ob vielleicht bei einer Wiederholung der Arznei auch noch der verbliebene Rest der Erscheinungen verschwinden kann, ob ein Ergänzungsmittel für diesen Rest nahe liegt, oder ob es ganz in der Nähe diejenige Arznei gibt, die von Anfang an zu verschreiben gewesen wäre. Es kann aber auch sein, dass Teile des Krankeitsbildes (homöopathisch) unheilbar sind und möglicherweise andere Behandlungsansätze zur Anwendung kommen müssen, wie zum Beispiel Osteopathie, Psychotherapie oder spezielle Schmerztherapie.

 Eine fehlende Reaktion auf die Arznei kann ihren Grund aber auch darin haben, dass die Potenzhöhe falsch, meist zu niedrig, gewählt wurde.

ES WIRD NICHTS BESSER, DAFÜR TRETEN NEUE SYMPTOME AUF.

In diesem Fall war die Arznei ebenfalls nicht richtig gewählt, sie ist aber immerhin in der Lage, eine – unfreiwillige! – Arzneimittelprüfung bei Ihnen auszulösen. Das bedeutet, dass Sie neben Ihrer eigentlichen Krankheit nun auch noch Symptome der Arznei entwickelt haben. Diese verschwinden aber in der Regel auch von selbst wieder. Sie können freilich auch längere Zeit bestehen bleiben, wenn die Arznei in hoher Potenz verabreicht worden war. Auch in diesem Fall muss Ihr homöopathischer Arzt Ihr Symptomenmosaik nochmals sehr genau mit Ihnen durchsprechen und eine neue Arznei finden.

Es gibt aber auch Fälle, in denen »neue« Symptome auftreten, die sich bei genauer Nachfrage als »alte« Symptome entpuppen, an die der Patient schon längst nicht mehr gedacht hatte. Kommen tatsächlich ganz neue Symptome zum Vorschein, so können sie in den Überlegungen Ihres Homöopathen wesentlich zum Auffinden der noch besser passenden Arznei beitragen.

DIE FOLGEKONSULTATION

Ihr Arzt wird nach der Verordnung einer ersten Arznei einen weiteren Termin vereinbaren, der dazu dient, die im letzten Punkt aufgeführten möglichen Reaktionen sorgfältig mit Ihnen zusammen zu analysieren und entsprechende Konsequenzen zu ziehen.

Wenn Sie bereits nach der ersten Arznei einen durchschlagenden Erfolg verbuchen konnten, wird sich Ihr Arzt selbstverständlich freuen, wenn Sie dieses Ergebnis nicht nur als selbstverständlich hinnehmen, sondern wenigstens in aller Kürze Bescheid geben.

Gerade bei schwereren chronischen Krankheiten dienen die Folgekonsultationen sehr wesentlich einer möglichst konsequenten und letztlich erfolgreichen Anwendung der Homöopathie. Selbst den besten Homöopathinnen und Homöopathen kann es passieren, dass sie die passenden Arzneien nicht immer im ersten Anlauf finden! Es wäre schade und am falschen Platz gespart, wenn Sie beim ersten Misserfolg gleich die Flinte ins Korn werfen würden. Bitte bedenken Sie immer die große Zahl der homöopathischen Einzelmittel, die zur Verfügung stehen und aus denen eine Einzige, möglichst genau passende für Sie ausgewählt werden muss! Für die Folgekonsultation nimmt sich Ihr Arzt je nach Art und Schwierigkeit der Krankheit wiederum ausreichend Zeit, normalerweise eine halbe bis eine Stunde.

Wenn sich im Behandlungsverlauf besonders störende oder unerwartete Entwicklungen zeigen, so sollten Sie jederzeit mit Ihrem homöopathischen Arzt Kontakt aufnehmen! Denken Sie auch immer daran, dass schulmedizinisches Denken und homöopathisches Behandeln Hand in Hand gehen müssen, damit ein Höchstmaß an Sicherheit für Sie daraus resultiert!

SCHULMEDIZIN UND HOMÖOPATHIE

Hahnemann selbst hat genau dargelegt, wie detailliert und sorgfältig jede Untersuchung und Befragung des Patienten erfolgen soll. Er hat darauf hingewiesen, mit allen Sinnen die phänomenologischen Äußerungen der Lebenskraft wahr- und ernstzunehmen. Mehr als 200 Jahre nach Hahnemann stehen uns differenzierte Methoden und technische Hilfsmittel zur Verfügung, um auch die mit bloßem Auge zunächst nicht sichtbaren Zeichen der gestörten Lebenskraft sichtbar und auch messbar zu machen.

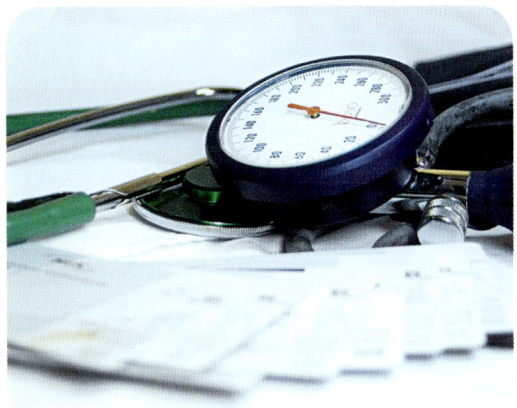

SINNVOLLE UND NOTWENDIGE ERGÄNZUNG!

Ärztliche Homöopathie hat für den Patienten den entscheidenden Vorteil, dass die homöopathische Ärztin oder der homöopathische Arzt »auf zwei Beinen steht«, also das schulmedizinische Wissen mit der Kenntnis und Erfahrung im Bereich der Homöopathie verbindet. Dabei wird es das wichtigste Ziel sein, beide Wege so individuell wie möglich zu berücksichtigen, um den Patientinnen und Patienten ein Höchstmaß an Therapiesicherheit zu bieten!

SCHULMEDIZINISCHE DIAGNOSTIK

Körperliche Untersuchung und weiterführende schulmedizinische Diagnostik sollen Antworten geben auf die folgenden Fragen:

- Um welche Krankheit handelt es sich?
- Was ist das Wesen dieser Krankheit, welche typischen Ursachen kennen wir?
- Welchen Spontanverlauf hat sie, etwa ohne wirksame Behandlung, also auch bei womöglich falscher und damit wirkungsloser homöopathischer Arzneiwahl?
- Welche Komplikationen sind bekannt und müssen im Verlauf berücksichtigt werden?
- Welche Behandlungsmöglichkeiten bietet die Schulmedizin für diese Krankheit?
- Mit welchen Nebenwirkungen allopathischer Behandlung müsste gerechnet werden?
- Ist ein operatives Vorgehen möglich, sinnvoll oder erforderlich?
- Müssen spezielle fachärztliche Untersuchungen durchgeführt werden?

Wie wird der Patient vermutlich auf die allopathische Therapie reagieren, welchen tatsächlichen Behandlungserfolg kann er von der Schulmedizin erwarten?

Ist eine Kombination schulmedizinischer und homöopathischer Behandlung im Einzelfall sinnvoll, erfolgversprechend oder sogar notwendig?

Die Ergebnisse der schulmedizinischen Diagnostik geben freilich nur einen Teil der Krankheit wieder. Dieser Teil ist selbstverständlich richtig und wichtig, bedarf aber der Ergänzung durch die homöopathische Diagnostik (»Die Zeichensprache des Organismus«, »Das vollständige Symptom«). Erst der objektive Befund und das subjektive Befinden zusammen betrachtet lassen die Krankheit in ihrem vollen Umfang sichtbar werden!

SCHULMEDIZINISCHE THERAPIE

Jede Therapie setzt eine sorgfältige Diagnostik voraus! Ergibt sich hieraus der dringende Verdacht auf eine schwere oder gar lebensbedrohliche Krankheit, dann ist immer zunächst die entsprechende schulmedizinische Therapie zu erwägen. Eine homöopathische Behandlungsalternative hängt in jedem Fall entscheidend von der Kompetenz und Erfahrung des Behandlers ab.

Ist ein chirurgischer Eingriff erforderlich, so kann die Homöopathie diesen in den meisten Fällen nicht ersetzen, wohl aber die Begleitumstände erleichtern und zu einer komplikationsfreien Wundheilung beitragen.

Medikamente wie Antibiotika, Cortison oder Psychopharmaka sind wertvolle Errungenschaften der Schulmedizin, die in entsprechenden Situationen Leben retten oder schweres Leiden lindern können. In jedem Falle lässt sich durch ihren wohlabgewogenen Einsatz Zeit gewinnen, um parallel oder auch später eine sorgfältige klassisch-homöopathische Therapie beginnen zu können.

Es gibt Krankheitssituationen, in denen eine schulmedizinische Therapie nicht abgesetzt werden darf! Ein schwerer Asthmatiker kann zum Beispiel nicht auf Cortison verzichten, ohne dass eine lebensbedrohliche Verschlechterung seiner Atmung riskiert wird. Bei einem hochakuten bakteriellen Infekt mit rasanter Ausbreitung der ursächlichen Krankheitskeime kann auf eine antibiotische Therapie vermutlich nicht verzichtet werden. Oder ein unter schweren Depressionen leidender Mensch kann nicht einfach sein Antidepressivum weglassen, da sich die Depression sonst mit größter Wahrscheinlichkeit wesentlich verschlimmern wird.

In derartigen Fällen sollte unter dem Schutz der schulmedizinischen Therapie eine sorgfältige homöopathische Fallaufnahme erfolgen mit dem Ziel, diejenige homöopathische Arznei zu finden, die aller Voraussicht nach längerfristig denselben lindernden Effekt haben wird wie die

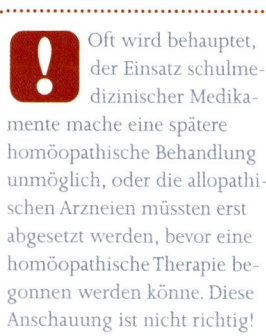
Oft wird behauptet, der Einsatz schulmedizinischer Medikamente mache eine spätere homöopathische Behandlung unmöglich, oder die allopathischen Arzneien müssten erst abgesetzt werden, bevor eine homöopathische Therapie begonnen werden könne. Diese Anschauung ist nicht richtig!

aktuelle allopathische Behandlung. Wenn dies gelingt, so kann längerfristig vielleicht sogar eine Heilung und nicht nur eine Symptomlinderung gelingen. Im Vordergrund jeder therapeutischen Bemühung muss aber immer der Schutz des Patienten vor gefährlichen oder irreversiblen Komplikationen stehen!

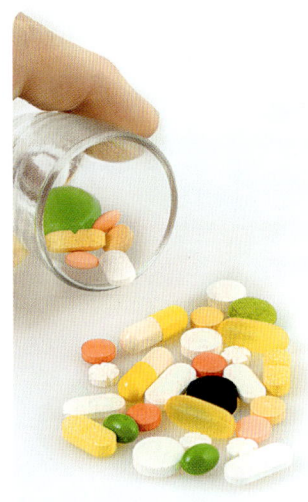

KOMBINATION AUS ALLOPATHISCHER UND HOMÖOPATHISCHER THERAPIE

In manchen Fällen ist eine solche Kombination nicht nur sinnvoll, sondern auch notwendig, zum Beispiel dann, wenn ein Krankheitsgeschehen bereits weit fortgeschritten und eine Heilung im besten Sinne gar nicht mehr möglich ist, oder wenn sich im Verlauf zeigt, dass eine gewählte homöopathische Arznei gar nicht in der Lage ist, das ganze Krankheitsgeschehen vollständig abzudecken. Grund hierfür kann sein, dass die bestmöglich passende Arznei trotz sorgfältigster Fallaufnahme nicht gefunden werden konnte – was selbst den größten Homöopathinnen und Homöopathen immer wieder passieren kann – oder dass die Krankheit so vielschichtig und komplex ist, dass es diese eine universelle Arznei gar nicht gibt. Manchmal zeigt eine Krankheit auch nur ganz wenige oder fast keine Symptome, die für die homöopathische Arzneiwahl entscheidend wären. Dann ist es natürlich besonders schwer, überhaupt ein Mittel zu finden, mit dem eine Therapie begonnen werden könnte.

Wenn also ein Kompromiss gemacht und eine Kombinationstherapie durchgeführt werden muss, so kann dies immerhin dazu beitragen, dass vielleicht ein Teil der allopathischen Medikamente abgesetzt oder zumindest in der Dosierung reduziert werden kann. Damit lässt sich nicht selten auch die Intensität von Nebenwirkungen der schulmedizinischen Behandlung reduzieren. Auch eine bessere Verträglichkeit der chemischen Arzneien ist auf diese Weise zu erzielen. Manchmal bessert sich auch einfach nur ein das Allgemeinbefinden, die psychische Grundstimmung heitert sich auf, der Schlaf wird ruhiger oder der Appetit kehrt zurück. Auch solche Teilergebnisse sollten dankbar aufgenommen werden.

Eine besondere Schwierigkeit bei bereits langfristiger schulmedizinischer Behandlung einer chronischen Krankheit besteht für die Homöopathie darin, dass sich der Patient möglicherweise gar nicht mehr genau daran erinnern kann, wo und wie seine Krankheit sich ursprünglich – also vor Beginn einer wirksamen allopathischen Behandlung – manifestiert hat. Dann ist es manchmal unmöglich, das vollständige Symptom seiner Krankheit zu kennen. In diesen Fällen bedarf es besonders großer Geduld seitens der Patienten und seitens des homöopathischen Arztes, dieser ursprünglichen, authentischen Organsprache des Kranken Schritt für Schritt wieder auf die Spur zu kommen.

FACHBEGRIFFE UND IHRE BEDEUTUNGEN

Ähnlichkeitsregel

Similia similibus curentur – Ähnliches werde durch Ähnliches behandelt. Diese Regel gehört zu den wichtigsten Grundprinzipien der Homöopathie. Nur das homöopathische Mittel wirkt, das in einer Arzneimittelprüfung die Symptome hervorgerufen hat, an denen der Erkrankte leidet.

Allopathie

Anderer Begriff für Schulmedizin. Hergeleitet von allos = anders, pathos = Leiden. Es werden Arzneien verwendet, die eine der Krankheitsursache entgegengesetzte Wirkung haben.

Arzneimittelbild

Bei Arzneimittelprüfungen dokumentierte körperliche, seelische und geistige Symptome. Zur Heilung muss das Arzneimittelbild zu den Symptomen des Kranken passen, wie der Schlüssel zum Schloss.

Arzneimittelprüfung

Gesunde Prüfer nehmen ein Mittel solange ein, bis Symptome auftreten, die dann dokumentiert werden. Die Sammlung der Prüfungssymptome ergibt das Arzneimittelbild.

Ausgangsstoffe homöopathischer Arzneien

Sie lassen sich in fünf Gruppen einteilen: Pflanzliche, tierische, anorganische und organische Stoffe sowie Nosoden (sterilisierte menschliche oder tierische Krankheitsprodukte).

Bewährte Indikationen

Dies sind Therapieempfehlungen für die Selbstmedikation. Etwa Apis bei einem Insektenstich, Arnica bei Verletzungen. Die Ähnlichkeitsregel muss aber auch hier berücksichtigt werden. Auch homöopathische Ärzte verordnen manchmal so, vor allem in den Fällen, in denen sich eine Arznei für eine häufig auftretende Symptomatik besonders häufig als hilfreich erwiesen hat.

Besondere Therapierichtungen

Es gibt viele Bezeichnungen für die Therapierichtungen, die nicht zur Schulmedizin gehören: etwa Komplementärmedizin oder alternative Therapierichtungen. Im Sozialgesetzbuch (SGB) V heißt es »Besondere Therapierichtungen« und es werden drei besonders hervorgehoben: die Anthroposophie, die Homöopathie und die Phytotherapie. Sie sollen gleichberechtigt neben der Schulmedizin stehen.

Chinarindenversuch
Eine Arzneimittelprüfung, die zu einer neuen Therapierichtung führte.
Der Selbstversuch regte Hahnemann zur Erforschung des Ähnlichkeits-
prinzips an.

C-Potenz
Das C steht für centesimal = 100. Homöopathische Arznei, welche im
Verhältnis 1:100 verdünnt und potenziert wurde.

Darreichungsformen
Homöopathische Arzneien gibt es in Form von Globuli, Tabletten,
Dilutionen (alkoholhaltigen Lösungen), Salben, Injektionslösungen,
aber auch als Augen- oder Nasentropfen.

Dilution
Flüssige Arzneien. Sie bestehen aus bis zu 62-prozentigem Alkohol.

D-Potenz
Das D steht für dezimal = 10. Homöopathische Arznei, welche im Verhältnis 1:10 verdünnt und potenziert wurde.

Einzelmittel
Arzneien mit nur einem Wirkstoff.

Erstverschlimmerung oder Erstreaktion
Nach der Einnahme eines homöopathischen Arzneimittels können
Krankheiten kurzzeitig verstärkt auftreten, ältere Erkrankungen können kurz aufflackern. Das bedeutet, dass der Organismus auf die Arznei
reagiert – ein positives Zeichen.

Gabe
Zwei bis drei Globuli oder Tropfen oder eine Tablette. Das gilt für
Erwachsene und Kinder gleichermaßen.

Globuli
Üblichste homöopathische Arzneiform, die Kügelchen aus Saccharose
hergestellt werden mit flüssigem Wirkstoff gleichmäßig befeuchtet.

Hahnemann, Dr. med. Samuel (1755–1843)
Begründer der Homöopathie.

Heringsche Regel
Nach einer Regel, die Constantin Hering (1800–1880) beschrieben
hat, heilen die Symptome von oben nach unten, von innen nach außen
und in umgekehrter Reihenfolge ihres Erscheinens ab.

Homöopathie

Die Homöopathie ist eine Arzneitherapie, die von dem deutschen Arzt Samuel Hahnemann Ende des 18. Jahrhunderts entwickelt wurde. Ihre wichtigsten Merkmale sind: Gezielte Arzneimittelwahl mit Hilfe der Ähnlichkeitsregel, die sich nach individuellen Krankheitszeichen und Persönlichkeitsmerkmalen des Patienten richtet, sowie die Verwendung der Arzneimittel in potenzierter Form.

Homöopathisches Arzneibuch (HAB)

Die Herstellung homöopathischer Arzneimittel unterliegt Vorschriften, die im HAB zusammengefasst sind. So soll eine gleichbleibende Qualität der Arzneimittel sichergestellt werden.

Komplexmittel

Im Gegensatz zum Einzelmittel bestehen homöopathische Komplexmittel aus mindestens zwei, oft aber bis zu fünf oder sechs verschiedenen Mitteln. Diese Mittel werden nach der Kategorie der Erkrankung, zum Beispiel Heuschnupfen, verordnet und nicht nach der Ähnlichkeitsregel.

Konstitution

Die individuell angelegten körperlichen, geistigen und emotionalen Merkmale und Reaktionsmuster.

LM-Potenz

LM steht für die Verdünnung 1:50.000, wird auch Q-Potenz (Quinquagiesmillesimal) genannt.

Materia medica

Sammlung der bekannten Arzneimittel mit ihrem Arzneimittelbild.

Modalitäten

Umstände, die zu einer Verbesserung oder Verschlechterung einer Krankheit führen.

Nosode

Aus sterilisierten menschlichen oder tierischen Krankheitsprodukten hergestellte Arzneien.

Organon

Das »Organon der Heilkunst« entstand 1810 als Hahnemanns Hauptwerk.

Polychreste
Sammelbezeichnung für die am häufigsten verwendeten Konstitutionsmittel.

Q-Potenz
Siehe unter LM-Potenz auf Seite 214.

Potenzieren
Verdünnung des Ausgangsstoffes und Zufuhr von Energie durch Verschütteln oder Verreiben.

Simile
Bezeichnung für das nach der Ähnlichkeitsregel ausgewählte Arzneimittel.

Verkleppern
Ein bis drei Globuli werden in etwa 100 Millilitern Wasser mit einem Plastik-Eierlöffel verrührt.

Zusatzbezeichnung
Die Zusatzbezeichnung Homöopathie erhalten Ärzte nach einer mehrjährigen theoretischen und praktischen Weiterbildung.

BÜCHER

Christoph Trapp
Homöopathie besser verstehen
Was sie ist – Wie sie wirkt – Wo sie hilft
Haug Verlag: Stuttgart, 2003

Robert Jütte
Samuel Hahnemann – Begründer der Homöopathie
Dtv: München, 2005

Samuel Hahnemann
Organon der Heilkunst
Textkritische Ausgabe der 6. Auflage, Haug Verlag: Stuttgart, 1999

ZEITSCHRIFT

Publikumszeitschrift »Homöopathie«
Leicht verständliche Texte rund um die Homöopathie & Tipps zur
Selbstmedikation, zu beziehen über den Deutschen Zentralverein
homöopathischer Ärzte, 16 Seiten, 4 x Jahr, Abonnement 5 Euro inkl.
Porto. Kontakt siehe unter DZVhÄ.

INTERNET

www.welt-der-homoeopathie.de
… ist das größte deutschsprachige Internetportal zum Thema
Homöopathie mit Informationen für Fachleute und Laien. Aktuelle
Informationen, Adressen homöopathischer Ärzte, Krankenkassen, die
die Homöopathie erstatten, aktuelle Termine und vieles mehr.

ADRESSEN

Deutscher Zentralverein homöopathischer Ärzte (DZVhÄ)
Am Hofgarten 5
53113 Bonn
Tel. 02 28/2 42 53 32, Fax 02 28/2 42 53 31
E-Mail: presse@dzvhae.de
Internet: www.welt-der-homoeopathie.de

Österreichische Gesellschaft für homöopathische Medizin (ÖGHM)
Mariahilferstraße 110
A- 1070 Wien
Tel. +43 1/5 26 75 75, Fax +43 1/52 67 57 54
E-Mail: sekretariat@homoeopathie.at
Internet: www.oeghm.at

Schweizerischer Verein homöopathischer Ärztinnen und Ärzte (SVHA)
Dorfhaldenstrasse 5
6052 Hergiswil
Tel. +41 (0)41 6 30 07 60, Fax +41 (0)41 2 80 30 36
E-Mail: sekretariat@svha.ch
Internet: www.svha.ch

Bund klassischer Homöopathen Deutschlands (BKHD)
Schäftlarnstr. 162
81371 München
Tel. 0 89/20 33 26 01
E-Mail: info@bkhd.de
Internet: www.bkhd.de

Verband klassischer Homöopathen Deutschlands e.V. (VKHD)
Wagnerstr. 20
89077 Ulm
Tel.: 07 31/40 77 22 - 0, Fax: 07 31/40 77 22 - 40
Internet: www.vkhd.de

Homöopathie-Stiftung des Deutschen Zentralvereins homöopathischer Ärzte
Springstraße 28
06366 Köthen (Anhalt)
Tel.: 0 34 96/30 38 - 15, Fax: 0 34 96/0 38 - 16
E-Mail: dialog@homeostift.de
Internet: www.homoeopathie-stiftung.de

AUTOREN

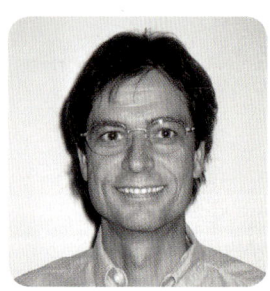

Gerhard Bleul, Jahrgang 1954, ist Arzt für Allgemeinmedizin, mit den Zusatzbezeichnungen Homöopathie und Chirotherapie. Seit 1986 ist er in seiner eigenen vertragsärztlichen Praxis in Selters (Taunus) niedergelassen und hat eine Fortbildung zur Qualitätszirkelmoderation absolviert. Er ist Herausgeber einer Lehrbuchreihe des Deutschen Zentralvereins homöopathischer Ärzte (DZVhÄ) zur Weiterbildung Homöopathie. Bleul leitet ärztliche Weiterbildungskurse, Fallseminare und gibt Supervision für Homöopathie. Er ist Schriftleiter einer homöopathischen Fachzeitschrift.

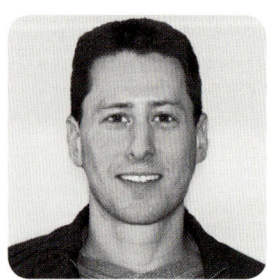

Dr. med. Patrick Kreisberger, Jahrgang 1969, ist Facharzt für Kinder- und Jugendmedizin mit der Zusatzbezeichnung Homöopathie. Er hat eine einjährige Weiterbildung in Innere Medizin sowie eine fünfjährige Weiterbildung in Kinderheilkunde absolviert. Kreisberger ist Vater von zwei Kindern und seit 2002 niedergelassen in einer Gemeinschaftspraxis für Homöopathie in Kissing bei Augsburg. Kreisberger unterrichtet Ärzte und Studenten in Homöopathie, er arbeitet seit mehr als sieben Jahren klassisch-homöopathisch.

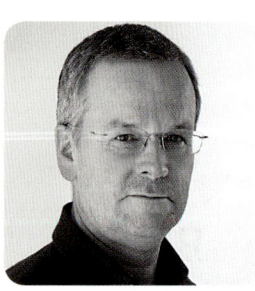

Dr. med Ulf Riker, Jahrgang 1953, ist Arzt für Innere Medizin mit den Zusatzbezeichnungen Homöopathie und Naturheilverfahren. Er war Leitender Arzt eines internistischen Akutkrankenhauses mit naturheilkundlichem und homöopathischem Therapieschwerpunkt. Riker hat die Weiterbildungsermächtigung der Bayerischen Landesärztekammer und gibt Supervision für Homöopathie. Seit 1998 ist er niedergelassen in einer eigenen Praxis in München und arbeitet inzwischen seit mehr als 15 Jahren klassisch-homöopathisch.

HERAUSGEBER

Christoph Trapp, Jahrgang 1963, Herausgeber des vorliegenden Buches, ist Journalist und Pressesprecher des Deutschen Zentralvereins homöopathischer Ärzte. Er leitet die Zeitschrift »Homöopathie« und hat bereits mehrere Bücher zum Thema herausgegeben.

© 2009 by Südwest Verlag, einem Unternehmen der Verlagsgruppe Random House GmbH, 81637 München

Nachdruck – auch auszugsweise – nur mit Genehmigung des Verlages.

HINWEIS

Die Ratschläge in diesem Buch sind von Autoren, Herausgeber und Verlag sorgfältig erwogen und geprüft, dennoch kann keine Garantie übernommen werden. Eine Haftung der Autoren und des Herausgebers bzw. des Verlages und seiner Beauftragten für Personen-, Sach- und Vermögensschäden ist ausgeschlossen.

BILDNACHWEIS

Alamy, Oxfordshire: 80 (Top-Pet-Pics), 85 (Image State), 91 (Mark Sykes);
STAUFEN-PHARMA GmbH & Co. KG Göppingen: 13, 42, 46, 47, 50, 51, 53, 54 (2), 56 (2), 58, 62, 63, 65, 75, 78, 80 u., 88, 91 u., 103;
Doc-Stock, Stuttgart: 21;
Ernst, Beat, Basel: 38, 44, 62 o., 68, 82, 83, 94, 99, 101 (2);
Getty Images, München: 6 (Getty Images, München / Wally Eberhart), 91 o. (Geoff Brightling);
Homöopathisches Labor Gudjons, Stadtbergen-Deuringen: 48, 66, 69, 93, 95, 97, 98, 100, 105, 108, 112;
iStockphoto: 34/35, 39, 73, 74, 87, 89, 106, 109, 111 (2);
Leher, Tilman: 14, 15, 16, 196;
Medical picture, Köln: 77 (Dr. Roland Spohn);
Panthermedia, München: 8 / 9, 10 / 11, 31 (Gerd Wolpert), 16 (Uwe Bumann), 18 (Andre Kurenbach), 22 / 23 (Jeanette Atherton), 41 (Gerd Duckstein), 58 o. (Manuela Surateau), 71 (Helma Spona), 192 / 193 (Gerti Gruisinga), 199 (Serge Nied), 203 (Mortimer Müller), 209 (Alexander Hofmann), 211 (Peter Jobst);
Schubert, Mario: 98;
Südwest-Verlag, München: 60 (Martin Heller), 70 (Irmin Eitel);
Lizenzfrei: 33, 200;
Illustrationen: Tilman Leher.

HERAUSGEBER
Christoph Trapp

PROJEKTLEITUNG
Isabella Kortz und Dr. Harald Kämmerer

REDAKTION
Monika Walter, Eva-Maria Klaffenböck

GESAMTPRODUCING & LAYOUT
Tilman Leher, grafikatelier luk

BILDREDAKTION
Christa Jaeger

UMSCHLAGGESTALTUNG
R.M.E Eschlbeck / Kreuzer / Botzenhardt unter Verwendung eines Motivs von Getty Images / Wally Eberhart

HERSTELLUNG
Reinhard Soll

DRUCK UND BINDUNG
Mohn media Mohndruck GmbH, Gütersloh
Printed in Germany
Gedruckt auf chlor- und säurearmem Papier

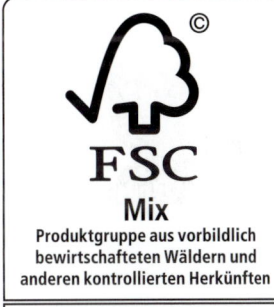

FSC
Mix
Produktgruppe aus vorbildlich bewirtschafteten Wäldern und anderen kontrollierten Herkünften

Zert.-Nr. SGS-COC-1425
www.fsc.org
© 1996 Forest Stewardship Council

Verlagsgruppe Random House
FSC-DEU-0100
Das für dieses Buch verwendete FSC-zertifizierte Papier Profimatt wurde produziert von Sappi Ehingen und geliefert von der IGEPA.

ISBN:
7978-3-517-08522-7
9817 2635 4453 6271

Mens sana in corpore sano

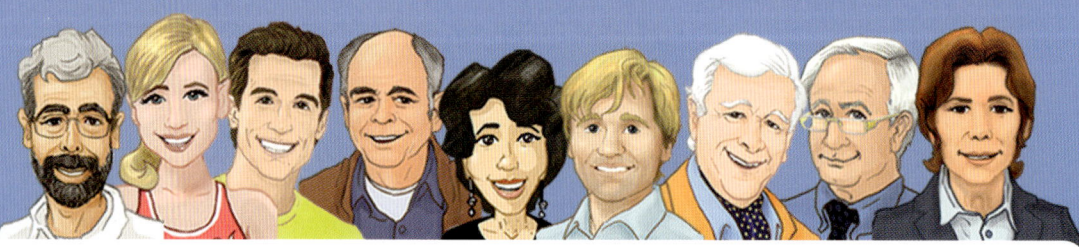

Expertenrat für Körper, Geist und Seele

villavitalia.de

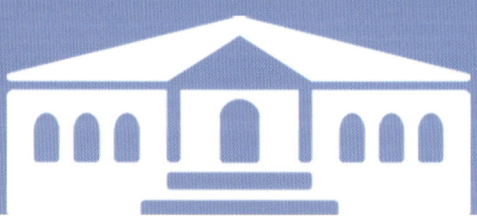

Mein Ratgeberportal – villavitalia.de